Drug Clinical Research
Theory and Practice

药物临床研究
理论与实践

张　菁　毛　颖　主编

复旦大学出版社

编 委 会

主　编　张　菁　毛　颖

副主编　伍　蓉　曹国英　武晓捷

编写人员（以姓氏笔画排序）

马　璟　王大猷　王世俊　毛　颖　付海军　李华芳

李雪宁　李　慧　刘罡一　刘　薇　阮秀芳　伍　蓉

陈渊成　吴翠云　张　菁　张锴婷　张　蕾　罗剑锋

武晓捷　郭仪臻　相小强　唐　燕　奚益群　徐金华

曹国英　曹艳佩　曹钰然　黄若凡　黄海辉　黄　敏

戚玮琳　曾　娜　虞培敏　詹惠中　薛　愉

学术秘书　杨海静　刘　薇

F 序

oreword

　　新中国成立以来，我国生物医药领域走过了一条不平凡的发展之路。 20 世纪 50 年代初期，我国生物医药领域的科技和产业基础非常薄弱，经过几十年不懈努力，面貌发生了根本性的变化。 在"创新驱动发展"的国家战略引导下，我国大力推动医药创新，2008 年实施了"重大新药创制"国家科技重大专项等重大举措；2012 年，生物医药被明确列为国家七大战略性新兴产业之一。 近 10 年来，中国医药研发呈现"井喷式"的发展态势，中国正逐步实现从依靠仿制到依靠创新、从医药生产大国到医药科技强国的历史性转变。 从仿制到创新，从跟随到崛起，一代代医药研发者的中国"新药梦"正一步步变成现实。

　　医药研发本身具有周期长、风险高、投资大的行业特点。 从依托基础研究寻找先导化合物，到非临床研究指导临床研究设计，再到逐步递进的临床试验支持药物上市，以及上市后临床应用和再评价，药物研发创新贯穿整个技术链、产业链的各环节，要求大学、研究机构、医药研发企业和医疗机构等有关各方具备强大的能力作为支撑。 毋庸讳言，我国现阶段的生物医药创新与国际先进水平相比，在许多方面还有明显差距，药物临床研究是其中的一个重要方面，基础研究尚需提高，优秀人才的培养还需加强，管理、研究和质量保障理念也需要突破和更新。

　　中国医药创新发展呼唤药物临床研究专业化人才的培养及与国际先进转化理念的接轨。 张菁教授等主编的《药物临床研究：理论与实践》作为教材用书在这一背景下应运而生。 该书内容包含药物临床研究概论、相关法规、管理规范和伦理审查，以及各期临床研究的设计和实施；从聚焦临床药理学的基本理论及应用，细化到肿瘤、风湿免疫、精神等各治疗领域药物的临床试验设计策略及实例分享；对药物临床研究的管理和各方角色也进行了介绍和阐述。 该书是为高等院校的临床医学、临床药理、药学、护理学等专业的本科生和研究生编撰的药物临床研究领域的系统、全面的教材用书，也可以作为医疗机构从事临床研究的相关人员及药物研发机构、大学和医药企业从事新药研发人员的参考书。

　　该书主编张菁教授等长期在药物临床研究领域辛勤探索和耕耘，对该领域的新发展、新理念有深入的了解，取得了一系列优秀的研究成果，积累了丰富的实践经验。

该书围绕新药临床研究的理论和实践层层展开，内容丰富，深入浅出。我相信，该书的正式出版将为培养高水平药物临床研究专业人才、提高药物临床研究质量和水平提供理论和实践的范本。

陈凯先

中国科学院院士

中国药学会名誉会长

2022 年 5 月于上海

P 前言
reface

　　随着生命科学基础研究的突破性进展，医药产业发展和创新已成为战略制高点。但我国医药创新产业起步晚，创新产业链各环节能力相对薄弱，医药人才教育体系多集中在基础研究和临床应用阶段，导致临床研究的专业人才和团队匮乏。此外，我国创新药临床研发经验不足，临床研究的整体策略、设计和实施缺乏体系化布局，临床研究单位缺乏规范化管理，尤其是相关研究人员缺乏系统化培养。临床研究专业人才培养是中国医药创新产业发展的基石，因此有必要建立临床研究理论和实践培养机制，为医药研究型人才队伍的建设打好基础。

　　复旦大学上海医学院为硕士、博士研究生开设了《药物临床研究》课程。本书作为该门课程的教材，旨在为临床医学、临床药理学、临床药学、基础医学、公共卫生专业的在校研究生提供系统、全面、专业的学习指导。本书编者均为长期工作在临床研究和教学一线的教授及专家，以系统、实用、新颖、深入浅出为基本宗旨，结合编者教学、科研、实践的经验编写而成。本书也可供科研机构、临床研究中心、医药企业等相关专业研究人员参考。

　　本书分为5篇共27章。第一篇《临床研究概论》，从药物临床研究发展、基本概念及流程、监管法规政策、药物临床试验质量管理规范到伦理原则和审查及案例等方面介绍，系统、全面地介绍了药物临床研究的全生命周期管理。第二篇《药物临床前及临床各期试验设计及实施》，以及真实世界临床研究各章，着重阐释了临床前研究及各期、各阶段临床试验及真实世界临床研究的研究目的、研究设计及内容、实施要点、临床研究数据管理、风险管控、安全问题的判断、数据收集及管理等，并提供了具体实例。第三篇《临床药理学基本理论及应用》，侧重介绍药动学/药效学、定量药理学、特殊人群药动学、儿科人群临床试验及生物样本检测。第四篇《临床研究各论》，从肿瘤、风湿免疫、精神、神经、皮肤用药和抗菌药物等临床治疗领域详细介绍了药物临床研究设计要点，佐以实例分享，同时涵盖药物临床试验中心脏安全性评价要点。第五篇《临床研究管理》，聚焦临床试验机构管理和质量体系建设，对临床研究人员（如研究者、研究护士）的职责与工作内容做了翔实的介绍。

　　本书由张菁教授任主编并对全书进行审定，杨海静、刘薇负责统稿。参编人员及具体分工为：张菁、阮秀芳、曹国英、伍蓉、吴翠云、张锴婷（第一篇）；马璟、张菁、罗剑锋、付海军、李雪宁、王大猷、张锴婷（第二篇）；相小强、郭仪臻、王世俊、陈渊成、武晓捷、黄敏、曾娜、奚益群、唐燕、刘罡一（第三篇）；毛颖、黄若凡、薛愉、李华芳、张蕾、虞培敏、徐金华、黄海辉、戚玮琳（第四篇）；詹惠中、李慧、曹艳佩、曹钰然、刘薇（第五篇）。本书的出版得到了复旦大学出版社的大力支持，在此一并致谢！

国内外药物临床研究发展日新月异，编者水平有限，书中难免存在遗漏和不妥之处，敬请读者谅解和指正，不胜感激。

编者

2022 年 5 月于上海

C目录
ontents

第三篇　临床药理学基本理论及应用

第四篇 临床研究各论

第一篇

临床研究概论

第 一 章　药物临床研究概论

第一节 | 药物临床研究

一、药物研究生命周期概述

（一）药物研发

药物研发是最具创新性和知识产权最密集的领域之一，是研发投入最高的领域。以美国为例，据统计，一个药物从发现到上市，平均研发投入高达 18 亿美元，平均研发时间 10～15 年。其中临床阶段的研发总投入约占研发总成本的 63％，临床试验阶段平均需 8 年，约占药物研发总时间的 59％。

药物临床研究是药物研发中占比最大的部分，依托科学合理的设计及逐步递进的研发策略来提升临床试验的成功率，直接决定药物能否获批上市。据统计，在 2011—2020 年的 10 年间，全球进入临床的候选药物获批上市的成功率仅为 8％。

当一个药物适应证获批上市后，药物研发的生命周期并没有停止，依托上市后再评价及真实世界研究等手段可以为已上市药物进一步提供有效性和安全性数据，为补充或修改说明书提供证据，更好地合理应用创新药。

因此，了解药物研发流程，尤其是深入理解药物从发现、评价到临床应用的全生命周期各个阶段的目的和作用，对提高转化成功率和合理临床应用尤为重要。

（二）药物研发流程

药物研发过程从药物发现开始一直持续到真实世界应用，按时间顺序通常包括化合物发现、临床前研究、临床研究、注册上市、上市后研究和真实世界研究几个主要部分。

1. 化合物发现　基于对疾病及相关靶点和通路的不断了解，寻找各种有研发潜力的药物分子，又称先导化合物（lead compound），以期改变疾病的进程，或治愈，或延长生命，或减轻病痛、缓解症状，或提高生活质量。

2. 临床前研究　确定先导化合物后，在体外或动物体内开展的一系列非临床研究，主要包括药效学研究、动物药代动力学研究、毒理学及毒代动力学研究。如果化合物在动物中被证明是安全有效的，研发单位会按照当地监管部门的法规要求，整理所有的药学和临床前动物实验数据，向预计开展人体临床试验的各个国家的监管部门提交新药临床试验申请（investigational new drug application，IND）。

3. 临床试验　基于非临床研究结果获得监管部门的批准，进入在人体中开展药物研究的阶段。临床试验基于已积累的研究数据，设计科学合理的试验方案，基于前期的临床试验研究结果逐步推进后续的试验设计，从早期的探索性试验递进至后期的确证性试验，从开始的药物机制验证（proof of mechanism，POM），到中期的概念验证（proof of concept，POC），再到后期的疗效安全性确证，逐步积累一系列完整的临床证据，支持药物在特定人群中针对特定疾病的治疗效果。

4. 注册上市　当已积累的证据足够证明试验药物安全有效时，制药公司会向当地监管部门提出新药上市申请（new drug application，NDA）或生物制品上市申请（biologic license application，BLA）。递交资料包含所有已完成的药学研究、非临床研究、临床研究及相应的分析结果，监管部门会综合评判药物的获益是否大于风险、上市说明书该如何拟定、生产工艺是否合适等。药物上市申请获批后进入市场流通。

5. 上市后研究　有时，药物基于获益风险比等综合因素的考量，在注册上市时为附条件批准，需要承诺在上市后完成后续研究，提供进一步证据支持完全批准，如补充安全性信息、提供长期随访数据、对特殊人群进一步研究、优化已有给药方案等。申请人需要在规定时限内完成上市后研究并再次递交监管部门批准。

6. 真实世界研究　药物临床研发阶段或上市推广到真实世界应用时，针对一定的临床问题，借助特定的数据收集平台和系统，收集真实世界数据，形成真实世界证据，对药物上市后进行再评价，如药物适应证的拓展、药物安全性的扩大人群研究、药物剂量合理性评估等，积累的证据可以帮助变更药品说明书，指导临床更合理用药方案的验证和应用。

药物临床研究，以药物获批上市时间分类，包括上市前临床试验和上市后临床应用；以研究目的划分，包括注册目的药物临床研究和非注册目的药物临床研究；以研究方法学划分，包括随机对照试验（randomized clinical trial，RCT）和真实世界研究（real world study，RWS）；以研究发起主体分类，包括制药公司发起的临床研究和研究者发起的临床研究（investigator initiated trial，IIT）。

药物临床试验是药物临床研究的一部分，主体是上市前注册目的临床试验，还包括附条件批准承诺的上市后研究、注册目的的 RWS 和 IIT 等。本章主要对上市前注册目的临床试验进行重点介绍；对于真实世界研究等，会在第二篇第八章进行阐述。

二、中国药物临床研究概述

（一）背景

中国的药物研发从仿制起步，仿制药研发成本低，中国庞大的人口基数也提供了巨大的市场空间,因此,从前整个行业的重心都在如何做低成本的仿制药,国内创新药研发整体进展缓慢。2016—2020 年的 5 年里,中国逐步从依靠仿制的医药大国转型为依靠创新的医药强国,成长为仅次于美国的全球第二大医药市场。

这 5 年是中国药物研发蓬勃发展的黄金时期,中国药监部门的深度改革取得了重大成就,为中国药物研发创造了有利的内部条件。2015 年 8 月发布的《国务院关于改革药品医疗器械审评审批制度的意见》的 44 号文件,开启了中国医药改革的序幕。2017 年,中共中央办公厅和国务院办公厅发布了《关于深化审评审批制度改革鼓励药品医疗器械创新的意见》,进一步推动了中国医药产业创新发展。2017 年 6 月,NMPA 正式加入国际人用药品注册技术协调会(International Council for Harmonisation of Technical Requirements for Pharmaceuticals for Human Use,ICH),并于 2018 年成功当选管委会成员,国内药物审评审批体系加速与国际接轨,深度参与 ICH 指导原则的国际协调。2019 年 12 月 1 日,新版修订的《中华人民共和国药品管理法》正式生效,国家从立法层面,明确了鼓励创新药的大方向,支持以临床价值为导向的药物创新。2020 年新修订的《中华人民共和国专利法》通过,引入与国际接轨的药品专利期补偿制度,对创新药因审评审批占用的上市时间给予适当的专利期限补偿。

国家药品监督管理局(National Medical Products Administration,NMPA)药品审评中心(Center for Drug Evaluation,CDE)积极推进中国特色指导原则的建立。2020 年开展了 119 个技术指导原则的制订修订工作,发布了 71 个技术指导原则,为中国儿童用药、中药和抗肿瘤药物等的研发创新提供指导。

结合中国医药行业的现状、困境和挑战,NMPA 还推行了一系列政策措施,全方位、多角度助力中国药物研发。自 2016 年起开展了仿制药一致性评价工作,旨在提高仿制药质量,促进仿制药行业转型升级;2018 年开始接受境外数据支持药物研发,加速了进口创新药物的上市;2018 年起逐批发布临床急需境外新药名单,加快境外已上市临床急需新药进入中国的速度。

针对在中国开展药物临床试验,已有多项重要的改革举措落地实施。NMPA 在 2017 年调整了进口药品注册制度,在中国允许与全球同步开展早期临床试验,使境外创新药能更早地进入中国开展临床研发;2018 年,临床试验由审批制变为 60 天到期默认制和临床试验Ⅰ～Ⅲ期试验一次性审批制,给提升临床试验审批和启动效率带来了质的飞跃。2020 年新版《药品注册管理办法》中明确了 4 个新药上市注册加速通道,包括突破性治疗药物、附条件批准、优先审评审批和特别审批程序。一系列举措使新药实现境内外同步注册上市成为可能。

此外,为逐步提高中国药物临床试验规范研究和质量提升,NMPA 会同国家健康委员会,修订发布了新版《药物临床试验质量管理规范》,自 2020 年 7 月 1 日起正式实施。如何利用真实世界证据评价药物的有效性和安全性,逐渐成为国内外药物研发和监管决策中的热点问题。CDE 在 2020 年 1 月发布《真实世界证据支持药物研发与审评的指导原则(试行)》,罕见病、儿童药、中药医院制剂研发将接受真实世界证据。2020 年 5 月,

CDE 发布《真实世界证据支持儿童药物研发与审评的技术指导原则(征求意见稿)》,指出真实世界证据是儿童药物研发的一种策略。

受益于一系列自上而下的改革举措,2016—2020 年的 5 年间,中国一共有 1 211 个创新药 IND 获批开展临床试验,40 个创新药 NDA 获批上市,而前 5 年(2011—2015 年),获批创新药 IND 仅为 174 个,获批创新药 NDA 仅为 17 个。

(二) 进展

受益于监管政策和行业规范的革新,中国药物临床研究高速发展。2016—2020 年的 5 年间,年均增长率高达 20%,每年启动的临床试验数量也逐年递增。

根据 CDE 发布的《中国新药注册临床试验年度报告(2020 年)》,2020 年,药物临床试验登记与信息公示平台共登记临床试验 2 602 项,较 2019 年总体增长 9.1%。

2020 年,中国药物临床试验适应证主要集中在抗肿瘤和抗感染等领域。化学药和生物制品总体仍以早期研发为主,Ⅰ期临床试验占比分别为 50.4% 和 38.3%。特殊人群开展的临床试验相对较少,在老年人群和儿童人群中开展的临床试验分别为 3 项和 33 项,仅占全年试验登记总量的 1.4%。

2020 年,临床试验的数量和药物品种的数量相较以往都大幅增加,但仍存在一些问题和挑战。

首先,新药临床试验同质化问题明显。药物靶点和适应证领域分布较为集中,主要集中在抗肿瘤、内分泌和心血管适应证,肺癌适应证中大部分为非小细胞肺癌。目前,临床试验在研的生物创新药大部分为抗体类药物,且靶点集中度高,同质化竞争激烈。

其次,儿科临床试验项目占比较低。儿科临床试验开展较少。研发品种主要为生物制品和化学药,中药较少。适应证主要为抗肿瘤药物。中国临床试验机构资质从认证制改为备案制后,虽然鼓励更多医疗机构参与临床试验,但临床试验地域分布仍不均衡。国内新药临床试验仍然主要集中在北京市、江苏省和上海市的机构。

三、国内外药物研究比较

2016—2020 年间,通过比较同期在中国和其他国家/地区启动的临床试验发现,肿瘤临床试验在非中国地区仍居于首位,研究数量占比 27%,低于中国的 40%。肿瘤临床试验在中国的关注程度远高于全球其他国家和地区,这和中国庞大的癌症患者群体和迫切的未满足的临床需求密切相关,也受益于监管和市场对肿瘤药物开发上市的鼓励引导和优惠政策。

心血管是另一个中国临床试验主要分布的治疗领域,占试验总数的 13%,略领先于非中国地区的 9%。其他诸如传染病、代谢/内分泌、自身免疫/炎症、泌尿生殖系统、疫苗(传染病)等治疗领域,中国与非中国地区相当。

差距较大的是中枢神经系统这一治疗领域,中国(12%)明显低于非中国地区(20%),但是随着人口老龄化的加剧和对诸如阿尔茨海默病、帕金森病等神经退行性疾病防治的重视,这一差距有望在未来进一步缩小。

2016—2020年,通过分析中国作为临床试验地点参与的全球临床试验项目,占比已从2016年的13%,到2018年首次突破20%达到23%,至2020年上升至26%,在5年间翻了一倍。2020年,中国对全球研发管线产品数量的贡献约14%,在全球排名第二,仅次于美国(49%),中国对全球首发上市新药数量的贡献约6%,全球排名第三,仅次于美国(68%)和日本(13%)。

中国越来越多地参与全球新药研发的进程中,体现了国际社会对中国医药行业的高度认可,也从侧面反映了中国新药研发能力的稳步提升和在中国开展临床试验质量和效率的可靠保证。

四、总结和展望

在国家医药政策改革及监管鼓励创新的背景下,中国正逐渐成为更多创新药物的研发地。中国医药行业也遵循着"模仿-跟随-超越"的历程,逐步缩小与国际制药大国的差距。

新药研发是一个高投入、高风险、高回报的领域。一个获批上市的药物不仅能给患者带来更好的治疗结局、更高的生活质量,帮助预防和减少疾病负担,减缓疾病进程和延长生命,而且能给临床提供更多治疗选择和组合,提高国家医疗保险基金的使用效率。

药物临床研究作为药物研发的核心,能带动多学科协同发展。为了开发更多临床急需和有临床价值的药物,需要从业人员了解最新研究方向并持续跟踪,需要学习多学科综合理论和实践知识,如伦理、临床医学、临床药理、生物统计、项目管理等,带动相关学科和临床更好地结合与应用。药物临床研发的结果和归纳总结可以改变疾病诊疗现状,帮助监管部门制定相关国际国内治疗指南。药物全生命周期研发还可以进一步促进临床医学和循证医学的发展,反过来也能为药物研发提供新思路和新方向。

鼓励药物研发,提高药物临床试验质量和效率,直接关系到药物对患者的可及性,也是学术界、工业界、监管部门和社会共同努力的方向和目标。

第二节 临床研究基本概念及流程

一、临床试验一般规律

药物临床试验是遵循科学证据和逻辑的逐步递进的研究过程,使用前期研究获得的信息支持和计划后续研究。在不同候选药物的临床开发过程中会涉及多种类型的临床试验。本节将简述常见的临床试验分类方法和研究目的。

(一)临床试验的分类

临床试验按研究阶段可以分为4个部分,分别为Ⅰ期临床试验、Ⅱ期临床试验、Ⅲ期临床试验和Ⅳ期临床试验。考虑到有时一种类型的试验可能发生在几个临床研发阶段，基于研究目标的分类方法也经常被采纳。临床试验按研究目的可以分为4类，分别为临床药理学试验(human pharmacology)、探索性临床试验(therapeutic exploratory)、确证性临床试验(therapeutic confirmatory)和临床应用试验(therapeutic use)。

1. 临床药理学试验的目的　主要是明确药物临床药代动力学(pharmacokinetics，PK)及药效学(pharmacodynamics，PD)特征，探索药物代谢和药物间相互作用，评估药物活性和免疫原性(大分子药物)，评估药物在肝/肾功能不全者等特殊人群中的耐受性和安全性，评价药物的心脏毒性等。

2. 探索性临床试验的研究目的　探索试验药物潜在的目标适应证及其合适的剂量和给药方案，探索剂量-暴露-效应关系，为疗效和安全性确证性研究的设计提供证据与依据。

3. 确证性临床试验的研究目的　确证候选药物的疗效，在更大、更有代表性的人群中表征候选药物的安全性，为支持注册提供获益/风险关系评价基础，建立剂量-暴露-效应关系，在特殊人群中确证安全性和有效性。

4. 临床应用试验的目的　延伸药物在普通人群、特殊人群和/或外部真实世界环境中的获益/风险关系的认识，在更大人群中进一步识别不太常见的不良反应，基于上市后数据完善临床给药方案(剂量、剂量调整、剂量频次等)。

需要注意的是，按研究阶段的分类并不代表固定的试验顺序或要求。例如，一些临床药理学试验会在Ⅰ期临床研究阶段就开展，但是很多临床药理试验还会在后续Ⅱ～Ⅳ期持续开展，但是通常还会被视为Ⅰ期临床试验。两种分类方法之间密切关联又存在一定的可变性，互相补充形成一个动态、实用的临床试验网络。

(二) 临床试验的分期

1. Ⅰ期临床试验　候选药物首次用于人体，即表明Ⅰ期临床试验开始。Ⅰ期临床试验最典型的研究类型是临床药理学研究。

Ⅰ期试验通常是非治疗性目的，通常会在健康受试者或有时会在某些特定患者中进行，例如轻度高血压患者。具有显著潜在毒性的药物如细胞毒药物，通常在患者中进行研究。

Ⅰ期临床试验一般有以下一个或多个研究内容和目标。

(1) 预测初步的安全性和耐受性：从一个较低的安全剂量起，在安全性和耐受性允许的范围内探索较宽的范围，涵盖后续临床研究可能需要的剂量，同时验证临床前研究对人体安全性的预测，观察预期的不良反应和可能发生的非预期的不良反应。

(2) 表征药代动力学：药物的吸收、分布、代谢和排泄特征研究贯穿药物研发始终，其初步的表征是Ⅰ期临床试验的重要目标。同时也应考虑对各个亚组人群，如器官功能不全患者、儿童、老年人等的药代动力学特征的初步研究。药代动力学试验可以单独开展，也可以作为安全性有效性试验的一部分。有些药代动力学试验会在早期就开展，如食物影响研究；有些则会随着临床试验的进程在各个阶段展开，如药物清除不显著依赖肝脏或肾脏的器官损伤研究等。

（3）评价药效学：药效学研究可在健康受试者中开展，也可在目标患者中开展。患者研究中获得的药代动力学数据可以帮助预测药物早期的活性和潜在的有效性，为后续临床研发的剂量选择提供支持和依据。

（4）药物活性的早期探索：活性或潜在治疗获益的初步研究可在Ⅰ期临床试验中作为次要目的开展。此类研究一般在研发后期作为主要终点进行研究，但如果在早期阶段药物活性较易获得，或有比较好的有效性替代终点，且患者的药物暴露持续时间较短，则此类研究目的是可以考虑的。

2. Ⅱ期临床试验　Ⅱ期临床试验一般是指首次在患者中进行以探索有效性为目的的临床试验，研究类型为探索性临床试验。

Ⅱ期临床试验一般用相对严格的标准选择目标适应证患者开展研究，评估药物干预治疗是否会带来获益或改善。

Ⅱ期临床试验的主要目的是初步评价药物对目标适应证患者的治疗作用和安全性，识别与治疗相关的常见短期副作用，并为Ⅲ期临床试验研究设计和给药剂量方案的确定提供依据。Ⅱ期临床试验所使用的药物剂量通常低于Ⅰ期临床试验探索过的最大耐受剂量，如果高于该剂量，需要补做相应的临床药理学试验，以提供必要的支持。

Ⅱ期临床试验可用多种研究设计，一般采用随机对照、盲态研究以评估药物在特定治疗适应证中的疗效及安全性，也可平行对照及自身对照。

基于研究目的和研究方法，Ⅱ期临床试验又可细分为Ⅱa期临床试验和Ⅱb期临床试验。Ⅱa期临床试验是在患者中进行的探索性试验（非关键性试验），研究的主要终点通常为药效学、生物标志物或临床替代终点等。主要目的是对药物作用机制的验证。Ⅱb期临床试验是Ⅱa期的延展试验，在患者人群中的进一步的剂量确证试验，研究的主要终点一般是临床疗效或有临床意义的替代终点等。主要目的是对药理效应转化为临床获益的验证。

有时，Ⅱ期临床试验可以替代Ⅲ期临床研究，即直接作为关键性临床试验申请上市，如抗肿瘤药、罕见病或一些治疗严重威胁生命疾病的药物等。

3. Ⅲ期临床试验　Ⅲ期临床试验把确定治疗获益作为研究的首要目的，是确证性临床试验。

Ⅲ期临床试验会在更大的目标适应证患者人群中开展。Ⅲ期临床试验的人群是药物的目标治疗人群，患者的选择、试验入选排除标准的制定、前序治疗的要求等都要结合临床价值和诊疗现状，药物给药方案、剂量调整、合并用药等的设计需在临床试验中进行较充分的研究，并尽量贴合临床实际，为上市后扩大患者人群使用提供数据支持。

Ⅲ期临床试验的目的是进一步确证Ⅱ期临床试验所得到有关候选药物有效和安全的证据，评估特定患者人群的治疗总体获益风险特征，为获得上市许可提供足够的证据支持，为完善药物说明书提供重要的临床信息。研究内容涉及量效关系的进一步探索，或对更广泛患者人群、疾病的不同阶段，或合并用药的研究。对于预计长期服用的药物，如一些治疗慢性疾病的药物,药物延时暴露的试验通常在Ⅲ期临床试验进行,尽管此类研究可能于Ⅱ期临床试验就已开始。

Ⅲ期临床试验的设计一般采用随机盲法对照,并有提前预设好的统计学假设和有统计学意义的试验样本量,来支持药物治疗干预对患者获益的确证。

4. Ⅳ期临床试验　Ⅳ期临床试验为药物获批上市以后开展的临床研究,研究类型为临床应用研究。

Ⅳ期临床试验通常会进一步评估药物的长期安全性和有效性及其对不同患者子集的影响;继续研究药物的扩大使用和获益,促使人们对特定治疗及给药方案的全部获益有了越来越多的了解,例如,探索药物是否可以在疾病过程的早期使用,或用于不同的疾病,或者可以与另一药物联合使用等;还可以在其他疾病领域或患者群体中寻找新的潜在获益。

5. 真实世界临床研究　真实世界研究是指针对预设的临床问题,在真实世界环境中收集与研究对象健康有关的数据(真实世界数据)或基于这些数据衍生的汇总数据。通过分析,获得药物的使用情况及潜在获益-风险的临床证据(真实世界证据)的研究过程。

真实世界数据的常见来源包括但不限于卫生信息系统、医保系统、疾病登记系统、国家药品不良反应监测哨点联盟、自然人群队列和专病队列数据库、移动端数据等。药物的真实世界研究类型以单臂研究和对照研究居多。

真实世界证据应用于支持药物监管决策,涵盖上市前临床研发及上市后再评价等多个环节。例如,为新产品批准上市提供有效性或安全性的证据;为已获批产品修改说明书提供证据,包括增加或修改适应证,改变剂量、给药方案或给药途径,增加新适用人群,增加实效比较信息,增加安全性信息等;作为上市后要求的一部分,支持监管决策的证据等。

二、临床试验基本概念及术语

参考2020年7月1日生效的新版《药物临床试验质量管理规范》,临床试验参与的各方和一般流程涉及的术语及其定义介绍如下。

(一) 行业标准和规范

1. 赫尔辛基宣言(declaration of Helsinki)　制定了涉及人体对象医学研究的道德原则,是一份包括以人作为受试对象的生物医学研究的伦理原则和限制条件。人体试验规范的基本原则包括以下内容。

(1) 受试者在自由意志下的同意。

(2) 受试者对试验所涉及内容有一定程度的了解。

(3) 试验是为了人类社会的福祉。

(4) 人体试验前必须先有实验室或动物试验。

(5) 尽量避免对人体身心的伤害,若试验中途发现对人体有害,须立即停止试验。

(6) 在合法机关的监督下,由具有资格者进行试验,并事先拟好准备措施。

（7）提出（告知后同意）法则。

（8）除了人体试验的受试者外，也包含所有的患者，对于自己的身体，有说"不"或选择的权利。

2. 临床试验质量管理规范（good clinical practice, GCP）　质量管理规范是全过程的质量标准，包括方案设计、组织实施、监查、稽查、记录、分析、总结和报告。

（二）参与者和组织

1. 伦理委员会（institutional review board/independent ethics committee, IRB/IEC）　由医学、药学及其他背景人员组成的委员会，职责是通过独立地审查、同意、跟踪审查试验方案及相关文件、获得和记录受试者知情同意所用的方法和材料等，确保受试者的权益、安全受到保护。

2. 独立的数据监查委员会（independent data monitoring committee, IDMC）又称数据和安全监查委员会、监查委员会、数据监查委员会。由申办者设立的独立的数据监查委员会，定期对临床试验的进展、安全性数据和重要的有效性终点进行评估，并向申办者建议是否继续、调整或者停止试验。

3. 研究者（investigator）　实施临床试验并对临床试验质量及受试者权益和安全负责的研究中心的负责人。如果一个研究中心有多个研究者参与临床试验，那主要负责的研究者被称为主要研究者（principal investigator, PI），其他研究者称为辅助研究者（sub-investigator, Sub-I）。

4. 申办者（sponsor）　负责临床试验的发起、管理和提供临床试验经费的个人、组织或机构。

5. 合同研究组织（contract research organization, CRO）　通过签订合同授权，执行申办者或研究者在临床试验中的某些职责和任务的单位。

6. 受试者（subject）　参加一项临床试验，并作为试验用药品的接受者，包括患者、健康受试者。

7. 研究医生（study physician）　负责临床研究中医学数据的审核与判定，并负责解决临床试验中医学相关的问题。

8. 研究护士（study nurse）　是临床试验实施过程中的参与者及主要协调者，负责临床试验流程管理、试验用药药品管理、样本采集及管理等。

9. 临床药理人员（clinical pharmacology staff）　在临床试验中，根据相关领域最新技术进展、法规、政策，参与新产品研发中的体内、体外 PK 和 PD 评估工作和定量分析，并进行试验方案的制定和临床试验报告的撰写。

10. 临床监查员（clinical research associate, CRA）　由申办方或 CRO 安排的负责监督临床试验进展，并保证临床试验按照试验方案、标准操作规程和相关法律法规要求实施、记录和报告的工作人员。

11. 临床试验实施现场管理组织（site management organization, SMO）　通过签订合同授权，代表研究者行使部分研究者工作职责，协助临床试验机构进行临床试验具体操作及现场管理工作的组织。

12. 临床研究协调员（clinical research coordinator，CRC） 由 SMO 提供的经主要研究者授权，在临床试验中协助研究者进行项目管理与协调等非医学判断相关工作的人员。

（三）相关文件

1. 试验方案（protocol） 说明临床试验目的、设计、方法学、统计学考虑和组织实施的文件。试验方案通常还应包括临床试验的背景和理论基础，该内容也可以在其他参考文件中给出。试验方案包括方案及其修订版。

2. 知情同意（informed consent） 受试者被告知可影响其做出参加临床试验决定的各方面情况后，确认同意自愿参加临床试验的过程。该过程应当以书面的、签署姓名和日期的知情同意书作为文件证明。

3. 研究者手册（investigator brochure，IB） 与开展临床试验相关的试验用药品的临床和非临床研究资料汇编。

4. 病例报告表（case report form，CRF） 按照试验方案要求设计，向申办者报告的记录受试者相关信息的纸质或者电子文件。

（四）安全性事件

1. 不良事件（adverse event，AE） 受试者接受试验用药品后出现的所有不良医学事件，可以表现为症状体征、疾病或者实验室检查异常，但不一定与试验用药品有因果关系。

2. 严重不良事件（serious adverse event，SAE） 受试者接受试验用药品后出现死亡、危及生命、永久或严重的残疾或功能丧失，受试者需要住院治疗或者延长住院时间，以及先天性异常或者出生缺陷等不良医学事件。

3. 药物不良反应（adverse drug reaction，ADR） 临床试验中发生的任何与试验用药品可能有关的对人体有害或者非期望的反应。试验用药品与不良事件之间的因果关系至少有一个合理的可能性，即不能排除相关性。

4. 可疑且非预期严重不良反应（suspicious and unexpected serious adverse reaction，SUSAR） 临床表现的性质和严重程度超出了试验药物研究者手册、已上市药品的说明书或者产品特性摘要等已有资料信息的可疑并且非预期的严重不良反应。

（五）其他

1. 设盲（blinding/masking） 临床试验中使一方或者多方不知道受试者治疗分配的程序。单盲一般指受试者不知道，双盲一般指受试者、研究者、监查员及数据分析人员均不知道治疗分配情况。

2. 质量保证（quality assurance，QA） 在临床试验中建立的有计划的系统性措施，以保证临床试验的实施和数据的生成、记录和报告均遵守试验方案和相关法律法规。

3. 质量控制（quality control，QC） 在临床试验质量保证系统中，为确证临床试验所有相关活动是否符合质量要求而实施的技术和活动。

4. 监查（supervision） 监督临床试验的进展，并保证临床试验按照试验方案、标准操作规程和相关法律法规要求实施、记录和报告的行动。

5. 稽查(audit)　对临床试验相关活动和文件进行系统、独立的检查,以评估确定临床试验相关活动的实施、试验数据的记录、分析和报告是否符合试验方案、标准操作规程和相关法律法规的要求。

6. 检查(inspection)　药品监督管理部门对临床试验的有关文件、设施、记录和其他方面进行审核检查的行为,检查可以在试验现场、申办者或者合同研究组织所在地,以及药品监督管理部门认为必要的其他场所进行。

第三节 | 实例分析

一、社区获得性细菌性肺炎中美指导原则比较

社区获得性细菌性肺炎(community-acquired bacterial pneumonia,CABP)是常见的感染性疾病。2014 FDA 年发布了《社区获得性细菌性肺炎药物开发指导原则》草案,并于 2020 年 7 月定稿。中国的《社区获得性细菌性肺炎抗菌药物临床试验技术指导原则》于 2020 年 7 月颁布。中美的 CABP 指导原则对比见表 1-1。

表 1-1　NMPA 和 FDA 发布的 CABP 药物临床试验技术指导原则比较

项目	NMPA	FDA
非临床研究考虑	已完成基本药学研究,药理毒理学研究,药代动力学/药效学研究	已完成非临床药理毒理学研究,体外或动物体内对目标病原菌的抗菌作用研究
试验设计	随机、双盲、阳性药物对照,非劣效或优效设计	随机、双盲、阳性药物对照,非劣效或优效设计
试验人群	临床诊断或高度怀疑为 CABP 的 18 岁及以上的患者,静脉给药受试者至少 75% PORT/PSI 评分(PORT, pneumonia patient outcomes research team;PSI, pneumonia severity index,肺炎严重程度指数)在Ⅲ级或以上;接受口服给药的受试者 PSI 评分在Ⅱ级或以上,其中部分受试者在Ⅲ级或以上 在临床试验早期,儿童、妊娠期及哺乳期妇女不作为受试人群,65 岁以上老年患者可占一定比例	符合入选标准且不符合排除标准的 CABP 患者,静脉给药患者符合 PORT 评分在Ⅲ级或以上,至少 25% 为Ⅳ或Ⅴ级。对于大多数为门诊患者的试验,所有受试者均应为 PORT 评分Ⅱ级或Ⅲ级,且至少 50% 为Ⅲ级
特殊人群	应包括男、女两种性别的各种族患者及老年患者 对于肾损伤和肝损伤患者,如已在上述人群中进行了研究药物的药代动力学研究并确定了适宜的给药方案,则也可在Ⅱ、Ⅲ期临床试验中入选 如果有意向在儿童中实施 CABP 临床试验,则应与监管机构先期讨论研发计划	应包括男女性别、不同种族和老年患者 如已在肝损伤或肾损伤患者中评价了药物的药代动力学特征并有适当的给药方案,则可纳入肝损伤或肾损伤患者 尽早与监管机构讨论儿童临床研究计划

（续表）

项目	NMPA	FDA
剂量选择	综合研究药物的非临床和早期临床研究结果而定，包括非临床毒理研究、动物感染模型即动物体内药效学；Ⅰ期临床试验人体药代动力学和安全性、耐受性；探索剂量为目的的Ⅱ期临床试验的安全性和有效性 评估药物对作用部位（如上皮细胞衬液）的穿透性 特殊人群，包括老年人、肾或肝损伤者等的药代动力学研究宜在Ⅲ期临床试验开始前完成，以确定在上述人群中是否需要调整剂量，这可以使特殊人群患者纳入Ⅲ期临床试验	综合非临床毒理学研究、感染动物模型药效学研究、Ⅰ期临床试验的药动学、耐受性和安全性研究、Ⅱ期临床试验的安全性和有效性研究结果选择Ⅲ期临床研究剂量 评估药物在作用部位穿透性有助于确定在其感染部位达有效作用的剂量 对有静脉和口服剂型的药物，应根据早期研究中的PK数据选择序贯治疗中的合适的口服给药剂量
疗效评估标准	临床疗效、微生物学疗效、综合疗效、药物敏感性测定	\
疗效终点	主要终点：完成研究药物治疗后5～10天的临床结局；入组CABP临床试验28天的全因死亡率 次要终点：入组并接受研究药物3～5天的临床应答；研究药物治疗结束时的临床结局；治疗结束后访视时的微生物学疗效；治疗结束后访视时的综合疗效	主要终点：治疗第4天的临床应答；入组CABP临床试验28天的全因死亡率 次要终点：治疗第4天的临床应答；药物治疗结束时的临床结局；随机化和治疗完成时的临床结局
安全性评估	在临床试验过程中，应收集所有不良事件信息及安全性实验室数据 如果在其他适应证中已评价相同或更高的剂量和治疗持续时间，则可使用这些适应证的安全性数据支持CABP的安全性	如果在其他适应证中已评价相同或更高的剂量和治疗持续时间，则可使用这些适应证的安全性数据支持CABP的安全性
统计学考虑	分析人群：在美国指导原则基础上，增加微生物学改良的意向治疗（modified micro-intention-to-treat, m-mITT）人群。 非劣效界值：一般情况下取12.5%，在某些特殊情况下，如抗菌谱较窄且临床急需的新的抗菌药物，非劣效界值可酌情宽宥，但一般也不超过15% 样本量：假定阳性对照的临床有效率为80%，试验组的预期临床有效率与对照组相同，取一类错误率 $\alpha = 0.025$（单侧），二类错误率取 $\beta = 0.1$ 时，试验组和对照组各需216例（ITT），要考虑可能出现的违背方案的受试者的比例（一般不超过20%）	分析人群：安全性分析人群、意向治疗（intention-to-treat, ITT）人群、改良的意向治疗（modified intention-to-treat, mITT）人群、微生物学意向治疗（microbiological intention-to-treat, micro-ITT）人群、临床可评价（clinically evaluable, CE）或符合方案（per-protocol, PP）人群、微生物学可评价（microbiological evaluable, ME）人群。 非劣效界值：以治疗第4天的临床应答作为疗效终点时，通常选择12.5% 样本量：假定试验组和对照组治疗的临床成功率为80%，取一类错误率 $\alpha = 0.05$（双侧），二类错误率取 $\beta = 0.1$，非劣效界值12.5%，试验组和对照组各约225例（ITT）
药动学/药效学研究	综合非临床药动学/药效学（pharmacokinetics/pharmacodynamics, PK/PD）研究和Ⅰ期临床试验PK研究结果确定Ⅱ期及Ⅲ期临床试验适宜的给药方案。在Ⅱ期和Ⅲ期临床试验中，应考虑开展群体药代动力学研究 开展暴露量-效应分析	采用体外PK/PD模型、动物感染模型评价药物PK/PD特征，与Ⅰ期健康人PK数据结合帮助制订Ⅱ期临床试验给药方案 对Ⅱ、Ⅲ期数据进行暴露量-效应分析

(续表)

项目	NMPA	FDA
药物敏感性折点研究	综合前期非临床研究的基础上,主要研究为从确证性Ⅲ期临床试验中获取临床 PK/PD 靶值(若不能获得,则采用动物或体外 PK/PD 靶值),结合流行病学界值,综合分析后推荐药敏折点	\
上市后的药物敏感性和耐药性研究	在研究药物获批上市后的 3～5 年内,应对该药物的细菌耐药性进行监测,如在此期间出现耐药菌,则需继续延长监测时间	\
说明书	药品说明书中适应证、用法用量、不良反应等各项内容的撰写均基于临床试验结果	说明书适应证为治疗临床试验中明确的特定细菌引起的 CABP

二、奈诺沙星研发案例介绍

苹果酸奈诺沙星胶囊为无氟喹诺酮类抗菌药,通过抑制细菌脱氧核糖核酸 (deoxyribonucleic acid,DNA)促旋酶活性干扰细菌 DNA 复制,进而发挥杀菌作用。苹果酸奈诺沙星胶囊于 2007 年获得临床试验批准,在中国开展了Ⅰ～Ⅲ期临床试验,并于 2016 年 6 月获批在中国上市,适应证为 CABP。尽管Ⅱ、Ⅲ期临床试验的实施早于中国颁布的 CABP 指导原则,但临床试验阶段的研究目的、设计、疗效评价等参照了国际标准,与目前中国的指导原则要求基本一致。以下简述该药临床试验全过程。

(一)非临床研究

奈诺沙星体外抗菌活性对抗甲氧西林金黄色葡萄球菌、青霉素不敏感肺炎链球菌具有高度杀菌活性,优于左氧氟沙星。体内药效学研究显示,奈诺沙星对金黄色葡萄球菌感染小鼠和肺炎链球菌感染小鼠的治疗结果亦优于对照药物左氧氟沙星,表现出良好的体内抗菌活性。奈诺沙星的体外遗传毒性、中枢神经毒性等与其他含氟喹诺酮类药物相当,无光毒性、无全身主动过敏性反应。动物药代动力学研究显示该药吸收快、组织分布广,在肺组织中浓度高,主要通过肾脏排出。临床前研究支持奈诺沙星开展临床试验。

(二)临床试验设计依据

1. Ⅰ期临床试验

(1)研究目的和设计:Ⅰ期临床试验共分为 3 个部分,A 部分研究苹果酸奈诺沙星胶囊空腹单次口服给药后耐受性、安全性和 PK 特征,设 5 个剂量组,分别为 125 mg、250 mg、750 mg、500 mg 和 1 000 mg,共入组 40 例,每组 8 例;B 部分第一阶段研究空腹单次口服给药 250 mg、500 mg 和 750 mg 的 PK 特征,第二阶段研究进食条件下单次给药 500 mg 的 PK 特征以评估进食对 PK 的影响,入组 12 例受试者;C 部分研究空腹多次口服奈诺沙星 500 mg 和 750 mg 给药,连续 10 天,入组 12 例受试者,评估耐受性、安全性及 PK 特征。

（2）研究结果：健康受试者在苹果酸奈诺沙星胶囊 125～1000 mg 剂量范围内有良好的耐受性和安全性；单次空腹口服奈诺沙星 250 mg、500 mg 和 750 mg 后吸收迅速，各剂量组于给药 1～2 小时内达血药峰浓度。给药后 72 小时约 70% 药物经肾脏清除。奈诺沙星在 250～750 mg 剂量范围内关键 PK 暴露参数与剂量呈线性关系；进食后口服奈诺沙星将减慢其吸收速率，血药浓度达峰时间（time of maximal observed concentration，T_{max}）延迟了 3 小时，但 PK 暴露只降低约 18%；每天口服 500 mg 或 750 mg 苹果酸奈诺沙星胶囊 1 次，连续 10 天在体内无蓄积。

根据苹果酸奈诺沙星胶囊Ⅰ期试验数据，推荐Ⅱ期临床试验的给药方案为每日 500 mg 或 750 mg，选用剂量及疗程视感染种类而定，并以空腹给药为宜。

2. Ⅱ期临床试验

（1）研究目的和设计：Ⅱ期临床试验的主要目的是评价苹果酸奈诺沙星胶囊治疗成人 CABP 的临床疗效、微生物学疗效和安全性。试验共分为 3 组，分别为试验组奈诺沙星 500 mg 队列和 750 mg 队列，以及对照组左氧氟沙星 500 mg 队列（1∶1∶1）。试验采用非劣效设计，评价两种剂量的奈诺沙星对比左氧氟沙星治疗成人 CABP 的有效性和安全性。次要目的是评价奈诺沙星在成人 CABP 患者中的 PK 特征。Ⅱ期临床试验入组 198 例受试者。

（2）研究结果：苹果酸奈诺沙星胶囊 500 mg 及 750 mg 每日 1 次，口服 7～10 天治疗 CABP 具有良好的临床和微生物学疗效。治疗后 7～14 天奈诺沙星 500 mg 组的临床治愈率为 93.3%，统计学结果显示非劣效于左氧氟沙星 500 mg。奈诺沙星 500 mg 及 700 mg 临床不良反应及实验室异常多数轻微，患者可耐受。与左氧氟沙星 500 mg 组相比，3 组的不良反应发生率差异无统计学意义。

根据Ⅱ期临床试验结果，推荐Ⅲ期临床试验奈诺沙星的剂量为每日 500 mg。

3. Ⅲ期临床试验

（1）研究目的和设计：Ⅲ期临床研究的主要目的是评价口服苹果酸奈诺沙星胶囊治疗成人 CABP 的临床疗效、微生物学疗效和安全性。试验共分两组，分别为试验组奈诺沙星 500 mg 队列，对照组左氧氟沙星 500 mg 队列。次要目的是评价奈诺沙星在成人 CABP 患者中的 PK 特征。Ⅲ期临床试验入组 540 例受试者。

（2）研究结果：苹果酸奈诺沙星胶囊 500 mg 每日 1 次，口服 7～10 天治疗 CABP 具有良好的临床疗效和微生物学疗效。治疗后 7～14 天奈诺沙星 500 mg 组的临床治愈率为 94.3%，统计分析结果显示不劣于左氧氟沙星片 500 mg。Ⅱ期和Ⅲ期临床试验中，奈诺沙星 500 mg 对肺炎链球菌、肺炎克雷伯菌、金黄色葡萄球菌的清除率分别为 95.6%、92.9% 和 95.8%。奈诺沙星 500 mg 组发生的临床不良事件和实验室检查异常多数轻微，患者可耐受，未影响研究治疗进程。不良反应发生率在试验组和对照组间差异无统计学意义。

根据上述Ⅲ期临床试验结果，口服苹果酸奈诺沙星胶囊治疗由细菌和非典型病原体引起的 CABP 具有良好的临床疗效和微生物学疗效,不良反应少而且轻微,并呈一过性。推荐的临床给药方案为每日 500 mg 1 次,疗程 7～10 天。

4. Ⅳ期临床试验

(1) 研究目的和设计:Ⅳ期临床试验的主要目的是评价苹果酸奈诺沙星胶囊治疗成人 CABP 的安全性、临床疗效及微生物学疗效,采用多中心、开放试验设计。计划研究例数 2 000 例,试验采用单臂设计,苹果酸奈诺沙星胶囊每日 500 mg,7～10 天一个疗程。同期在该扩大 CABP 人群开展群体药代动力学(population pharmacokinetics,pop PK)及 PK/PD 研究,进一步评估在高龄老年患者人群不同基础疾病状态下的给药方案。

(2) 研究结果:Ⅳ期临床试验结果尚未披露。

(张菁、张锴婷)

第二章 药品注册与药物临床试验相关法规

第一节 | 药品注册管理概论

一、什么是药品

根据新修订的《中华人民共和国药品管理法》(2019 年 12 月 1 日实施)第二条的规定,药品是指用于预防、治疗、诊断人的疾病,有目的地调节人的生理功能并规定有适应证或者功能主治、用法和用量的物质,包括中药、化学药和生物制品等。上市药品有不同的剂型,常见的有片剂、胶囊剂、口服液、注射剂、中药的丸剂等,还有一些特殊的剂型,如气雾吸入剂、透皮吸收制剂等。

二、药品从何而来

(一) 药品是研发出来的

药物研发是一个耗时耗资的巨大工程,具有周期长、风险高、投资大的特点。从药物靶点的发现及确认,到筛选合成先导化合物,到经验证与优化成为候选药物,到候选药物在药物非临床研究质量管理规范(good lab practice,GLP)条件下进行动物的药理毒理、药代动力学研究,以及在药品生产质量管理规范(good manufacturing practice,GMP)条件下开展生产工艺、质量控制、稳定性等研究(chemistry, manufacturing and control, CMC)及制剂的开发工作,再到药物经过临床试验取得研究数据并能够证明对人体安全有效,无一不需要时间和资本的大量投入。与此同时,在药品研发全生命周期的上述关键节点,都需要一系列研发技术指导原则及指南规范为其保驾护航。

(二) 药品经过审评审批

1. 药品注册的定义　根据新修订的《药品注册管理办法》(2020 年 7 月 1 日实施)第3、第 4 条的规定,药品注册是指药品注册申请人依照法定程序和相关要求提出药物临床试验、药品上市许可、再注册等申请及补充申请,药品监督管理部门基于法律法规和现有科学认知进行安全性、有效性和质量可控性等审查,决定是否同意其申请的活动。一般来说,药品获批上市之前,申请人需依次提出药物临床试验申请、药品上市许可申请,而再注册申请及绝大部分补充申请发生在药品上市之后。

2. 药品注册的分类　药品注册按照中药、化学药和生物制品进行分类注册管理,其中生物制品又可分为预防用生物制品(疫苗)、治疗用生物制品和按生物制品管理的体外诊断试剂。中药注册类别可分为创新药、改良型新药、古代经典名方中药复方制剂及同名同方药;化学药注册类别可分为创新药、改良型新药、仿制药、境外上市的药品申请在境内上市;生物制品注册类别可分为创新药、改良型新药、已上市生物制品(含生物类似药)。

3. 药品注册上市流程　在我国,对于新药而言,其注册上市流程一般分为两个阶段。

(1) 新药临床试验申请(IND):申请人提出临床试验申请,经形式审查后受理,自受理之日起60天内决定是否同意并通知临床试验申办者,逾期未通知的,视为同意,即默示许可;同意开展临床试验后,申请人须在药物临床试验登记与信息公示平台登记,规范开展药物临床试验。

(2) 新药上市申请(NDA):申请人完成临床试验后,提出新药上市申请,药品审评核查部门开展技术审评、现场核查、注册检验等评价工作后,做出是否同意上市的决定。

在药物研发与注册申请技术审评过程中,申请人与国家药品监管部门的审评团队就现行药物研发与评价指南不能涵盖的关键技术等问题进行沟通交流,其中有为解决药物临床试验过程中遇到的重大安全性问题和突破性治疗药物研发过程中的重大技术问题而召开的沟通交流会议,也有在药物研发关键阶段召开的沟通交流会议,包括新药临床试验申请前会议、Ⅲ期临床试验启动前会议、新药上市许可申请前会议、风险评估和控制会议等。沟通交流的双方可以充分阐述各自观点,形成的共识可作为研发和评价的重要参考。

不同类型的新药以临床价值为导向,可以适用突破性治疗药物、附条件批准、优先审评审批、特别审批等加快上市程序。此外,对于仿制药而言,适用简易上市申请程序即仿制药NDA申报,申请人经备案完成生物等效性试验(bioequivalence,BE)后提出仿制药上市申请,药品审评核查部门开展技术审评,必要时基于风险启动核查或检验后,做出是否同意上市的决定。

药品通过审评审批后上市,获得唯一身份号码即"药品批准文号",境内生产药品批准文号格式为:国药准字H(Z、S)+四位年号+四位顺序号;香港、澳门和台湾地区生产药品批准文号格式为:国药准字H(Z、S)C+四位年号+四位顺序号;境外生产药品批准文号格式为:国药准字H(Z、S)J+四位年号+四位顺序号。其中,H代表化学药,Z代表中药,S代表生物制品。

4. 药品审评审批主体　国家药品监督管理局主管全国药品注册管理工作,负责建立药品注册管理工作体系和制度,制定药品注册管理规范,依法组织药品注册审评审批及相关的监督管理工作。CDE 负责药物临床试验申请、药品上市许可申请、补充申请和境外生产药品再注册申请等的审评。中国食品药品检定研究院、国家药典委员会、国家药品监督管理局食品药品审核查验中心、国家药品监督管理局行政事项受理服务和投诉举报中心等药品专业技术机构，承担依法实施药品注册管理所需的药品注册检验、通用名称核准、现场核查、制证送达等相关工作。

（三）案例分享：格列卫的诞生

伊马替尼（imatinib，商品名格列卫）自 2001 年获批上市以来，在慢性白血病治疗方面取得了显著的成就，被誉为人类抗癌史上的一大突破。一个新药的诞生从来不是一条坦途，从美国费城染色体的发现开始计算，到 FDA 的加速批准，伊马替尼的"上市之路"长达 41 年。

1. 理论基础的奠定　1918 年，德国科学家西奥多做出了极富前瞻性的假设：肿瘤细胞的遗传物质也许不稳定；肿瘤可能是从单个癌细胞发育而来的；染色体异常使肿瘤细胞的生长失控；导致肿瘤的遗传变化发生在比染色体更小的尺度上，所以人们无法通过显微镜观察。

2. 致癌机制的发现　1956 年，美国费城学者、宾夕法尼亚大学的彼得·诺维尔（Peter Nowell）开始研究并发现，在慢性髓细胞性白血病（chronic myeloid leukemia，CML）患者的癌细胞中，第 22 号染色体明显更短。1960 年，他在《科学》杂志刊登研究论文，患者体内异常的 22 号染色体也被命名为"费城染色体"。1973 年，芝加哥大学的珍妮特·罗利（Janet Rolly）团队发现，费城染色体之所以短，是因为发生了染色体的易位——9 号染色体与 22 号染色体发生了一部分的交换，使 22 号染色体短了一截。1983 年，美国国立癌症研究所（National Cancer Institute，NCI）与鹿特丹伊拉斯姆斯大学（Erasmus University Rotterdam）的学者发现了致癌机制：由于交错易位，9 号染色体上的 *Abl* 基因恰好与 22 号染色体上的 *BCR* 基因连到了一起，产生了一条 *BCR - Abl* 融合基因，使其不受其他分子的控制，一直处于活跃状态。这就好像是细胞锁死了油门，导致不受控的细胞分裂，引起癌症。

3. 新药研发开启　19 世纪 80 年代末，CibaGeigy 公司启动了寻找蛋白激酶抑制剂的项目，发现了一种 2-苯氨基嘧啶衍生物展现出了成药的潜力，而后做了一系列的合成尝试并不断优化。这款分子的代号是 CGP57148B，后来有了一个更为响亮的名字——伊马替尼（imatinib）。经动物实验发现，小鼠治疗后第 8 天症状都消失了。1998 年 6 月，伊马替尼进入人体试验阶段。研究表明不但耐受良好，而且有着奇迹般的疗效：接受伊马替尼 300 mg 剂量的 54 例患者中，有 53 例出现了血液学上的完全缓解。

4. 新药最终获批　2001 年，FDA 在伊马替尼完成 Ⅱ 期临床试验后，加速批准其上市，用于治疗 CML。该药将 CML 患者 5 年生存率从 30% 提高到 89%，且在 5 年后，依旧有 98% 的患者取得了血液学上的完全缓解。为此，它也被列入 WHO 的基本药物标准清单，被认为是医疗系统中"最为有效、最为安全，满足最重大需求"的基本药物之一。

三、我国药品管理的理念

我国药品管理以人民健康为中心，坚持风险管理、全程管控、社会共治的原则，建立科学、严格的监督管理制度，全面提升药品质量，保障药品的安全、有效、可及。对于药品实施全生命周期监管，在药物非临床安全性研究阶段，实施 GLP 管理，在药物临床试验阶段实施药物临床试验质量管理规范（GCP）管理，在药品生产阶段实施 GMP 管理，药品经营适用药品经营质量管理规范（good supply practice，GSP）管理，药品上市后需要进行药物不良反应（adverse drug reaction，ADR）监测和药物警戒质量管理规范（good pharmacovigilance practice，GVP）管理。自新修订《药品管理法》实施以后，突出"四个最严"管理，即最严谨标准、最严格监管、最严厉处罚、最严肃问责。

我国经过药品审评审批制度改革，自 2019 年 12 月 1 日起，对药品管理正式实行药品上市许可持有人制度。新修订《中华人民共和国药品管理法》专设一章对药品上市许可持有人做出规定，药品上市许可持有人是指取得药品注册证书的企业或药品研制机构等，其依法对药品研制、生产、经营、使用全过程中药品的安全性、有效性和质量可控性负责。药品上市许可持有人应当依照规定，对药品的非临床研究、临床试验、生产经营、上市后研究、不良反应监测及报告与处理等承担责任。药品上市许可持有人的法定代表人、主要负责人对药品质量全面负责。药品上市许可持有人可以自行生产药品，也可以委托药品生产企业生产。血液制品、麻醉药品、精神药品、医疗用毒性药品、药品类易制毒化学品不得委托生产；药品上市许可持有人应当建立药品上市放行规程；建立并实施药品追溯制度；应当建立年度报告制度；经批准，可以转让药品上市许可。

2015 年由国务院主导的药品审评审批制度改革，2016—2020 年中国上市获批新药数量大幅提升，审评通过 674 件新药上市申请，其中含 51 个创新药，在 2016—2020 年的 5 年间，中国已建成一个相对完整的医药创新监管生态体系。

第二节 药物临床试验监管法规政策

一、药物临床试验管理相关法规

根据新修订《药物临床试验质量管理规范》（2020 年 7 月 1 日实施）第 11 条的规定，药物临床试验是指以人体（患者或健康受试者）为对象的试验，意在发现或验证某种试验药物的临床医学、药理学及其他药效学作用、不良反应，或者试验药物的吸收、分布、代谢和排泄，以确定药物的疗效与安全性的系统性试验。此处提及的临床试验指以药品上市注册为目的药物研究。药物临床试验是新药研发的关键环节，是评价新药能否上市的主要依据。规范地开展药物临床试验,不仅可以确保试验数据的真实、可靠,揭示药物在人体发挥治疗作用的内在规律,对于研究团队掌握最新研究动向、提高国际学术地位、促进医院临床科学建设及循证医学发展也具有重要意义。同时,高质量的药物临床试验还能有力促进我国药物创新能力的提高,催生更多新药、好药上市。药物临床试验应当符合《世界医学大会赫尔辛基宣言》原则及相关伦理要求,受试者的权益和安全是考虑的首要因素,优先于对科学和社会的获益。伦理审查与知情同意是保障受试者权益的重要措施。药物临床试验应当有充分的科学依据。临床试验应当权衡受试者及社会的预期风险和获益,只有当预期的获益大于风险时,方可实施或者继续临床试验。

药物临床试验管理方面位于最高阶的法律,主要有新修订的《中华人民共和国药品管理法》(2019 年 12 月 1 日实施)、新制定《中华人民共和国疫苗管理法》(2019 年 12 月 1 日实施)、《中华人民共和国中医药法》(2017 年 7 月 1 日实施);其次,在行政法规层面有《中华人民共和国药品管理法实施条例》(2019 年 3 月 2 日,第二次修订);在部门规章层级,主要有《涉及人的生物医学研究伦理审查办法》(国家卫计委令第 11 号,2016 年 12 月 1 日起施行)、《关于发布药物临床试验机构管理规定的公告》(国家药监局国家卫健委 2019 年第 101 号)、新修订《药品注册管理办法》(国家市场总局令 27 号,2020 年 7 月 1 日起施行)、《药物临床试验质量管理规范》(国家药监局国家卫健委 2020 年第 57 号公告)等(表 2-1)。药物研发技术指导原则通常以规范性文件印发,数量较多,近期在药物临床试验方面印发且关注度较高的有《新冠肺炎疫情期间药物临床试验管理指导原则(试行)》(2020 年 12 月 1 日)、《药物临床试验适应性设计指导原则(试行)》(2021 年 1 月 29 日)、《免疫细胞治疗产品临床试验技术指导原则(试行)》(2021 年 2 月 10 日)、《用于产生真实世界证据的真实世界数据指导原则(试行)》(2021 年 4 月 15 日)等。具体内容可到国家药监局、国家药监局药审中心、国家药监局食品药品审核查验中心等网站下载。

表 2-1　我国药物临床试验管理主要法规

序号	法规	实施日期	层级
1	《中华人民共和国药品管理法》(修订)	2019 年 12 月 1 日	十三届全国人大常委会第十二次会议通过
2	《中华人民共和国疫苗管理法》	2019 年 12 月 1 日	十三届全国人大常委会第十一次会议通过
3	《中华人民共和国药品管理法实施条例》(修订)	2019 年 3 月 2 日	国务院 360 号令,第二次修订
4	《药品注册管理办法》(修订)	2020 年 7 月 1 日	国家市场总局令 27 号
5	《涉及人的生物医学研究伦理审查办法》	2016 年 12 月 1 日	国家卫计委令第 11 号
6	《关于发布药物临床试验机构管理规定的公告》	2019 年 12 月 1 日	国家药监局国家卫健委 2019 年第 101 号
7	《药物临床试验质量管理规范》(修订)	2020 年 7 月 1 日	国家药监局国家卫健委 2020 年第 57 号公告

二、药物临床试验监管模式

在我国，对于药物临床试验准入实行"双重"管理。一方面，对于新药临床试验项目本身，实行"默示许可"的审批制，仿制药生物等效性试验实行备案制；另一方面，对于试验的实施单位药物临床试验机构来说，实行备案制。

（一）药物临床试验项目的管理

申请人向国家药监局药审中心提出药物临床试验申请，国家药监局药审中心经形式审查，申报资料符合要求的，予以受理。国家药监局药审中心组织药学、医学和其他技术人员对已受理的药物临床试验申请进行审评。自药物临床试验申请受理之日起60天内决定是否同意开展，并通过药审中心网站通知申请人审批结果；逾期未通知的，视为同意，申请人可以按照提交的方案开展药物临床试验。申请人拟开展生物等效性试验的，应当按照要求在国家药监局药审中心网站完成生物等效性试验备案后，按照备案的方案开展相关研究工作。申请人获准开展药物临床试验的，为药物临床试验申办者获准开展药物临床试验的，申办者在开展后续分期药物临床试验前，应当制订相应的药物临床试验方案，经伦理委员会审查同意后开展，并在药审中心网站提交相应的药物临床试验方案和支持性资料。

在开展药物临床试验前，申办者应当在药物临床试验登记与信息公示平台登记药物临床试验方案等信息。药物临床试验期间，申办者应当持续更新登记信息，并在药物临床试验结束后登记药物临床试验结果等信息。登记信息在平台进行公示，申办者对药物临床试验登记信息的真实性负责。同时，申办者应当定期在药品审评中心网站提交研发期间安全性更新报告。对于药物临床试验期间出现的可疑且非预期严重不良反应和其他潜在的严重安全性风险信息，申办者应当按照相关要求及时向药审中心报告。药物临床试验中出现大范围、非预期的严重不良反应，或者有证据证明临床试验用药品存在严重质量问题时，申办者和药物临床试验机构应当立即停止药物临床试验。药品监督管理部门依职责可以责令调整临床试验方案、暂停或者终止药物临床试验。药物临床试验应当在批准后3年内实施。药物临床试验申请自获准之日起，3年内未有受试者签署知情同意书的，该药物临床试验许可自行失效。仍需实施药物临床试验的，应当重新申请。

药物临床试验期间，全过程活动需遵守GCP。GCP是药物临床试验全过程的质量标准，包括方案设计、组织实施、监查、稽查、记录、分析、总结和报告，这是药物临床试验全过程的技术要求，也是药品监管部门、卫生健康主管部门对药物临床试验监督管理的主要依据。现行GCP为2020年7月1日新修订，修订贯彻落实中央办公厅和国务院办公厅《关于深化审评审批制度改革鼓励药品医疗器械创新的意见》（厅字〔2017〕42号），根据新修订《中华人民共和国药品管理法》，参照国际通行做法，突出以问题为导向，细化明确药物临床试验各方职责要求，并与ICH技术指导原则基本要求一致。伦理委员会的职责是保护受试者的权益和安全，应当特别关注弱势受试者。新修订GCP对临床试验参与各方的职责做出明确规定：伦理委员会应当建立伦理审查工作制度，保证伦理审查过程独立、客观、公正，监督规范开展药物临床试验，保障受试者合法权益，维护社会公共利益；研究者监管所有研究人员执行试验方案，并采取措施实施临床试验的质量管理；研究者或者指定研究人员应当充分告知受试者有关临床试验的所有相关事宜；研究者应当立即向申办者书面报告所有严重不良事件，随后应当及时提供详尽的书面随访报告；申办者应当把保护受试者的权益和安全及临床试验结果的真实、可靠作为临床试验的基本考虑；申办者应当建立临床试验的质量管理体系；申办者应当保证临床试验各个环节的可操作性，应当履行管理职责。

药物临床试验完成后，申请人向国家药监局药审中心提出药品注册上市申请，药审中心组织技术审评专家对临床试验资料进行审查，并基于风险决定启动药品注册研制（临床试验）现场检查。通过对药物临床试验现场核查的原始资料进行数据可靠性核实和实地确证，对药物临床试验现场的合规性进行检查，核实相关申报资料的真实性、一致性。目前，药物临床试验现场核查的法规文件《药品注册核查工作程序（试行）》《药品注册核查要点与判定原则（药物临床试验）（试行）》已正式印发，并于2022年1月1日实施。

根据国家药监局药审中心年度药品审评报告，近3年全国完成审评并批准的药物临床试验申请量有显著增长，2019年为926件，2020年达到1435件，2021年2108件，年均增长50%。

（二）药物临床试验机构的管理

药物临床试验机构是指具备相应条件，按照GCP和药物临床试验相关技术指导原则等要求开展药物临床试验的机构。自2019年12月1日起，在国内开展为申请药品注册而进行的药物临床试验（包括备案后开展的生物等效性试验），应当在具备相应条件并按规定备案的药物临床试验机构开展。仅开展与药物临床试验相关的生物样本等分析的机构，无须备案。

药物临床试验机构应当具备的基本条件包括：①具有医疗机构执业许可证，具有二级甲等以上资质，试验场地应当符合所在区域卫生健康主管部门对院区（场地）管理规定。开展以患者为受试者的药物临床试验的专业应当与医疗机构执业许可的诊疗科目一致。开展健康受试者的Ⅰ期药物临床试验、生物等效性试验应当为Ⅰ期临床试验研究室专业；②具有与开展药物临床试验相适应的诊疗技术能力；③具有与药物临床试验相适应的独立的工作场所、独立的临床试验用药房、独立的资料室，以及必要的设备、设施；④具有掌握药物临床试验技术与相关法规，能承担药物临床试验的研究人员；其中主要研究者应当具有高级职称，并参加过3个以上药物临床试验；⑤开展药物临床试验的专业具有与承担药物临床试验相适应的床位数、门急诊量；⑥具有急危重症抢救的设施设备、人员与处置能力；⑦具有承担药物临床试验组织管理的专门部门；⑧具有与开展药物临床试验相适应的医技科室，委托医学检测的承担机构应当具备相应资质；⑨具有负责药物临床试验伦理审查的伦理委员会；⑩具有药物临床试验管理制度和标准操作规程；⑪具有防范和处理药物临床试验中突发事件的管理机制与措施；⑫卫生健康主管部门规定的医务人员管理、财务管理等其他条件。

国家药监局已建立"药物临床试验机构备案管理信息平台",用于药物临床试验机构登记备案和运行管理,以及药品监督管理部门和卫生健康主管部门监督检查的信息录入、共享和公开。药物临床试验机构对在备案平台所填写信息的真实性和准确性承担全部法律责任。备案的药物临床试验机构名称、地址、联系人、联系方式和临床试验专业、主要研究者等基本信息向社会公开,接受公众的查阅、监督。新药Ⅰ期临床试验或者临床风险较高需要临床密切监测的药物临床试验,应当由三级医疗机构实施。疫苗临床试验应当由三级医疗机构或者省级以上疾病预防控制机构实施或者组织实施。

对药物临床试验机构,国家药监局会同国家卫健委根据监管和审评需要,依据职责进行监督检查。省级药品监督管理部门、省级卫生健康主管部门根据药物临床试验机构自我评估情况、开展药物临床试验情况、既往监督检查情况等,依据职责组织对本行政区域内药物临床试验机构开展日常监督检查。对于新备案的药物临床试验机构或者增加临床试验专业、地址变更的,在60个工作日内开展首次监督检查。

如检查发现药物临床试验机构未遵守《药物临床试验质量管理规范》的,依照《药品管理法》第一百二十六条规定处罚。药物临床试验机构未按照规定备案的,国家药品监督管理部门不接受其完成的药物临床试验数据用于药品行政许可。隐瞒真实情况、存在重大遗漏、提供误导性或虚假信息或者采取其他欺骗手段取得备案的,以及存在缺陷,不适宜继续承担药物临床试验的,取消其药物临床试验机构或者相关临床试验专业的备案,依法处理。省级以上药品监督管理部门、省级以上卫生健康主管部门对药物临床试验机构监督检查结果及处理情况,录入备案平台并向社会公布。

截至2022年2月底,上海市已获得药物临床试验机构备案的机构为66家,覆盖本市全部三甲医院,位于全国获得备案1180家机构的前列。

（阮秀芳）

第 三 章　GCP 发展史及中国 GCP

第一节｜国际药物临床试验及管理规范发展史

一、GCP 的概念

GCP 是英文"good clinical practice"的缩写,直译为"良好的临床实践",在我国翻译为"药物临床试验质量管理规范",是多数国家或地区药品监督管理部门对临床试验全过程所做的标准化、规范化的管理规定。制定 GCP 的目的是保证药物临床试验过程规范,数据和结果的科学、真实、可靠,保护受试者的权益和安全。简而言之,GCP 是药物临床试验全过程的质量标准,包括方案设计、组织实施、监查、稽查、记录、分析、总结和报告,是为保证临床试验数据的质量、保护受试者的安全和权益而制定的进行临床试验的准则。

二、国际药物临床试验及管理规范发展史

世界各国对药物临床试验的规范管理,是伴随着医学研究和制药工业的快速发展而逐步形成并日臻完善的,按其发展进程可分为以下 3 个时期。

（一）药物临床试验和管理体系从无到逐步形成的时期（20 世纪初至 60 年代）

1945 年,国际军事法庭对第二次世界大战中 23 名德国医生主导负责的临床试验未经受试者同意即开展进行审判。医学顾问里奥·亚历山大（Leo Alexander）等专家撰写了 6 项条款以判定医学研究的合法性,国际军事法庭在此基础上添加了 4 项,判定这些医生犯有"非人道罪",法庭审判的解释形成了《纽伦堡法典》,于 1946 年正式发布,也成为世界上第一部有关人体研究的国际伦理指南。

20 世纪上半叶,随着青霉素、维生素、天花疫苗等各类新药和疫苗的发现,数以万计的患者得到拯救。但在拯救生命的同时,医学界也发现因为对有些药物的安全性和有效

性认识不够,致使许多患者受到无法挽回的损害,乃至失去生命。世界医药发展史上曾发生数起灾难性的"药害"事件,即由于药物不良反应导致患者健康严重受损甚至死亡。

20 世纪初磺胺药的发现,拯救了无数罹患感染性疾病的患者。1937 年,美国田纳西州马森基尔制药公司主任药师哈罗德·沃特金斯为了小儿方便服用,用工业溶剂二甘醇代替乙醇和糖配制成口服液体磺胺醑剂。由于当时美国法律未明确规定新药必须经过安全性验证才能上市,新药未做动物实验就投向市场。1938 年,磺胺醑剂造成 358 人肾衰竭、107 人中毒死亡,其中大部分是儿童,社会舆论哗然。美国联邦法院对该制药公司罚款 26 000 美元。"磺胺制剂"事件让人们认识到药品上市前必须证明其安全性。1938 年 6 月 25 日,美国总统富兰克林·罗斯福终于签署通过了《联邦食品、药品和化妆品法案》。该法案明确要求所有新药上市前必须通过安全性审查,老药品改变剂型应把处方送至 FDA 审定,并禁止在药品说明书上做虚假宣传。

20 世纪 60 年代,震惊世界的"反应停事件"也是人类医药史上的一个悲剧。1953 年,瑞士 Ciba 药厂首次合成了一种新药沙利度胺,德国格兰泰制药公司主导沙利度胺的开发,在将其用于治疗癫痫和作为抗过敏药物疗效欠佳后发现,其具有一定的镇静安眠作用,尤其对孕妇怀孕早期的妊娠恶心、呕吐疗效极佳。在老鼠、兔子和狗中做了动物实验后没有发现明显的不良反应,1957 年获专利,同年 10 月 1 日,格兰泰制药公司以"反应停"为名,将沙利度胺正式推向市场,并大肆宣传此药是"孕妇的理想选择"。到 1959 年,仅在联邦德国就有近 100 万人服用了反应停。当时大部分国家的药品监管制度宽松,几乎没有一个国家药监部门提出药品只有进行严格的临床试验才能上市。"反应停"仅以几份实验室报告和证词为基础,即得到了 20 多个国家批准上市。但是 FDA 采取了谨慎的态度,尤其是在负责审评反应停的凯尔西医生的坚持下,最终没能进入美国市场。凯尔西医生一直关注孕妇用药的安全性,认为提交的动物实验和临床试验的数据很不充分,要求提供更多的动物实验和临床试验数据,证明该药不会通过胎盘,以证实其安全性。同期联邦德国各地先后发现手脚异常的畸形新生儿,医学专家推测"反应停"可能严重阻碍了胎儿四肢的生长,导致婴儿出生时的严重形体缺陷,形成"海豹肢畸形儿"和"海豹胎"。1961 年 10 月,在联邦德国妇科学术会议上,3 名医生统计报告,1957—1961 年,反应停造成了 8 000 余名畸形胎儿。1961 年 11 月底,公司开始召回反应停,1962 年正式撤市。而美国仅出现了 17 位海豹肢畸形婴儿,反应停也最终未在美国上市。由于当时欧洲各国对药品临床试验没有严格的要求和管理,所以该药未经临床试验就在一些国家上市并被广泛使用,致使多个国家上万畸形胎儿出生和新生儿死亡。这些悲剧发生的主要原因是药品在上市前没有进行充分而可靠的临床安全性评价,这也促使各国政府认识到通过立法要求药品上市前进行临床试验,以充分评价药品安全性和有效性的重要作用。"反应停事件"直接推动了美国药品上市制度的完善,1962 年 10 月 10 日,美国国会通过了《基福弗-哈瑞森修正案》,规定安全性成为药物监督的基本原则,新药上市前必须进行严格的临床试验,必须向 FDA 提交有效性和安全性数据,上市药物一旦出现问题,必须尽快召回。

1964 年第 18 届国际医学大会通过的《赫尔辛基宣言》，是目前为止最具代表性和影响力的伦理法典，详细规定了人体试验必须遵循的原则，构成了药品临床试验管理规范的核心内容的基础。

（二）药物临床试验规范化和法治化管理形成时期（20 世纪 70～80 年代）

20 世纪 70 年代，美国 FDA 在追究临床研究者造假的刑事责任上也曾面临法律授权方面的挑战，虽然当时存在一些可供选择的罪名来指控临床研究者行为不端，包括犯罪共谋罪、邮件欺诈罪、电报欺诈罪、面向政府虚假陈述罪，但仍有局限性。鉴于此，FDA 从无到有，逐步建立了《食品药品化妆品法案》（FDCA）框架下追究临床研究者造假刑事责任的路径。

最早追究临床研究者造假行为的案例发生在 20 世纪 70 年代。当时，罗纳德·史密斯医生在为 Sterling-Winthrop 公司开展的临床试验中虚构受试者，伪造相关文件和阳性试验结果，该公司在不知情的情况下将造假数据提交至 FDA。FDA 发现问题后，依据 FDCA 相关条款起诉史密斯医生未能维护准确的试验记录。但 FDA 的起诉被法院驳回，原因在于该条款中有关试验记录维护的规定仅适用于申办者而非临床研究者，最终 FDA 败诉。法院利用"从宽解释原则"，在刑事法规模棱两可的情况下，做出了有利于被告的解释，宣判史密斯无罪。FDA 败诉后，在 FDCA 的法律授权下颁布了新的法规条款，这些条款明确规定了临床研究者保存并保留准确试验记录的责任。自此，FDA 追究研究者造假的刑事责任有了恰当有力的法律依据。基于以上法规条款的更新，20 世纪 90 年代，FDA 对抗抑郁药氯米帕明临床试验的主要研究者巴尔里·加芬克尔未按试验方案开展临床试验并伪造数据掩盖阴性结果的事实进行了起诉，法院依据新的法律条款判处加芬克尔 6 个月监禁。

1981 年，FDA 在食品、药品、化妆品管理法规中明确规定了有关保护受试者权益、研究者与申办者的职责、研究方案需经伦理委员会审批等主要规范。1986—1993 年，英国、法国、日本、韩国、加拿大、北欧各国、澳大利亚等相继颁布了进行生物医学研究的指导原则及药物临床试验质量管理规范。

（三）药物临床试验管理规范在国际上逐步形成统一标准的时期（20 世纪 90 年代至今）

尽管各个国家或地区的 GCP 在基本原则上相似，但是在具体细节和标准上仍然存在较大差异，这就意味着在一个国家和地区进行的药物临床试验中收集的数据，在另一个国家或地区仍然可能不被接受，因此，GCP 的国际一体化及质量标准互认成为关注焦点。1993 年，WHO 也颁布了《WHO 药品临床试验规范指导原则》，希望能够成为其所有成员国都遵守的共同标准。

1990 年，美国、欧洲与日本的药政当局会同来自 WHO 的观察员召开了一系列的会议，协商制定在全球范围内都能够接受的 GCP 及互认原则。同年成立了 ICH 指导委员会，成员由美国 FDA、美国制药工业协会、欧洲委员会、欧洲制药工业协会、日本厚生省、日本制药工业协会组成。1991 年，ICH 成员在比利时布鲁塞尔召开了第一次大会，以后每两年 1 次，共同商讨制订 GCP 国际统一标准。1996 年 5 月，ICH 颁布了定稿的《药物临床试验质量管理规范》（GCP）指南，涵盖了药品注册的质量、安全性和有效性的技术要求，代表了国际最新的临床试验规范标准，获得了世界各国的广泛重视，并逐渐成为国际上特别是制药发达国家认可的所有临床试验都应遵循的标准。1996 年 6 月—1997 年 3 月，欧盟、日本和美国接受或颁布法令，要求所有用于支持新药申请的临床试验均应按照 ICH‑GCP 的要求进行，澳大利亚、瑞士、加拿大和 WHO 等作为参与 ICH‑GCP 制定的地区或组织也对此表示认可。

第二节 中国药物临床试验及管理规范发展史

1986—1992 年，中国药政管理部门安排相关领域专家参加 WHO 主办的 GCP 指南讨论会，逐步了解国际 GCP 发展进程并收集信息。1993 年起，组织专家收集和翻译各国 GCP 指南作为参考，并邀请国外专家到国内交流指导，介绍经验。在此基础上，于 1994 年酝酿起草中国 GCP，由药政管理部门组织首次中国 GCP 研讨会。1995 年，国家药政管理部门组织诸骏仁、李家泰、桑国卫、汪复、游凯 5 位教授成立中国 GCP 起草 5 人小组，开始了中国 GCP 的起草工作。当年 5 月形成第一稿，6 月修订为第二稿，8 月召开第一次讨论会，9 月在讨论会基础上修订为第三稿，10 月召开第二次讨论会，11 月修订为第四稿。1996 年，相关部门咨询中医药管理局有关中药法规并制定第五稿。1997 年，中国药政管理部门协同相关专家出席 ICH 第 4 次会议并制定形成第六稿。经过反复的修改和咨询，正式版 GCP 于 1998 年由卫生部定稿颁布，并于 1999 年由国家食品药品监督管理总局（State Food and Drug Administration，SFDA）颁发执行，之后经修订的 2003 年版本 GCP 对推动我国临床试验规范研究和提升质量起到了积极作用。

随着我国药品研发的快速发展和药品审评审批制度改革的深化，2003 版 GCP 中一些规定的内容已经不再适用，药物临床试验领域新概念的产生和新技术的应用，如基于风险的质量管理、电子数据等，尚未纳入 GCP；近年药物临床试验数据核查中发现的比较集中的问题，如申办者、研究者、伦理委员会等各方的责任理解不清晰，试验操作不够规范，对于受试者的权益、安全保障不足，需要在 GCP 中明确和细化要求；2017 年，国家药品监管部门加入 ICH 并成为管委会成员，应当遵循和实施相关指导原则，由于 2003 版 GCP 与 ICH‑GCP 指导原则在体例上存在较大差异，需要对其内容做出相应的修改和增补，以适应药品监管工作的需要。因此，为贯彻落实 2017 年 10 月由中共中央办公厅、国务院办公厅印发的《关于深化审评审批制度改革鼓励药品医疗器械创新的意见》（厅字〔2017〕42 号），根据新修订《药品管理法》，参照国际通行做法，突出以问题为导向，细化明确药物临床试验各方职责要求，并与 ICH 技术指导原则基本要求相一致，经历次修订后，2020 版 GCP 应运而生，于 2020 年 4 月正式颁布，2020 年 7 月 1 日正式施行。

第三节 | 中国 2020 版 GCP 介绍

一、2020 版 GCP 修订概要

与 2003 版 GCP 相比，2020 版 GCP 修订后从原 9 000 余字增加到 24 000 余字，从原 13 章 70 条调整为 9 章 83 条。修订保留了总则、研究者、申办者、试验方案、附则 5 个章节；增加了术语及其定义、伦理委员会、研究者手册、必备文件管理 4 个章节；删除了临床试验前的准备与必要条件、受试者的权益保障、监查员的职责、记录与报告、数据管理与统计分析、试验用药品的管理、质量保证、多中心试验 8 个章节，将其章节涉及内容按照责任主体和试验环节调整到相应的章节；《赫尔辛基宣言》作为总的原则性要求纳入"总则"中，不再附全文；临床试验保存文件作为指导原则单独另行发布。

二、2020 版 GCP 修订的主要内容

（一）细化明确参与方责任

伦理委员会作为单独章节，明确其组成和运行、伦理审查、程序文件等要求。突出申办者主体责任，明确申办者是临床试验数据质量和可靠性的最终责任人，加强对外包工作的监管。合同研究组织应当实施质量保证和质量控制。研究者具有临床试验分工授权及监督职责。临床试验机构应当设立相应的内部管理部门，承担临床试验相应的管理工作。

（二）强化受试者保护

伦理委员会应当特别关注弱势受试者，审查受试者是否受到不正当影响，受理并处理受试者的相关诉求。申办者制定方案时应明确保护受试者的关键环节和数据，制定监查计划应强调保护受试者权益。研究者应当关注受试者的其他疾病及合并用药，收到申办者提供的安全性信息后，应考虑受试者的治疗是否需要调整等。

（三）建立质量管理体系

申办者应当建立临床试验的质量管理体系，基于风险进行质量管理，加强质量保证和质量控制，可以建立独立数据监查委员会，开展基于风险评估的监查。研究者应当监管所有研究人员执行试验方案，并实施临床试验质量管理，确保源数据真实可靠。

（四）优化安全性信息报告

明确了研究者、申办者在临床试验期间安全性信息报告的标准、路径及要求。研究者向申办者报告所有严重不良事件。伦理委员会要求研究者及时报告所有可疑且非预期严重不良反应。申办者对收集到的各类安全性信息进行分析评估，将可疑且非预期严

重不良反应快速报告给所有参加临床试验的相关方。

（五）规范新技术的应用

电子数据管理系统应当通过可靠的系统验证,保证试验数据的完整、准确、可靠。临床试验机构的信息化系统具备建立临床试验电子病历条件时,研究者应首选使用,相应的计算机化系统应当具有完善的权限管理和稽查轨迹。

（六）参考国际临床监管经验

临床试验的实施应当遵守利益冲突回避原则;生物等效性试验的临床试验用药品应当进行抽样、保存等;病史记录中应该记录受试者知情同意的具体时间和人员;若违反试验方案或规范的问题严重时,申办者可追究相关人员的责任,并报告药品监督管理部门。

（七）体现卫生健康主管部门医疗管理的要求

伦理委员会的组成、备案管理应当符合卫生健康主管部门的要求;申办者应当向药品监管部门和卫生健康主管部门报告可疑且非预期严重不良反应。

三、2020 版 GCP 的主要内容

（一）总体框架及内容

共 9 章 83 条。第一章为总则,共 10 条;第二章为术语及其定义,共 1 条,40 个名词解释;第三章为伦理委员会,共 4 条;第四章为研究者,共 13 条;第五章为申办者,共 28 条;第六章为试验方案,共 16 条;第七章为研究者手册,共 5 条;第八章为必备文件管理,共 5 条;第九章为附则,共 1 条。

（二）第一章:总则

GCP 是药物临床试验全过程的质量标准,包括方案设计、组织实施、监查、稽查、记录、分析、总结和报告。明确了 GCP 制定的目的是保证药物临床试验过程规范,数据和结果的科学、真实、可靠,保护受试者的权益和安全。制定的法律法规依据为《中华人民共和国药品管理法》《中华人民共和国疫苗管理法》《中华人民共和国药品管理法实施条例》,同时遵循《赫尔辛基宣言》原则及相关伦理要求。

（三）第二章:术语及其定义

解释了包含"临床试验"在内的 40 个专用术语的含义。如:临床试验,指以人体(患者或健康受试者)为对象的试验,意在发现或验证某种试验药物的临床医学、药理学及其他药效学作用、不良反应,或者试验药物的吸收、分布、代谢和排泄,以确定药物的疗效与安全性的系统性试验。

（四）第三章:伦理委员会

规定了伦理委员会的职责是保护受试者的权益和安全,应当对临床试验的科学性和伦理性进行审查,应当特别关注弱势受试者。伦理委员会的组成和运行应当符合卫生健康主管部门的要求。伦理委员会应当保留伦理审查的全部记录,包括伦理审查的书面记录、委员信息、递交的文件、会议记录和相关往来记录等。所有记录应当至少保存至临床

试验结束后第5年。研究者、申办者或者药品监督管理部门可以要求伦理委员会提供其标准操作规程和伦理审查委员名单。

（五）第四章：研究者

规定了研究者和临床试验机构应当具备的资格和要求、完成临床试验所需的必要条件，明确了研究者应当给予受试者合适的医疗处理，尤其强调临床医生或者授权临床医生需要承担所有与临床试验有关的医学决策责任。同时规定了研究者的以下职责：研究者应在临床试验实施前和临床试验过程中保持与伦理委员会的沟通；应当遵守试验方案；应对申办者提供的试验用药品有管理责任；应当遵守临床试验的随机化程序；实施知情同意应当遵守《赫尔辛基宣言》的伦理原则；知情同意书和提供给受试者的其他资料应当包括"临床试验概况、试验目的、试验治疗和随机分配至各组的可能性、受试者需要遵守的试验步骤、试验可能致受试者的风险或者不便"等20条要素；试验的源数据记录和收集应当具有可归因性、易读性、同时性、原始性、准确性、完整性、一致性和持久性；应按要求记录并上报安全性报告；提前终止或者暂停临床试验时，研究者应当及时通知受试者，并给予受试者适当的治疗和随访；研究者还应向伦理委员会和临床试验机构提供试验进展报告。

（六）第五章：申办者

规定了申办者的以下职责：申办者应当把保护受试者的权益和安全及临床试验结果的真实、可靠作为临床试验的基本考虑；应当建立临床试验的质量管理体系，并基于风险进行质量管理；申办者的质量保证和质量控制应当符合本规范要求；应按要求委托合同研究组织；应当指定有能力的医学专家及时对临床试验的相关医学问题进行咨询；应当选用有资质的生物统计学家、临床药理学家和临床医生等参与试验；应按要求进行试验管理、数据处理与记录保存；按要求负责选择研究者和临床试验机构；应当在临床试验各方参与临床试验前明确其职责，并在签订的合同中注明试验各方的责任、权利和利益，以及各方应当避免的、可能的利益冲突，同时采取适当方式保证可以给予受试者和研究者补偿或者赔偿；应负责药物试验期间试验用药品的安全性评估；应委托授权监查和稽查人员进行临床试验质量的监督。

（七）第六章：试验方案

规定了试验方案通常包括基本信息、研究背景资料、试验目的、试验设计、实施方式（方法、内容、步骤）等内容。

（八）第七章：研究者手册

规定了申办者提供的《研究者手册》是关于试验药物的药学、非临床和临床资料的汇编，其内容包括试验药物的化学、药学、毒理学、药理学和临床的资料和数据。研究者手册目的是帮助研究者和参与试验的其他人员更好地理解和遵守试验方案，帮助研究者理解试验方案中诸多关键的基本要素，包括临床试验的给药剂量、给药次数、给药间隔时间、给药方式等，主要和次要疗效指标和安全性的观察和监测。申办者应当制订《研究者手册》修订的书面程序。在临床试验期间至少一年审阅《研究者手册》一次。

（九）第八章：必备文件管理

规定了临床试验必备文件是指评估临床试验实施和数据质量的文件,用于证明研究者、申办者和监查员在临床试验过程中遵守了本规范和相关药物临床试验的法律法规要求。必备文件是申办者稽查、药品监督管理部门检查临床试验的重要内容,并作为确认临床试验实施的真实性和所收集数据完整性的依据。申办者、研究者和临床试验机构应当确认均有保存临床试验必备文件的场所和条件。同时规定了必备文件保存的年限为至少保存至试验药物被批准上市后 5 年。

（十）第九章：附则

明确了本规范自 2020 年 7 月 1 日起施行。

四、《医疗卫生机构开展研究者发起的临床研究管理办法(试行)》

2021 年 9 月 9 日,国家卫生健康委员会在北京召开医疗卫生机构临床研究规范管理试点工作启动会,正式发布《医疗卫生机构开展研究者发起的临床研究管理办法(试行)》,定于 2021 年 10 月 1 日在北京市、上海市、广东省和海南省先行试点实施。医疗机构开展的研究者发起的临床研究是指医疗卫生机构开展的,以人个体或群体(包括医疗健康信息)为研究对象,不以药品医疗器械(含体外诊断试剂)等产品注册为目的,研究疾病的诊断、治疗、康复、预后、病因、预防及健康维护等的活动。以上临床研究可参考 GCP 规范设计与实施,并遵循《涉及人的生物医学研究伦理审查办法》的伦理原则。

五、真实世界研究相关法规

2020 年 1 月,国家药品监督管理局药品审评中心发布《真实世界证据支持药物研发与审评的指导原则(试行)》,明确真实世界研究所产生的真实世界证据既可用于支持药物研发与监管决策,也可用于其他科学目的(如不以注册为目的临床决策等)。主要用于支持药物监管决策、以临床人群为研究对象的真实世界研究,个别情形下也会涉及更广泛的自然人群,如疫苗等健康人群的预防用药。2021 年 4 月发布《用于产生真实世界证据的真实世界数据指导原则(试行)》,作为《真实世界证据支持药物研发与审评的指导原则(试行)》的补充,从真实世界数据的定义、来源、评价、治理、标准、安全合规、质量保障、适用性等方面,对真实世界数据给出具体要求和指导性建议,以帮助申办者更好地进行数据治理,评估真实世界数据的适用性,为产生有效的真实世界证据做好充分准备。

（曹国英）

第四章 药物临床试验伦理原则与伦理审查

第一节 药物临床试验伦理原则与我国伦理审查法规指南

一、药物临床试验伦理基本原则

为保证药物临床试验过程规范,数据和结果科学、真实、可靠,保护受试者的权益和安全,我国相继出台了一系列法律法规指南文件,包括《中华人民共和国药品管理法》、《药物临床试验质量管理规范》(GCP)、《涉及人的生物医学研究伦理审查办法》、《药物临床试验伦理审查工作指导原则》等,上述法规指南文件对规范开展药物临床试验及受试者安全和权益的保护都有明确的要求和规定,且我国法规规定,从事涉及人的生物医学研究的医疗卫生机构是涉及人的生物医学研究伦理审查工作的管理责任主体,应当设立伦理委员会,伦理委员会对包括药物临床试验在内的涉及人的研究项目的科学性、伦理合理性进行审查,旨在保证受试者尊严、安全和权益,促进药物临床试验科学、健康发展,增强公众对药物临床试验的信任和支持。药物临床试验有其特殊性,需要以人为试验对象,通过一些干预措施,对某试验药物进行安全性和有效性验证,而试验对象,即临床试验中通称的"受试者",是临床试验的核心保护对象。无论是其他涉及人的生物医学研究,或是药物临床试验,其伦理原则是一致的,即生物医学研究伦理的 3 个基本原则:尊重、有益(不伤害)、公平公正。

(一) 尊重原则

尊重是指尊重受试者个人,至少包括确保个人享有自主权和保护丧失自主决定能力的人。延伸至药物临床试验,即要求研究者对受试者进行药物临床试验项目相关内容的充分知情告知,特别是临床试验的风险和可能的获益,对受试者提出的问题耐心解答,并保证受试者有足够的考虑时间,最后由受试者自主决定是否参加临床试验。

对于丧失自主决定能力的受试者,受试者为无民事行为能力的,应当取得其监护人的书面知情同意;受试者为限制民事行为能力的,应当取得本人及其监护人的书面知情同意,上述规定也充分体现了对受试者知情权的尊重。

(二) 有益(不伤害)原则

《希波克拉底誓言》中的"不伤害"一直是医疗道德的基本原则。延伸到药物临床试验领域,即是对药物临床试验项目风险和获益的持续评估,我国 GCP 明确规定:药物临床试验应当有充分的科学依据,临床试验应当权衡受试者和社会的预期风险和获益,只有当预期的获益大于风险时,方可实施或者继续临床试验。临床试验不能完全杜绝风险,所以不伤害原则体现在完善风险最小化措施,尽量增加可能的益处和减少损害。

药物临床试验的目的大多是验证药物的安全性和有效性,所以存在较多未知风险,即使有了完善的风险最小化管理措施,也不能确保受试者完全不会受到伤害。因此,药物临床试验还应有发生风险或伤害的紧急处理预案,且在严密的方案设计之外,需要研究团队全身心投入医疗救治和专业护理,还应为受试者提供适当的心理辅导和支持,对发生的研究相关损害,及时提供免费的治疗和相应的经济补偿或赔偿,切实保护受试者安全和权益。

(三) 公平公正原则

公平公正原则与受试者的选择有关。选择潜在受试者参加药物临床试验必须基于科学的理由,而不是因为他们易于妥协的社会或经济地位。因此,研究者不能只选择某些他们喜欢或亲近的、有利益关系的受试者进入那些获益明显大于风险的试验,或只选择易妥协的或经济地位较低的人进入那些风险较高的试验。公正还体现在对研究结果受益的可及性,试验对象大多是贫穷的患者,而试验成果却大多属于富有的人,这也是需要杜绝的违反公正原则的行为。

在药物临床试验中,公正选择受试者即是无民族、文化、地域、性别、年龄、贫富等偏见;试验的获益应大于可能的风险。对于非治疗性试验,即不会向受试者提供直接治疗获益,关注的问题是公平地分配试验的风险和负担;而在受试者极有可能得到治疗获益的药物临床试验中,关注的焦点应转移为公平参加研究及分享研究结果的权利。

二、我国药物临床试验伦理审查法规指南

纵观我国药物临床试验伦理审查法规指南的发展史,最早可追溯至 1995 年卫生部(卫药发 14 号)发布的《关于临床药理基地工作指导原则》。该指导原则首次规定了伦理委员会组成要求等内容。1998 年 8 月,国家药品管理局制定并颁布了《新药审批办法》和《药物临床试验质量管理规范》等一系列管理法规,对药物临床试验工作提出了初步的管理要求。2003 年修订的《药物临床试验质量管理规范》(GCP)对伦理委员会工作提出了更明确的要求,指出伦理审查与知情同意是保障受试者权益的主要措施。2007 年卫生部颁布的《涉及人的生物医学研究伦理审查办法(试行)》更进一步明确了伦理委员会管理和工作要求;2010 年国家食品药品监督管理局(China Food and Drug Administration,

CFDA)颁布的《药物临床试验伦理审查工作指导原则》是我国首个伦理审查指导原则，规定了药物临床试验的伦理审查方式、审查基本流程和审查基本要素等，为伦理审查和管理工作作出了非常明确且具备实操性的指导，这也是我国迄今为止对药物临床试验伦理审查工作最有针对性和实践意义的指导原则。2016 年，国家卫计委颁布的《涉及人的生物医学研究伦理审查办法》进一步修改明确了涉及人的生物医学研究伦理审查范围和伦理委员会运行管理基本要求，该办法是覆盖我国所有涉及人的生物医学研究的伦理审查指导文件。2019 年，《中华人民共和国人类遗传资源管理条例》的发布对我国人类遗传资源提出了明确的报批和管理要求，其中，药物临床试验中的人类遗传资源也是管理的重中之重。2020 年，国家药品监督管理局会同国家卫生健康委员会共同发布了新版 GCP，目的是深化药品审评审批制度改革，鼓励创新，进一步推动我国药物临床试验规范研究和质量提升，指出了伦理审查与知情同意是保障受试者权益的重要措施，对伦理审查相关工作有较多修订，包括规定了需要伦理审查的文件，试验方案和知情同意书的基本要素，研究过程中需及时向伦理委员会报告的信息等。

上述我国伦理审查相关法规指南有部分已废止，除此之外，尚有较多针对性或特殊领域的临床试验法规和指导原则中也有关于伦理审查的基本要求，如Ⅰ期临床试验、细胞治疗临床试验等，目前适用于药物临床试验伦理审查现行的主要法规指南有：《药物临床试验伦理审查工作指导原则》《药物临床试验质量管理规范》《涉及人的生物医学研究伦理审查办法》《中华人民共和国人类遗传资源管理条例》。

第二节 | 药物临床试验伦理审查基本流程

药物临床试验伦理审查的基本流程包含伦理委员会办公室对送审文件的受理、确定伦理审查方式后组织审查、整理和签发伦理审查决定文件这几个环节，具体内容如下。

一、送审文件的受理

送审文件的受理是伦理审查前的重要准备工作之一，受理工作的合格与否一定程度上将直接影响随后的伦理审查效率，但审查类型不同，受理的送审文件也会有相应的针对性要求。

根据我国药物临床试验伦理审查相关法规指南规定，伦理审查类型包括初始审查、跟踪审查和复审。初始审查是对试验项目的首次伦理审查；跟踪审查是对试验项目过程持续的风险/获益评估；复审是指对初审和各类跟踪审查后有修改意见的项目，申请人修改后再次递交伦理审查的类型。

伦理委员会办公室常规会根据法规指南规定的审查文件类别和各类审查要素要求，

制定文件送审和受理清单,并在受理时确认文件类别和要素的完整性。

二、确定伦理审查方式后组织审查

根据我国法规指南规定,伦理审查方式有会议审查、紧急会议审查和快速审查(或简易审查)3 种方式。

会议审查是伦理委员会开展项目审查的主要方式,即通过召开符合法定人数要求的伦理审查会议,对研究项目进行充分讨论、投票和表决,未参加项目审查和讨论环节的委员则不可参与投票和表决,最后由会议主席汇总意见和建议,形成审查决议。伦理委员会标准操作规程(standard operating procedure,SOP)通常对会前会后的准备工作、会中审查流程等均有相关规定。

快速审查是会议审查的一种补充,根据现行法规,药物临床试验可采取快审的范围为:对伦理委员会已批准的临床试验方案的较小修正,不影响试验的风险受益比;尚未纳入受试者,或已完成干预措施的试验项目的年度/定期审查。但随着 2018 年中共中央办公厅和国务院办公厅印发的《关于深化审评审批制度改革鼓励药品医疗器械创新的意见》的出台,多家医疗机构和伦理委员会响应国家号召,探索多中心临床试验的协作审查模式,即在研究项目通过组长单位的伦理审查后,参加单位可采用指定两名主审委员快审的方式,审查结果在下次会议上通报。

在国家突发公共卫生事件需要紧急启动研究项目,以及研究过程中出现重大或严重问题,危及受试者安全时,伦理委员会应召开紧急会议进行审查。紧急会议与常规会议的主要区别在于可即时组织会议并送审文件,委员加急审查并出席会议,但会中审查流程和法定人数要求与常规会议一致。

三、整理和签发伦理审查决定文件

无论采用哪种审查方式,伦理委员会办公室应及时对伦理审查意见或建议进行整理,随后由伦理委员会主任/副主任委员审核并签发。标准操作规程中通常会规定,若主任/副主任委员未出席会议或参与审查讨论,则不可审签相应的会议记录和审查决定文件,审签后的决定文件应在规定的时限内提供给申请人。

第三节 | 药物临床试验伦理审查基本要素

正如前文所述,伦理审查类型不同,对受理的送审文件也有针对性的要求,同理,不同的审查类型,其审查要素也有区别,但最终的目的均是确保研究有科学和社会价值,且符合伦理原则等基本要求,特别是药物临床试验,我国法规明确规定应确保试验的获益大于风险，也正如《赫尔辛基宣言》所述，尽管医学研究的主要目的是产生新的知识，但这一目的永远不能超越个体研究受试者的权益。本节将以不同的审查类型结合案例分析介绍药物临床试验伦理审查的基本要素。

一、初始审查

根据《药物临床试验伦理审查工作指导原则》，伦理审查基本要素包括试验方案的设计与实施、试验的风险与获益、受试者的招募、知情同意书告知的信息和知情同意过程、受试者的医疗和保护、隐私和保密、涉及弱势受试者的试验等。此外，对我国人类遗传资源的管理也是伦理委员会需要关注的内容。

（一）试验方案的设计与实施

该要素作为伦理审查同意某个临床试验项目的首要基本要素，包括试验方案的设计和实施两个方面。

1. 试验方案的设计 本节不再对研究设计的基本理论做过多介绍，重点围绕伦理审查关注点。临床试验的科学性和数据的可靠性主要取决于临床试验科学的设计。因此，在临床试验实施前，必须制订详细、周全的临床试验方案。临床试验方案是伦理委员会审查和同意一个临床试验项目的最重要依据和最核心文件。根据我国 2020 版GCP，临床试验方案的基本要素通常包括项目基本信息、研究背景资料、试验目的、试验设计、实施方式（方法、内容、步骤）等内容。在试验设计方面，伦理委员会需评估临床试验是否符合公认的科学原理，是否有充分的文献及科学、可靠的实验室研究和有利的动物实验结果作为支撑，基于此，伦理委员会需审查评估临床试验的主要终点和次要终点设置的合理性；是否采取措施减少或控制偏倚，包括随机化和盲法的设置；对照组设置的合理性；治疗方法和给药方案的设置；受试者参与试验的具体安排，包括随访计划；受试者选择、中止治疗和退出标准，以及整个试验的暂停或终止标准等要素。

2. 试验方案的实施 临床试验的顺利开展离不开规范高效的实施，而人、财、物的支撑以满足研究实施条件是基础。此外，伦理委员会通常会重点审查研究者资质、研究团队组成及职责分工的合理性。研究者和研究团队必须具备临床试验所需的专业知识、培训经历和能力；熟悉申办者提供的试验方案、试验药物相关资料信息，法规要求等；有足够的时间、精力和入组受试者的能力；研究者有权支配研究团队人员，具有使用临床试验所需医疗设施的权限；所有研究团队人员应充分了解试验方案及试验用药品，明确各自分工职责，确保临床试验数据的真实、完整和准确；所有研究人员应严格遵循试验方案，并采取措施实施临床试验的质量管理等。此外，研究团队应对受试者实施规范的知情同意，必要时给予受试者适当的医疗保护，对试验药品有规范管理责任，并保持与伦理委员会等部门的沟通通畅等。

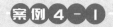

一项为期 5 年的随机、双盲、安慰剂对照治疗膝关节骨关节炎的注册类临床试验项目,5 年内需对受试者进行关节内注射给药 16 次,前 2 年为核心期(每半年给药 3 次),后 2 年每半年给药 1 次,第 5 年为观察期(不给药),安慰剂组按同样周期注射安慰剂(生理盐水)16 次,试验药物的作用机制是可能促进膝关节软骨组织的再生,目前临床上无同类型可使用的阳性药物做对照,试验期间对两组受试者的基础治疗未有固定设置,允许受试者使用标准治疗和药物治疗膝关节骨关节炎疼痛症状,但鼓励受试者在前 2 年核心期尽量减少合并治疗。请问本试验项目安慰剂对照是否合理?伦理委员会在审查时需要关注哪些方面?

案例分析:针对上述试验设计,伦理委员会首先应关注安慰剂设置的合理性,国际国内法规指南对安慰剂设置有基本要求,通常,一种新的干预措施的益处、风险、负担和有效性,必须与被证明的最佳干预措施进行对照试验,除非是出于令人信服的、科学合理的方法学上的理由,使用任何弱于已被证明的最佳有效的干预措施,安慰剂或是不予干预,是确定一种干预措施的有效性或安全性所必需的;另一情形是不存在被证明有效的干预措施,使用安慰剂或不予干预是可以被接受的。但上述两种情形均应确保不会使受试者遭受任何严重的风险或不可逆伤害。综上所述,该案例似乎符合第二类情形,目前临床上无同类型阳性药物可做对照,但伦理委员会需评估的重点不仅限于此,同时需考虑 5 年的时长是否会对受试者造成严重的风险或不可逆的伤害,关节腔内注射生理盐水是否会增加受试者感染的风险,是否会增加受试者在时间上的花费和注射疼痛的负担,对受试者的获益是否大于风险,对所有受试者基础治疗的不限定是否影响研究设计的科学性等;对于研究的实施,伦理委员会需要考虑研究团队的资质和实施条件,不仅限于对研究者的实施操作培训,同样重要的是长时间的研究过程中,研究者对受试者的医疗保护,生理和心理的医疗监测和支持,对受试者中止试验治疗和退出研究标准的谨慎把控等。所以,是否同意开展上述试验,取决于以上审查要素是否符合伦理审查同意的标准。

(二) 试验的风险与获益

伦理委员会审查同意某个临床试验项目,其根本是对该项目的潜在风险和获益进行评估,我国 2020 版 GCP 明确规定,临床试验应当权衡对受试者和社会的预期风险和获益,只有当预期的获益大于风险时,方可实施或者继续临床试验。因此,伦理委员会对试验的风险与获益应结合在一起进行评估。

1. **试验的风险** 药物临床试验风险是指试验用药品或试验程序等干预措施对参加试验的受试者可能造成的伤害。参与药物临床试验的患者或健康受试者,涉及健康受试者的药物临床试验通常在Ⅰ期临床试验阶段,或药代动力学、生物等效性和仿制药与原研药的一致性评价等临床试验,而绝大部分药物临床试验是以试验用药品针对疾病的患者为试验受试者,因此,此类受试者面临的风险通常包括试验风险和常规诊疗风险,而伦理委员会重点关注的是试验风险。需要注意的是,对照药或对照干预措施尽管使用的是临床被证明有效的常规治疗方法,但当被列入试验方案设计中就属于试验干预的范畴,其风险应被界定为试验风险。

伦理委员会重点需对试验风险的性质、程度和发生概率进行评估。首先是试验风险的性质,对性质的了解离不开对风险类别的分析,试验风险的类别需考虑试验可能对受试者造成的生理伤害、心理伤害,以及对其日常生活、工作和经济造成的伤害或负担等,如试验药或对照药已知及可能出现的不良事件所造成的伤害;无效的干预措施延误受试者的治疗造成的伤害;隐私暴露对受试者可能造成的伤害;较多的生物样本采集,频繁随访引起的误工费、交通费等对受试者造成的损失或负担等。其次是对风险程度的评估,现有法规指南中对试验风险的程度未有明确定义,仅将最小风险定义为:试验中预期风险的可能性和程度不大于日常生活,或进行常规体格检查或心理测试的风险。但常规的药物临床试验很少有仅限于最小风险的情形,因此伦理委员会审查同意某个药物临床试验项目,通常是对风险与获益比进行评估,重点关注风险最小化和风险管控措施,力求试验的获益大于风险;而试验风险的发生概率也是评估风险可接受度的有力依据,通常会针对发生概率制订相应的风险处理预案,也要求将发生概率如实告知试验受试者。

2. 试验的获益　包括任何对个人或群体有利的结果,通常代表多种利益产生的机会和程度。试验的获益不仅包括对受试者个人或群体的获益,还应包括对社会的获益。对受试者个人的获益主要指可能会对受试者所患疾病的诊断、治疗或预防有直接益处,如通过参与试验,受试者疾病有所改善,可能减轻原先的病痛与不适,改善器官功能,乃至减轻心理痛苦等。需要说明的是,受试者免费使用试验用药品和接受试验要求的检测,以及因参加试验而获得交通费或营养费等补偿,不应被考虑为对受试者的获益,因为上述费用是由试验而额外产生的,且交通费或营养费的补偿是对受试者参加试验所增加负担或不便的合理补偿,不应属于"获益"范畴。此外,不是所有的药物临床试验都会给受试者带来直接获益,比如健康受试者参加的临床试验。因此,伦理委员会在评估一项临床试验是否合乎伦理原则时,在对受试者无直接获益的情形下,应考虑该试验对社会有否获益。受试者参与的临床试验一旦完成,可能会给疾病带来新的治疗药物,且试验结果可成为新的医学知识广泛传播,并有可能启发未来的有效发明,造福更多社会人群,此可归为社会获益。

3. 风险与获益的合理性评估　国际、国内法规指南提出临床试验风险与获益的合理性评估方法,即对受试者有直接获益前景的研究,预期获益与风险应当至少与目前可获得的替代治疗的获益与风险相当,试验风险相对于受试者预期的获益而言必须是合理的;对受试者没有直接获益前景的研究,如健康受试者参与的药物Ⅰ期临床试验项目,试验风险相对于社会预期获益而言必须是合理的,此类试验项目,伦理委员会需重点关注风险最小化的管理措施,可能的不良反应相应的紧急处理预案,对受试者的安全性严密监测和适时的医疗保护措施等要素,整个试验实施过程中,受试者安全是首要关注的要素。

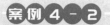

　　某药物临床试验治疗某复发难治性肿瘤疾病,目前临床上无其他更好的办法可延长患者生存时间或缓解病症,根据以往的研究资料,该试验药物对受试者的获益可能性较大,但该试验药物的不良反应之一是严重神经毒性反应,所以若接受该试验药物的治疗,需要对受试者置入脑脊液引流装置,用于在受试者出现严重神经毒性反应时及时将脑脊液引流,以迅速降低颅内高压的状态,并用于脑室内试验药物给药,更有利于获得药效。此外,可便于对受试者脑脊液样本的采集,所采集样本为侧脑室脑脊液样本,比腰椎穿刺获得的腰大池脑脊液样本更能反映真实的颅内情况,也可减少因频繁腰椎穿刺给受试者带来的创伤,以及避免出现严重神经毒性反应时无法配合进行腰穿的情况。这样的药物临床试验干预措施,伦理委员会该如何评估风险和获益呢?

　　案例分析:我国新版 GCP 明确规定,开展药物临床试验项目,试验的获益须大于风险。上述案例中较难评估的是,虽然该试验药物对患者的疾病治疗可能有益,但若接受该药物治疗,脑脊液引流装置是必不可少的干预措施。对此,伦理委员会应重点评估该试验药物对患者疾病治疗的获益可能性大小,以及如果不接受该试验性治疗,患者采取目前临床上常规治疗方式可能的获益,若前者大于后者,伦理委员会则应再评估试验干预措施的潜在风险,如严重神经毒性反应发生的可能性,如脑脊液引流装置的潜在风险,在采取一系列风险最小化措施的前提下,是否能使试验的获益远大于风险,且伦理委员会应评估研究者和研究团队的资质、研究实施条件、风险处理的详细预案及可操作性等要素,经由全会充分讨论并投票决定是否同意开展该临床试验项目,若同意开展,则应要求研究者对研究对象充分如实告知试验风险,由患者在充分了解试验风险的前提下自主选择是否参加试验。

（三）受试者的招募

　　对受试者的招募需要遵循公平公正的基本伦理原则,应保证试验风险和获益在试验目标人群中的公平分配,承担试验风险的特定受试者群体应能从试验中获益,限制某些可能获益的人群参加试验的理由必须合理,应以试验方案的入选和排除标准作为筛选受试者的依据,而不应考虑种族、人种、经济地位或性别,除非有合理的科学要求。

　　根据我国法规指南要求,对受试者招募的审查主要体现在两个方面:招募材料和招募方式。本节主要从这两个方面进行介绍。

　　1. 招募材料的信息　通常包括试验概况、受试者的主要选择标准、报名的联系人和联系方式等。但实际操作中,有较多试验项目会在招募材料中添加"免费用药和免费检查""可以获得医生的特别照顾和经费补偿"等,此类表述并不合规。通常,招募材料需明确说明试验的性质,应采用"试验药物"而非"新药",不应用醒目字体标识免费用药、免费检查和获得经济补偿等,更不应夸大试验获益,介绍获益可能的同时也应告知试验的风险,至于可获得医生特别照顾的表述也不适宜,医生照顾患者是职责所在。总之,应避免使用诱导性语言误导患者参加临床试验。

2. 招募方式 我国 2022 版医疗器械 GCP 规定,主要研究者可以根据医疗器械临床试验的需要,授权经过临床试验相关培训的研究者,组织进行受试者招募。而我国 2020 版药物 GCP 仅提及研究者在临床试验约定的期限内有按照试验方案入组足够数量受试者的能力,未对是否可以委托或授权他人进行招募做相关规定。因此,关于药物临床试验,目前常规存在的招募方式有研究者在就诊患者中直接招募,或通过已有数据库进行招募,或通过多媒体公开招募,或委托第三方招募公司等方式。

伦理委员会应重点关注招募方式的说明文件,若由研究团队在就诊患者中直接招募或通过已有数据库招募,委员应分析试验风险、具体招募人员和招募流程,确认招募过程中会否存在给患者压力或胁迫或存在利益冲突的情形;若研究者通过多媒体自行招募,则需关注招募过程的合规性;若采取公共招募或第三方招募的方式,伦理委员会应关注招募材料中的联系人员身份,若联系人员是研究团队成员,表明潜在研究对象将直接和研究团队成员联系,但若联系人员是招募公司成员,伦理委员会则需审查招募公司和招募专员的资质,具体招募流程,对报名人员的隐私信息保密情况等要素;若招募公司通过外单位医生推荐的方式获得受试者来源,伦理委员会则应关注外单位推荐医生是否与招募公司或申办者存在利益冲突,是否能公正公平地协助招募受试者。

案例 4-3

某研究者通过微信转发试验招募广告,在转发附言中强调了本试验的主要信息和亮点内容,包括免费用药和检查,交通费补贴等,是否合适?

案例分析:微信为现代人之间的沟通交流提供了非常便捷的平台,也常被研究者用于学术讨论和信息发布,因此用于转发招募广告无可厚非。但前提是应避免增加诱导性附言表述,所以上述案例中研究者的做法并不合规。在招募过程中,研究者应对研究团队人员进行培训,避免采取不合规的招募方式或私自发布任何未经伦理委员会审查批准的招募材料或文字。

(四) 知情同意

涉及有知情同意能力受试者的临床试验,每位潜在受试者必须被充分告知试验主要内容,这也是受试者权益保护的重要措施之一,因此,知情同意是伦理委员会的主要审查内容之一,知情同意包括知情同意书和知情同意过程。本节重点介绍知情同意书的基本要素和撰写要求,知情同意过程的规范要求,以及知情同意的例外情况。

1. 知情同意书　知情同意书的主要阅读对象是潜在受试者,考虑到受试者对临床试验专业知识了解有限,所表述内容应通俗易懂,简练明确,符合大众阅读水平,避免使用过于专业化的术语导致受试者不理解、翻译文字不符合中文用语习惯、夸大研究效果传递虚假信息或带有不尊重人格的语句;避免使用不正当的欺骗、施加不正当影响或恐吓语句;信息来源科学可靠,依据充分;确保受试者理解应享有的权益。根据我国 2020 版 GCP,知情同意书包含 20 条基本要素,药物临床试验的知情同意书应满足 GCP 规定的基本要素要求,在此不一一赘述。

2. 知情同意过程

(1) 知情同意过程的基本要求:研究者应使用经伦理委员会同意的最新版知情同意书和其他提供给受试者的信息文件。知情同意应符合完全告知、充分理解、自主选择的原则;表述应通俗易懂,适合该受试者群体的理解水平;对如何获得知情同意在方案或其他补充文件中应有详细说明,计划纳入不能表达知情同意者作为受试者时,理由应充分正当;签署知情同意书之前,研究者应当给予受试者或其监护人充分的时间和机会了解临床试验的详细情况,并详尽回答受试者或其监护人提出的与临床试验相关的问题。

(2) 知情同意实施中的特殊情况:通常情况下,研究者或其指定人员应对潜在受试者充分告知研究主要内容,并确保其有充分的机会提问和足够时间考虑,研究者耐心解答,在潜在受试者充分理解的前提下,由其自主选择是否参与试验。但也会有特殊情况,比如潜在受试者是未成年人或其他无知情同意能力人员,潜在受试者无阅读能力或紧急情况下的知情同意等,对这类知情同意,要求法规指南也有相应规定。

1) 未成年人的知情同意:儿童作为受试者,应当征得其监护人的知情同意并签署知情同意书。当儿童有能力做出同意参加临床试验的决定时,还应当征得其本人同意,如果儿童受试者本人不同意或中途决定退出试验,即使监护人已同意参加或愿意继续参加,也应以儿童受试者本人的决定为准,除非在严重或危及生命疾病的治疗性临床试验中,研究者及其监护人认为儿童受试者若不参加研究其生命会受到危害,此时监护人的同意即可使患者继续参与试验。在试验过程中,儿童受试者符合签署知情同意书的条件,则需由本人签署之后方可继续实施。根据我国现行《中华人民共和国民法通则》规定,8 周岁以上的未成年人为限制民事行为能力人,不满 8 周岁为无民事行为能力人。因此,针对未成年人的知情同意,在其监护人签署知情同意书的同时,应获得 8 周岁以上未成年人的书面知情同意,同时对不满 8 周岁的有理解能力的未成年人,应获得他们的口头知情同意。

2) 无知情同意能力成年人的知情同意:若受试者无知情同意能力,如昏迷、痴呆或精神障碍患者,应获得其监护人的知情同意,在监护人签署知情同意书之前,研究者或者指定研究人员应当同样给予监护人充分的时间慎重考虑,并耐心解答监护人提出的相关问题。但在获得监护人知情同意的同时,应在其精神状态和理解能力许可范围内尽可能尊重受试者本人的意愿,比如昏迷的患者,在其清醒后应对其本人实施规范的知情同意,再次征求其本人是否愿意参加临床试验的意愿,特别是那些对其本人无直接获益的临床试验,受试者本人的反对应始终受到尊重。

3）无阅读能力成年人的知情同意：若受试者或其监护人缺乏阅读能力,应有一位公正的见证人见证整个知情同意过程。研究者应向受试者或者其监护人、见证人详细说明知情同意书和其他文字资料的内容。如受试者或其监护人口头同意参加试验,在有能力情况下应尽量签署知情同意书,见证人还应在知情同意书上签字并注明日期,以证明受试者或其监护人就知情同意书和其他文字资料得到了研究者的准确解释,并理解了相关内容,同意参加临床试验。从上述规定可以知悉,若受试者本人无阅读能力,不可直接由监护人或家属的知情同意替代,应寻求独立于研究之外的公正的见证人见证整个知情同意过程,也就是说,受试者本人虽无阅读能力,但其本人的意愿是最终是否参加临床试验的必要条件。

3. 知情同意的例外情况　通常指在满足一定条件的前提下豁免知情同意或豁免签署知情同意书,国际伦理指南中豁免知情同意的条件包括：如果没有豁免和变更,研究将不可行或无法实施；该研究具有重要的社会价值；研究对受试者构成的风险不超过最小风险。可见药物临床试验通常不适用于豁免知情同意。此外,当一份签了字的知情同意书会对受试者的隐私构成不正当的威胁时,伦理委员会可审查同意免除签署知情同意书,此类情形在药物临床试验中不常见,需要注意的是,免除签署知情同意书只是免除在知情同意书上签字,而非免除知情同意过程,同样需要获得受试者的知情同意。

4. 研究过程中的知情同意　研究过程中,必要时需重新获得受试者的知情同意。伦理委员会评估某知情同意书的修改是否需要重新获得已入组受试者的知情同意时,通常考虑该修改是否影响受试者参加研究的意愿,是否需要受试者遵循新的研究流程等。若涉及试验药物安全性的重要新信息,必要时还需告知已完成研究的受试者,并采取相应的保护措施。对于长期研究项目,即使未产生可能影响受试者参加研究意愿的新信息,研究流程也未有任何改变,也应在研究过程中确定时间间隔,重新获取每位在研受试者的知情同意,因为随着长时间的参与研究,受试者的研究意愿可能会发生改变,或因为其他原因,可能不再适合继续参加研究,再次知情同意,也是研究者和受试者再沟通和再评估的过程,更有助于保护受试者权益。

案例 4－4

　　某受试者有知情同意理解能力,但无阅读能力,研究者对其充分告知,详细沟通,最终该受试者表示完全理解,并在知情同意书上按了手印,顺利入组,请问知情同意过程是否规范？

　　案例分析：根据前文所述,受试者无阅读能力,应有一位独立于本研究之外的公正见证人见证整个知情同意过程,确认研究者对受试者告知内容与知情同意书内容相符,且见证人应在知情同意书签字页上签署姓名和日期。所以上述案例中的知情同意过程不符合法规要求,应增加独立公正的见证人参与整个知情同意过程,即使患者家属有知情同意能力,也不能取代或充当见证人的角色。

（五）受试者的医疗和保护

研究者是受试者医疗和保护的主要责任人,研究人员的资质和经验应与研究要求相适应,不仅应熟悉掌握研究方案和专业知识,同时应接受药物临床试验法规指南和规范的相关培训;因药物临床试验的目的而不给予受试者临床常规标准治疗的依据和理由应充分,并符合伦理基本原则;不仅在研究过程中,在研究结束后也应为受试者提供及时的医疗保障,应帮助受试者平稳过渡到常规医疗中,必要时对受试者进行安全性的跟踪随访关注;在临床试验规定的安全性监测之外,研究者应同时关注受试者在研究过程中的心理变化,必要时提供适当的心理与健康咨询;若受试者需要提前退出研究,应采取有序的退出方式,药物临床试验常规需要退出前的安全性访视,对拒绝来院接受安全性访视的受试者,应了解拒绝的根本原因,尽量为受试者解决实际困难,充分告知安全性访视的重要性,确保受试者安全有序地退出研究;可能会出现受试者在结束研究后无法继续使用试验药物的情形,前提是该试验药物被证明有显著益处,且在常规临床治疗中无法取代,不继续使用可能会耽误患者的治疗而导致疾病进展,对此,在方案设计中应有明确计划,如何合理保证对受试者的延长用药或同情赠药;对于受试者是否需支付费用,在知情同意书中应有明确说明,特别是对临床常规诊疗费用和参加研究额外的费用应分别告知,确保受试者充分知情;对于受试者参加研究造成的额外负担或花费,研究发起方应提供适当的补偿,并明确告知受试者补偿的支付方式和时间安排,但避免过度补偿导致诱导患者参加研究;应明确告知受试者发生研究相关的损害将获得免费的治疗和相应的经济补偿或赔偿,不能暗示受试者放弃为损害寻求免费医疗和补偿的权利,不应包括如果发生损害相关人员将免于责任的表述;常规的药物临床试验项目会购买保险,但保险若不能完全覆盖研究相关所有损害的免费治疗和赔付,不能覆盖部分则应继续由研究申办方负责。

案例 4 - 5

某申办者因为试验药物明显优于对照组,提出结束临床试验以期提前注册,但受试者试验性治疗周期未完成,申办者认为当时知情同意书中已告知申办者可随时终止,所以这不能成为拒绝终止的理由,您作为研究者如何处理该事件? 受试者若提出想继续用药,您如何应对?

案例分析:首先,法规规定申办者有权提前终止一项临床试验,且提前进行药品注册上市将有可能造福更多的患者,因此无论是研究者或是伦理委员会,都无权反对或拒绝申办者此终止研究的申请。但对于受试者的权益保护,申办者、研究者和伦理委员会也有相应的职责要求,该试验药物明显对受试者有益,且受试者为该临床试验的完成也做出了不可磨灭的贡献,对于受试者继续用药的诉求,研究者应积极为其争取,若目前临床上无同类药物或无其他有效治疗方式,停止使用试验药物将导致受试者疾病进展,申办者应继续向受试者免费提供试验药物,直到药物上市可获得;而对于那些目前临床上有替代药物的情形,

> 若替代药物价格非常昂贵,研究者也可联系申办者尽量争取继续免费提供试验药物或给予受试者一定的补助,无论是否能为受试者成功获取继续用药的机会,研究者有责任协助受试者平稳过渡到常规治疗中,并对受试者的安全性保持密切关注。

(六)隐私和保密

隐私和保密是维护受试者权益的重要内容,药物临床试验人员有责任且必须采取一切措施保护研究受试者的生命、健康、尊严、隐私和个人信息的机密。

1. 需保密的受试者信息范围　药物临床试验需要采集的隐私信息包括与个人身份相关的信息及与个人健康相关的信息。个人身份相关的信息具体包括:姓名、性别、年龄或出生日期、家庭住址、电话号码、职业、学历、婚姻状况、住院号、证件(身份证号、社会保障卡号、医疗卡号、护照号)及书写的签名等;个人健康相关的信息包括:个人的医疗记录,如疾病诊断与治疗用药、血型、家族疾病、遗传性疾病及性病史等。

2. 保密责任　在受试者保护体系中,研究者、申办者、研究机构及伦理委员会对于受试者隐私的保护都具有相应的责任。研究者是受试者隐私信息保护的主要责任人,未经授权不得将受试者信息向第三方透露,研究团队应有明确的隐私信息保护措施,如研究档案应保存在有锁的档案柜中,常规仅供研究人员查阅,申办者代表、稽查人员、政府管理部门、伦理委员会和药物临床试验机构质控人员等,仅能在规定时间和地点查阅研究资料;研究机构应为药物临床试验提供研究资料的独立储存场所,接待受试者的私密空间和安全存储研究数据的信息系统等;伦理委员会在审查过程中,也应重点关注药物临床试验的隐私保护措施是否能对受试者隐私保护到位。

3. 特殊类型研究中的隐私保密　某些药物临床试验中,受试者的信息披露可能会导致社会偏见或歧视(如获得性免疫缺陷综合征治疗药物的临床试验),因此需要更复杂和更严密的保密措施,如特设编码程序和设置访问权限等。此外,药物临床试验中可能会涉及遗传学探索性研究内容,若要将遗传研究的结果报告给受试者或受试者的医生时,受试者应事先获知信息计划被告知的人员和途径,诊断性遗传学研究结果未经受试者同意,研究者不得将其公开给受试者的亲属,并且在研究方案及知情同意中清楚表明未经受试者同意避免将研究结果公开的措施。

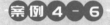

案例 4-6

疫情防控期间,部分受试者无法按时来院领取临床试验药物,申办者和研究者协商通过快递的方式将试验药物寄送给受试者,但需要将受试者身份信息提供给物流公司,伦理委员会审查时应注意什么?

案例分析:我国法规规定未经授权不得将受试者身份信息提供给第三方,现因为疫情防控所限,需要物流公司获得受试者身份信息后寄送试验药物,首先应肯定其是应对实际困难的合理措施,其次为确保符合法规要求,应事先获得受试者的授权同意,同时还应注意药物寄送过程中不可损害药物的稳定性,明确告知物流公司药品寄送的温度和湿度等要求,且仅可通过研究者提供给物流公司受试者的身份信息,不得向包括申办者在内的其他人泄露。

(七) 药物临床试验中对弱势受试者的保护

1. 弱势受试者的定义　弱势受试者是指维护自身意愿和权利的能力不足或者丧失的受试者,其自愿参加临床试验的意愿,有可能被试验的预期获益或者拒绝参加可能被报复而受到不正当影响,包括:研究者的学生和下级、申办者的员工、军人、犯人、无药可救疾病的患者、处于危急状况的患者、入住福利院者、流浪者、未成年人和无知情同意能力者等。

2. 弱势受试者参加药物临床试验的前提条件和保护措施　选择弱势受试者参加药物临床试验,首先须确定试验是为了弱势受试者个人或其相同处境群体的健康需要,且是该群体需要优先关注的健康问题,并且如不使用该人群作为试验对象,将无法达到预期试验目的;所选择的弱势受试者应尽可能从试验结果中获益或有未来潜在获益的可能,当试验对弱势受试者不提供直接获益可能,试验风险一般不得大于最小风险,除非伦理委员会同意风险程度可略有增加,当受试者不能给予充分知情同意时,要获得其监护人的知情同意,如有可能还应同时获得受试者本人的同意。根据2020版GCP规定,只有符合下列条件,非治疗临床试验可由监护人代表受试者知情同意:临床试验只能在无知情同意能力的受试者中实施;受试者的预期风险低;受试者健康的负面影响已减至最低,且法律法规不禁止该类临床试验的实施;该类受试者的入选已经得到伦理委员会审查同意。该类临床试验原则上只能在患有试验药物适用的疾病或者状况的患者中实施。

上述一系列前提条件均体现了对弱势受试者参加药物临床试验的特殊保护。在涉及弱势受试者的药物临床试验中,研究人员和伦理委员会必须确保试验过程中采取了特殊的保护措施,以保护这些个人和群体在试验过程中的权利和福利,但也要特别注意不要过度排除弱势受试者,应在有特殊保护措施的前提下允许他们参加研究。

案例 4-7

某伴有认知功能障碍的心血管疾病患者,有意愿参加某治疗心血管疾病的药物临床试验,但因为属于弱势群体而遭到研究者的拒绝。请问该研究者的理由是否合理?

> **案例分析**：对照上述弱势群体参加临床试验的前提条件和特殊保护要求，研究者拒绝该患者入组似乎有一定理由，但应考虑的是该患者不仅有认知功能障碍，也是心血管疾病患者，若其心血管疾病在目前临床上无其他可及的对症治疗方法，且该试验的主要评价指标均为客观指标，参加该试验则可能获益大于风险，因此不应无合理理由就将该患者排除在外。

(八) 对我国人类遗传资源的保护

2019 年发布了《中华人民共和国人类遗传资源管理条例》(以下简称《条例》)。该条例及其相应的管理细则对涉及人类遗传资源项目报批或报备的范围进行了明确规定，主要包括 4 个报批(下述 1～4)和 2 个报备(下述 5～6)类型，根据目前的管理规定，若同时符合以下 2 种及以上报批或报备类型的，应分别申报，除非人类遗传资源的出境可在国际合作研究申报材料同时注明。本节将围绕下述 6 种类型，对药物临床试验项目中人类遗传资源的保护要求进行阐述。

1. 人类遗传资源的采集　需要申报的人类遗传资源采集范围包括采集重要遗传家系、特定地区人类遗传资源或科技部规定种类、数量的人类遗传资源。

采集单位需具有法人资格，采集目的明确、合法，采集方案合理，通过伦理审查，所在单位需具有负责人类遗传资源管理的部门和管理制度，同时需具有与采集活动相适应的场所、设施、设备和人员。药物临床试验项目中也会有涉及上述情形的人类遗传资源采集工作，但相对较少，若有涉及，应在获得伦理审查同意函后向科技部人类遗传资源管理办公室(人遗办)及时报批，获得批准后方可启动药物临床试验。

2. 人类遗传资源的保藏　保藏是指将来源合法的人类遗传资源保存在适宜环境条件下，保证其质量和安全，用于未来科学研究的行为，不包括实验室检测后按照法律、法规要求或临床研究方案约定的临时存储行为。药物临床试验中部分申办者计划额外留取受试者的生物样本长期保藏，用于目前未确定的与主临床试验无关的其他科学研究，此类长期保藏计划则需要向人遗办报批。但《条例》明确规定，外国组织、个人及其设立或者实际控制的机构不得在我国境内采集、保藏我国人类遗传资源，不得向境外提供我国人类遗传资源。若仅涉及实验室检测后生物样本的临时储存，不属于"保藏"的报批范畴，但根据我国 GCP 要求，临床试验结束后，剩余标本的继续保存或者将来可能被使用等情况，应当由受试者签署知情同意书，并说明保存的时间和数据的保密性问题，以及在何种情况下数据和样本可以和其他研究者共享等。

3. 国际合作科学研究　利用我国人类遗传资源开展国际合作科学研究的，在符合《条例》规定的申报要求基础上，由合作双方共同提出申请，获得人遗办批准后方可实施。合作双方是指具有法人资格的中方单位和外方单位，港澳台组织、个人设立或者实际控制的机构也参照外方单位进行管理。药物临床试验中有较多涉及国际合作范畴的试验项目,均需在获得伦理审查同意后按国际合作科学研究的路径向人遗办报批,包括人类遗传资源不出境的项目。

4. 人类遗传资源出境 利用我国人类遗传资源开展国际合作科学研究,或者因其他特殊情况确需将我国人类遗传资源材料运送、邮寄、携带出境的,应当符合《条例》的相关要求,并取得国务院科学技术行政部门出具的人类遗传资源材料出境证明。药物临床试验项目中若涉及生物样本出境,则需按人类遗传资源出境的相关管理要求向人遗办报批,申办者和研究者应在知情同意书中明确告知受试者其生物样本是否需出境,若需出境则同时告知计划出境的国家或地区的地址,出境目的、用途及受试者隐私信息的泄露风险和管理措施等。

5. 人类遗传资源材料不出境 国际合作临床试验《条例》规定为获得相关药品和医疗器械在我国上市许可,在临床机构利用我国人类遗传资源开展国际合作临床试验、不涉及人类遗传资源材料出境的,不需要审批。但合作双方在开展临床试验前应将拟使用的人类遗传资源种类、数量及其用途向国务院科学技术行政部门备案。此外,《中国人类遗传资源国际合作临床试验备案范围和程序》中对"在临床机构"进行了定义:

(1) 所涉及的人类遗传资源仅在临床机构内采集、检测、分析和剩余样本处理等。

(2) 所涉及的人类遗传资源在临床机构内采集,由临床机构委托的单位进行检测、分析和剩余样本处理等。因此,涉及国际合作的药物或器械的临床试验,若生物样本检测不在医疗机构内完成,或生物样本检测单位非医疗机构的委托单位,则需向人遗办申请报批,而非报备。如果符合报备的条件,则向人遗办备案获得备案号后即可从事人类遗传资源相关的临床试验工作。

6. 数据信息对外提供和开放使用 《条例》规定将人类遗传资源信息向外国组织、个人及其设立或者实际控制的机构提供或者开放使用的,应当向国务院科学技术行政部门即人遗办备案并提交信息备份;《条例》同时规定,将人类遗传资源信息向外国组织、个人及其设立或者实际控制的机构提供或者开放使用,不得危害我国公众健康、国家安全和社会公共利益;可能影响我国公众健康、国家安全和社会公共利益的,应当通过国务院科学技术行政部门组织的安全审查。涉及国际合作的临床试验在将研究数据传送给合作方之前,需要向人遗办提交备案申请,研究数据在人遗办平台完成备份,获得备案号后方可对外提供人类遗传资源数据信息。

二、跟踪审查

我国2020版GCP对药物临床试验过程中需重点关注和审查的内容进行了明确规定,主要包括临床试验实施中为消除对受试者紧急危害的试验方案的偏离或者修改;增加受试者风险或者显著影响临床试验实施的改变;所有可疑且非预期严重不良反应;可能对受试者的安全或者临床试验的实施产生不利影响的新信息。从实施伦理跟踪审查的路径层面,上述内容转化为跟踪审查的多种审查类型,通常包括修正案审查、年度/定期审查、安全性事件报告的审查、偏离方案报告审查、暂停/提前终止临床试验审查和试验结束审查，贯穿整个临床试验过程，跟踪审查持续评估临床试验的风险/获益比，保护受试者权益和安全，保障临床试验的科学性。

（一）修正案审查

法规规定未经伦理委员会审查同意，申请人不得修改临床试验方案，但不包括为了及时消除对受试者的紧急危害或者更换监查员、电话号码等仅涉及临床试验管理方面的改动。临床试验方案、知情同意书、提供给受试者的任何材料或主要研究者的变更均需递交至伦理委员会申请修正案审查，待审查同意后方可执行。

修正案伦理审查的基本要素有：评估修正案的原因；修正的内容；修正案对预期风险和获益的影响；修正案对受试者权益和安全的影响等。

（二）年度/定期审查

伦理委员会根据初审时按照风险程度确定的定期审查频率进行审查，审查频率通常为 3、6、12 个月不等，至少每年 1 次，但对试验风险较高的项目，如细胞治疗类试验，定期审查的频率可采取完成一例即向伦理委员会报告一例的方式，及时评估试验的风险。

年度/定期审查主要是对试验的进展进行全面的再次评估，确认有否影响风险/获益比的事件发生，确认有否未通过伦理审查的方案修正，确认安全性事件是否及时上报，确认研究团队和申办者是否对前一阶段伦理委员会的审查意见和建议（若适用）有整改和落实，确认有否持续性的偏离方案事件，确认试验是否按原计划有序进行等。伦理委员会审查试验进展情况后，再次评估试验的风险与获益，评估是否同意试验继续进行。

（三）安全性事件报告审查

药物临床试验的安全性事件管理与器械临床试验或其他涉及人的科学研究有些不同，后两类情况是要求所有的严重不良事件（SAE）均需在 24 小时之内报告伦理委员会等相关部门，而新版药物 GCP 规定，除试验方案或者其他文件（如研究者手册）中规定不需立即报告的严重不良事件外，研究者应当立即向申办者书面报告所有严重不良事件，申办者收到任何来源的安全性相关信息后，均应立即分析评估，包括严重性、与试验药物的相关性及是否为预期事件等。申办者应当将可疑且非预期严重不良反应（suspicious and unexpected serious adverse reactions，SUSAR）快速报告给所有参加临床试验的研究者及临床试验机构、伦理委员会，并由申办者负责向药品监督管理部门和卫生健康主管部门报告 SUSAR。研究者收到申办者提供的临床试验的相关安全性信息后应当及时签收阅读，并考虑受试者的治疗是否进行相应调整，必要时尽早与受试者沟通，并应当向伦理委员会报告由申办方提供的 SUSAR 报告。上述最新 GCP 对安全性事件的报告有了明确的新要求，但新 GCP 也明确仅适用于药品注册临床试验。

安全性事件报告伦理审查的基本要素：安全性事件的程度与范围，对研究风险和获益的影响，以及对受试者的医疗保护措施。

（四）不依从/偏离方案的审查

不依从/偏离方案事件类型较多，但情节轻重不等，若属于可能影响临床试验的实施和/或增加受试者风险的情况,包括但不限于受试者纳入不符合入选和/或符合排除标准;受试者符合退出标准而未退出;给予受试者错误治疗和剂量;给予方案禁止的合并用药;违反 GCP 原则,可能对受试者权益/健康、研究科学性有显著影响;持续违背方案,研究者不配合监查/稽查,对违规事件不予以纠正等,上述情形应及时报告伦理委员会,不属于上述类型的一般偏离方案报告,可定期向伦理委员会报告。为了消除对受试者的即刻危险,研究者可未经伦理委员会审查同意而先行偏离或修正方案,所实施的偏离或修正方案的理由及修正后方案等文件应尽快递交伦理委员会审查。

不依从/违背方案报告伦理审查的基本要素:发生事件的原因,对受试者的安全和权益的影响;对研究风险/获益的影响;数据结果的真实可靠;对涉事受试者和后续研究的妥善处理措施等。

(五)暂停/提前终止临床试验的审查

暂停或提前终止临床试验时,研究者应当及时通知受试者,并给予受试者适当的治疗和随访。研究者计划终止或暂停临床试验,研究者应当立即向临床试验机构、申办者和伦理委员会报告,并提供详细的书面说明;申办者计划提前终止或者暂停临床试验,申办者应当通过研究者立即向临床试验机构、伦理委员会报告,并提供详细书面说明;伦理委员会终止或者暂停已经同意的临床试验,研究者在获得伦理审查意见后应当立即向临床试验机构、申办者报告,并提供详细书面说明。

暂停/提前终止临床试验伦理审查的基本要素:受试者的安全与权益;对受试者后续的医疗与随访措施;采取进一步保护受试者的措施的必要性。

(六)药物临床试验结束的审查

药物临床试验结束的审查是指伦理委员会对试验完成报告的审查。研究者在试验结束后,应当向伦理委员会递交试验最终报告,包含对于试验内容和结果的总结和结论(《赫尔辛基宣言》,2013 年,第 23 条)。我国 2020 版 GCP 也规定临床试验完成后,研究者应当向临床试验机构报告;研究者应当向伦理委员会提供临床试验结果的摘要,向申办者提供药品监督管理部门所需要的临床试验相关报告。

药物临床试验结题审查的基本要素:安全性事件的处理;受试者的安全与权益的保护。

三、药物临床试验项目的复审

我国 2020 版 GCP 规定,伦理审查决定包括同意、必要的修改后同意、不同意、终止或者暂停已同意的研究 4 种类型。当伦理审查决定为"同意"之外的其他 3 种类型时,研究者需要对伦理审查意见进行修改和/或回复后,再次递交伦理委员会审查,此类审查类型称为复审。由此可见,即使伦理委员会的审查决定是不同意,伦理审查申请者也有提起申诉和重新递交材料复审的权利,复审不仅仅指对初审项目的再次审查,也包含修正案、不依从/偏离方案等其他跟踪审查类型的需要根据伦理审查意见修改和/或回复后再次送审的情形。

试验项目的复审主要核对方案等文件的再次修改是否符合伦理审查意见要求。对于研究者的修改和/或回复存在 3 种情形：完全按照伦理审查意见修改；部分按照伦理审查意见修改；不同意伦理审查意见而提出的申诉。伦理委员会尊重研究者的意见反馈，对于研究者提出的不修改的回复或申诉，会再次基于公认的伦理原则认真考虑，在与研究者沟通到位的情况下再次给出伦理审查意见。

（伍蓉、吴翠云）

第二篇

药物临床前及临床各期试验设计及实施

第五章 | 非临床研究

第一节 | 体外及体内药效学研究

新药在非临床研究阶段需要进行一系列的药理学研究,以确定其药理学特征及作用机制,是非临床研究中的重要一环。这些数据可为选择实验动物种属提供信息,用于指导临床用药方案和剂量递增计划的设计,帮助确定临床起始剂量和选择合适的生物标志物,必要时还要进行联合用药的研究。药物对于靶点的选择性作用越强,则临床的不良反应可能更少。应根据不同产品的药理作用特点,针对药效作用的各个环节,设计不同的药理学实验,综合考察药物的有效性。药理学研究并不仅在临床前阶段开展,在临床试验期间仍应根据具体情况,结合临床试验的数据,继续完善药理学研究。临床期间开展的药理学研究可以丰富产品安全有效性评估数据,为拓展适用范围提供依据。考虑到药物作用机制、作用方式的多样性,监管机构一般不对药物的药理学提出强制性的规范要求,但并不意味着缺少药理学研究的药物可以获准进入临床试验阶段。

在新药进行新药研究注册申请时,还应该进行安全药理学研究。安全药理学是指研究药物治疗范围或治疗范围以上剂量前提下,潜在的不期望出现的对重要生命功能(中枢神经系统、心血管系统和呼吸系统)的影响。另外,根据新药的物理、化学特性,对可能出现不良反应,或已有动物或临床试验提示可能影响用药安全的药物需要做进一步的追加安全药理研究。据新药的靶点可能还要进行补充的安全药理学研究,是指评价药物对以上三大系统以外的器官功能的影响,包括对泌尿系统、自主神经系统、胃肠道系统和其他器官组织的研究。

通过安全药理学研究,确定药物非期望的药效特性;评价药物在毒理和/或临床研究中所观察到的不良反应和/或病理生理效应;阐明所观察到的和/或推测的不良反应机制。

第二节 | 非临床药代动力学研究

一、概述

非临床药代动力学研究是采用体外和动物体内的研究方法,研究药物在动物体内的动态变化规律,获得相关动物体内药物的基本药代动力学参数,阐明药物的吸收、分布、代谢和排泄(absorption,distribution,metabolism,excretion,ADME)的过程和特征。

药代动力学特征有助于阐明药物作用机制,也是非临床药效和毒理研究选择相关动物的重要依据;也可提供药物对靶器官效应(药效或毒性)的依据。非临床药代动力学研究结果也能为设计和优化临床试验给药方案提供重要参考信息。

二、试验设计

(一) 总体要求

1. 受试药物　对于化学药物、中药,受试药物应采用工艺相对稳定、纯度和杂质含量能反映临床试验的拟用样品。用于确证性药代动力学研究的生物制品,应与拟用于早期临床试验的产品具有可比性。

2. 实验动物　一般采用健康成年动物。常用动物有小鼠、大鼠、兔、豚鼠、犬、小型猪和猴等。动物选择的一般原则如下。

(1) 对于化药、中药,应选用两种或两种以上的动物,其中一种为啮齿类动物,另一种为非啮齿类动物(如犬、小型猪或猴等)。应在采用体外模型比较动物与人代谢的种属差异性,包括代谢反应类型的差异和代谢产物种类及量的差异的基础上,选择与人代谢性质相近的动物进行非临床药代动力学研究。

(2) 许多生物制品伴随种属和/或组织特异性的生物学活性,应选择在此类动物上由于受体或抗原表位(对单克隆抗体而言)的表达能产生药理学活性的受试药物。有时,一种相关种属也可能满足要求。近年来,与人疾病相似的动物模型开发取得了很大进展。这些动物模型包括诱发的和自发的疾病模型、基因敲除和转基因动物。这些模型为明确产品的药代动力学特征和剂量选择提供了进一步的认识。

3. 剂量选择　动物体内药代动力学研究应设置至少3个剂量组,低剂量与动物最低有效剂量基本一致,中、高剂量按一定比例增加。不同物种之间可根据体表面积或药物暴露量进行剂量换算。生物制品还要考虑动物与人在靶点亲和力及生物效应上的差异。

4. 给药途径　所用的给药途径和方式应尽可能与临床用药一致,也要兼顾药效学研究和毒理研究的给药途径。

（二）生物样品的分析方法

化学药及中药生物样品中药物及其代谢产物的分析方法包括色谱法、放射性同位素标记法和微生物学方法等。应根据受试药物的性质，选择特异性好、灵敏度高的测定方法。色谱法包括高效液相色谱法（high performance liquid chromatography，HPLC）、气相色谱法（gas chromatography，GC）和色谱－质谱联用法［如 LC－MS（liquid chromatography-mass spectrometry），LC－MS/MS（液相色谱－串联质谱，liquid chromatography-tandem mass spectrometry），GC－MS（gas chromatography-mass spectrometry），GC－MS/MS］。生物制品或基因治疗产品等可根据品种的特点选择方法，如用酶联免疫法，定量聚合酶链反应（polymerase chain reaction，PCR）等方法。

对于前体药物或有活性（药效学或毒理学活性）代谢产物的药物，以及主要通过代谢从体内消除的药物，建立生物样品分析方法时应考虑测定原形药和主要代谢产物，考察物质平衡（mass balance），阐明药物在体内的转归。在这方面，放射性同位素标记法和色谱-质谱联用法具有明显优势。

方法学验证（validation）是生物样品分析的基础。只有可靠的方法才能得出可靠的药代研究结果。应通过准确度、精密度、特异性、灵敏度、重现性、稳定性等研究，对建立的方法进行验证。

（三）研究项目

1. 血药浓度-时间曲线

（1）受试动物数：按照每只动物每个采样点一般不少于 5 个数据为限计算动物数。建议采用雌雄各半的动物。临床拟单一性别用药时可选择与临床一致的性别。

（2）口服给药：一般在给药前应禁食 12 小时以上，或根据具体情况统一给药后禁食时间。

（3）多次给药：对于临床需长期给药或有蓄积倾向的药物，应考虑进行多次给药的药代动力学研究。可选用一个有效剂量，根据单次给药的药代动力学的消除半衰期，参考药效学数据，确定药物剂量、给药间隔和连续给药的天（次）数。

（4）药代动力学参数：根据试验中测得的各受试动物的血药浓度-时间数据，计算求得受试药物的主要药代动力学参数。静脉注射给药，应求得峰浓度（maximal concentration，C_{max}）、血药浓度-时间曲线下面积（area under the concentration-time curve，AUC）、消除半衰期（terminal half life，$t_{1/2}$）、表观分布容积（apparent distribution volume，V_d）、清除率（clearance，CL）等参数；血管外给药时，除上述参数外，还应求达峰时间（T_{max}）等反映药物吸收规律的参数。另外，应提供统计矩参数，如平均滞留时间（mean residence time，MRT）、AUC_{0-t}（AUC from time zero to t）和 $AUC_{0-\infty}$（AUC from time zero to infinity）等。

2. 吸收　对于经口给药的新药，动物实验时应同时进行静脉注射给药，提供动物的绝对生物利用度。对于其他血管外给药的药物及某些改变剂型的药物，应根据具体情况，提供绝对生物利用度或相对生物利用度。

3. 分布　一般选用啮齿类动物进行组织分布试验，必要时也可在非啮齿类动物中进行。通常选择一个有效剂量,给药后至少测定药物及主要活性代谢产物(必要时还应考虑有毒性基团的代谢产物)在心、肝、脾、肺、肾、脑、胃肠道、生殖腺、体脂、骨骼肌等组织中的浓度。一般应根据血药浓度-时间曲线,选择至少 3 个时间点分别代表吸收相、平衡相和消除相采集标本,每个时间点应有 6 个动物(雌雄各半)数据。

4. 排泄 应对受试化学药进行啮齿类和非啮齿类动物的排泄研究,一般啮齿类每个性别 3 只动物,非啮齿类每个性别 2～3 只动物。对于生物制品一般不要求进行排泄研究。排泄试验一般包括尿和粪的药物排泄、胆汁排泄研究。最后,根据受试药物及其主要代谢产物自粪、尿、胆汁排出的速度及总排出量(占总给药量的百分比),提供物质平衡的数据。

5. 与血浆蛋白的结合 应根据药理毒理研究所采用的动物种属,进行动物与人血浆蛋白结合率比较试验,以预测和解释动物与人在药效和毒性反应方面的相关性。可采用多种方法,如平衡透析法、超过滤法、分配平衡法、凝胶过滤法、色谱法等。

6. 药物代谢酶及生物转化

(1) 应尽早研究药效和毒性实验所用的实验动物与人体代谢的差异,可进行药物体外代谢试验,以预测动物与人体内代谢的差异,鉴定药物是否是代谢酶的底物或抑制剂。P450 同工酶之外的药物代谢酶也应进行评估,如葡萄糖醛酸结合酶、硫酸转移酶等。对细胞色素 P450 同工酶[CYP1A2、CYP2B6、CYP2C8、CYP2C9、CYP2C19、CYP2D6、CYP3A4 等,CYP 为细胞色素 P450 同工酶(cytochrome P450 proteins)]抑制的考察可以通过使用类药性探针底物完成。

(2) 对受试药物应进行动物体内的生物转化研究,包括转化类型、主要转化途径及可能涉及的代谢酶表型。对于前体药物,除对其代谢途径和主要活性代谢产物结构进行研究外,还应对活性代谢产物进行系统的药代动力学研究。

(3) 药物转运体研究:具有重要临床意义的外排和摄入转运体主要包括 P-糖蛋白(P-glycoprotein，P-gp)、乳腺癌耐药蛋白(breast cancer resistance protein，BCRP)、有机阴离子转运多肽(organic anion-transporting polypeptide，OATP)1B1、OATP1B3、有机阴离子转运体(organic anion transporter，OAT)1、OAT3 和有机阳离子转运体(organic cation transporter，OCT)等,非临床阶段应当对这些转运体进行研究。

非临床 ADME 研究应综合考虑代谢酶与转运体之间的相互影响及潜在的相互作用、人特异性代谢产物的评估等。

第三节 非临床安全性评价研究

在新药的研发过程中,在动物体内或体外进行非临床安全性评价研究的数据,对于了解新药的毒性特征,保障新药进入人体临床试验的安全性,以及药物上市后的安全性均具有十分重要的作用。

一、药物非临床安全性研究的基本内容

新药研发中的非临床安全性研究属于药物毒理学的研究范畴。根据研究手段,可分为单次给药的毒性试验、重复给药的毒性试验(包括毒代动力学研究)、致突变试验、生殖毒性试验、过敏性试验(局部、全身和光敏毒性)、溶血性试验、局部刺激性(血管、皮肤、黏膜、肌肉等)、致癌试验、药物依赖性试验。

二、药物非临床安全性研究的基本原则

1. 整体性原则　在进行毒理学研究时,必须要考虑其结构及制剂特点,对靶点的活性、药效、药代动力学数据、临床适用人群和给药方式进行科学设计。

2. 具体问题具体分析的原则　毒性研究的实验设计应该基于对受试药物的认知,根据化合物的结构特点和理化性质,遵循"具体问题具体分析"的原则。

3. 随机、对照、重复的原则　所有动物体内研究均应遵循随机的原则进行分组或样本采集;所有研究均应设计赋形剂对照组,必要时设空白对照或阳性对照组;所有研究均应执行 GLP 标准实施,以确保数据的真实性和可重复性。

三、对药物非临床安全评价研究的管理要求

对于新药非临床安全性研究,各国均要求在 GLP 实验室进行。GLP 是用于规范与人类健康和环境有关的非临床安全性研究的一整套组织管理体系。

四、非临床安全性评价的目的

阐明毒性靶器官、量效关系、动物体内暴露量与毒性的关系及毒性可逆性。这些信息可用于估算人体临床试验的安全起始剂量和剂量范围,确定潜在不良反应的临床监测指标。

五、非临床安全性评价试验类型

(一) 单次给药毒性试验

单次给药毒性试验是指 1 次或 24 小时内多次给予动物受试药物后,一定时间内产生的毒性反应。该试验可选用一种啮齿类动物加一种非啮齿类动物进行。应至少包括临床拟用途径和一种能使原型药物较完全进入循环的途径(如静脉注射)。如果临床拟用途径为静脉给药,则仅此一种途径即可。该研究方法包括最大耐受量法、最大给药量

法、半数致死量法、固定剂量法、上下法(阶梯法、序贯法)及近似致死剂量法,主要以死亡作为观察终点。

(二) 重复给药毒性试验

重复给药毒性试验是指对实验动物长期反复给药引起的毒性效应。研究目的是发现受试药物反复给药的毒性靶器官或靶组织;推测临床试验的起始剂量和重复用药的安全范围,可能引起的临床不良反应,包括不良反应的性质、程度、量效和时效关系、可逆性等;提示临床试验中需重点监测的安全性指标。

重复给药毒性研究是新药申报过程中非常重要的试验,需要考虑以下关键环节。

1. 动物选择 一般采用啮齿类和非啮齿类两种实验动物进行研究。试验动物的选择原则是:化学药应考虑对受试药物的生物转化与人体相近的动物,对非静脉给药的药物,需要考虑生物利用度,采用体内暴露水平最高的动物;要分析动物对受试药物靶器官毒性反应的敏感度;所选动物应该已有大量历史对照数据。生物制品则要求受试药物来源应体现动物与人的同源性高;需要进行动物和人离体组织交叉反应,同时兼顾动物体内药理活性筛选结果;必要时可以考虑表达人类药物靶标的转基因动物或疾病动物模型。

2. 给药剂量 重复给药毒性研究一般至少设高、中、低 3 个剂量给药组和一个赋形剂对照组,必要时还需设立正常对照组或阳性对照组。高剂量原则上应使动物产生明显的毒性反应,低剂量原则上应高于同种动物药效学试验的有效剂量或预期临床治疗剂量的等效剂量,并不使动物出现毒性反应。中剂量应在高剂量和低剂量之间设立。

(三) 毒代动力学试验

毒代动力学是指实验动物长期反复给药后,药物在体内的代谢情况。目的是在动物毒理试验中描述药物全身暴露特征及在毒性研究中与剂量水平及时间过程的关系,将毒性试验中达到的药物暴露水平与毒理学试验结果相联系,评价它与临床安全性之间的关系。该研究通常与毒性试验(尤其是重复给药毒性试验)结合进行,称伴随毒代动力学。最后根据首次给药及中期或末次给药后的血药浓度,计算 AUC、C_{max}、$t_{1/2}$ 等主要药代参数,并分析是否产生蓄积。

(四) 过敏试验

过敏反应是指机体受同一抗原再刺激后产生的一种表现为组织损伤或生理功能紊乱的特异性免疫反应。

过敏反应有以下特点:其组织损伤表现为变态反应性炎症;初次接触抗原后可不出现明显毒性反应,但经过一定时间后再次接触同一物质,即可出现明显反应;无明显剂量-效应关系,有时很小剂量就可以导致剧烈反应。

1. 皮肤过敏试验 动物的皮肤初始接触受试药物后,再进行受试药物激发接触,观察是否产生全身或局部过敏反应。需考虑做豚鼠最大化试验、Buehler 试验。应与临床应用制剂一致,应设立阴性对照组和阳性对照组。推荐的阳性对照物有巯基苯并噻唑、苯佐卡因、二硝基氯苯、331 环氧树脂等。选择白色成年豚鼠,在致敏后 1 小时和 24 小时及激发后 24 小时和 48 小时观察皮肤红斑、水肿和其他异常反应,并对红斑和水肿进行评分和评价。

2. 被动皮肤过敏试验　将致敏动物的血清[内含丰富的免疫球蛋白 E (immunoglobulin E,IgE)抗体]皮内注射于正常动物。IgE 与皮肤肥大细胞的 Fca 受体结合,使之被动致敏。当致敏抗原激发时,引起局部肥大细胞释放过敏介质,从而使局部血管的通透性增加,注入染料可渗出皮丘形成蓝斑。根据蓝斑范围或分光光度计法测定,判定过敏反应程度。

3. 全身主动过敏试验　观察抗原与 IgE 抗体结合后导致肥大细胞、嗜碱性细胞脱颗粒、释放活性介质而致的全身性过敏反应。注射剂必须做。通常选用 Hartley 种雄性豚鼠,应设立阴性、阳性对照组和受试药物不同剂量组。阳性对照组给予 1~5 mg/只牛血清白蛋白或卵白蛋白或已知致敏阳性物质,受试药物设低、高剂量组,给予临床最大剂量(/kg 或/m²),按临床给药途径给动物 5 次致敏,末次注射后第 10~14 天一次快速静脉注射激发给药,一般为致敏剂量的 2~5 倍量,观察过敏反应症状并评分。

(五) 光毒性试验

光毒性试验是由光诱导的非免疫性的皮肤对光反应。药物吸收的紫外光能量在皮肤中释放导致皮肤损伤的作用,即皮肤或全身接触化学物质后,经紫外线照射所引起的一种皮肤毒性反应。通常由紫外线 A 引起,偶尔也与紫外线 B 有关。

应设立阳性对照物 8-甲氧基补骨脂素组。多选择成年白色或无毛豚鼠,也可选择小鼠。应设阴性、阳性对照组和受试药物不同剂量组。可采用紫外光(ultra violet, UV)光源[波长为 320~400 nm 的紫外线 A(UVA)光源,如含有紫外线 B(UVB),其剂量不得超过 0.1 J/cm²]或者黑光灯光源(波长 3 200~4 500 Å,峰值 3 600 Å),加 3 mm 厚的窗玻璃滤去致红斑的波长部分(2 900~3 400 Å),选择一定强度和照射面积进行一定时间照射动物皮肤。结束后分别于不同时间点观察皮肤反应,根据每只豚鼠皮肤或小鼠小耳的红斑及水肿情况进行打分并予以评估。

(六) 皮肤光过敏反应试验

为Ⅳ型过敏反应的特殊类型。产生这些作用的药物或化学物,均具有环状结构,吸收光能后成激活状态,并以半抗原形式与皮肤中的蛋白结合成为药物-蛋白质结合物(全抗原),从而刺激抗体产生,经表皮的朗格汉斯细胞传递给免疫活性细胞,引起过敏反应的作用。选用成年白色豚鼠,受试药物组给予临床用药浓度。可采用不同的方法进行致敏和激发给药,最后根据每只豚鼠皮肤的红斑及水肿打分结果进行评价。

(七) 溶血性试验

观察受试药物是否会引起溶血和红细胞凝聚等反应。药物制剂引起的溶血反应可分为免疫性溶血和非免疫性溶血两类。免疫性溶血是药物通过免疫反应产生抗体引起的溶血,系Ⅱ型和Ⅲ型过敏反应;非免疫性溶血包括药物为诱发因素导致的氧化性溶血和药物制剂引起血液稳态改变而出现的溶血和红细胞凝聚等。

采用常规的体外溶血试验,通过肉眼来观察溶血情况。当受试药物出现体外溶血阳性结果时，应进行体内溶血性试验，不但可以判断是否存在药物诱发溶血的可能，而且可以通过对其他指标的测定提供更多的信息，如网织红细胞是否增高、是否有血红蛋白尿、球形红细胞是否增多，以及骨髓检查是否有溶血性贫血现象等。

（八）局部刺激性试验

非口服给药制剂给药后对给药部位产生的可逆性炎症反应。刺激性试验是观察动物的血管、肌肉、皮肤、黏膜等部位接触受试药物后是否引起红肿、充血、渗出、变性或坏死等局部反应。应采用与临床应用制剂一致的样品进行研究。包括皮肤刺激性试验、血管刺激性试验、肌肉刺激性试验、腔道刺激性试验。

（九）致突变（遗传毒性）试验

致突变（遗传毒性）试验是指用于检测受试药物通过不同机制直接或间接诱导机体遗传学损伤的体外和体内试验。

遗传毒性试验方法较多，根据检测的遗传终点分为基因突变、染色体畸变、DNA 损伤与修复三大类；可以用原核细胞、真核细胞及高等哺乳动物细胞在体外进行添加或不添加代谢活化物的试验，也可在整体动物上进行体内试验。

任何单一遗传毒理试验均不能检测出所有的遗传毒性物质，故通常采用体外和体内遗传毒性试验组合的方法，以减少假阴性结果。标准试验组合包含以下内容。

（1）细菌回复突变试验检出相关的遗传学改变和大部分啮齿类动物遗传毒性致癌剂。

（2）哺乳动物细胞染色体畸变试验。目前使用的哺乳动物细胞系有：检测染色体损伤的细胞系（染色体结构和数目畸变的体外试验）；主要检测基因突变的细胞系；检测基因突变与染色体断裂作用的细胞系［小鼠淋巴瘤胸苷激酶（thymidine kinase，TK）试验］。

（3）一项采用啮齿类动物造血细胞进行的体内染色体损伤试验，即微核试验。

完成上述 3 项组合试验且结果为阴性的受试药物，提示无遗传毒性。对于标准试验组合得到阳性结果的受试药物，可能需要进行进一步的试验，验证或补充标准试验组合得到的遗传毒性试验结果。

（十）生殖毒理试验

生殖毒性研究的目的是通过动物试验反映受试药物对哺乳动物生殖功能和发育过程的影响，预测其可能产生的对生殖细胞、受孕、妊娠、分娩、哺乳等亲代生殖功能的不良影响，以及对子代胚胎-胎儿发育、出生后发育的不良影响。

采用哺乳动物进行生殖毒性试验。通常采用与其他毒理学试验相同的动物种属和品系，大鼠可作为生殖毒性试验首选的啮齿类动物。

在胚胎-胎仔发育毒性研究中，一般还需要采用第二种哺乳动物，家兔为优先选用的非啮齿类动物。家兔不适合时，可根据具体情况，选择另一种可替代的非啮齿类动物。

常用的试验方案包括：生育力和早期胚胎发育、胚胎-胎仔发育、围生期发育（包括母体功能）。

1. 生育力与早期胚胎发育毒性试验（Ⅰ段）　一般采用大鼠，对雌雄动物由交配前到交配期直至胚胎着床给药，以评价受试药物对动物生殖的毒性或干扰作用。评价内容包括配子成熟度、交配行为、生育力、胚胎着床前阶段和着床等。对于雌性动物，应对动情周期、受精卵输卵管转运、着床及胚胎着床前发育的影响进行检查。对于雄性动物，应观察生殖器官组织学检查方法可能检测不出的功能性影响（如性欲、附睾精子成熟度等）。

2. 胚胎-胎仔发育毒性试验（Ⅱ段）　通常采用大鼠和家兔两种动物，妊娠动物自胚胎着床至硬腭闭合给药，评价药物对妊娠动物、胚胎及胎仔发育的影响。在分娩前处死动物，检查雌性动物及所有胎仔的存活和畸形情况。评价内容包括妊娠动物较非妊娠雌性动物增强的毒性、胚胎或胎仔死亡、生长改变和结构变化等。

3. 围产期毒性试验（Ⅲ段）　检测从胚胎着床到幼仔离乳给药对妊娠/哺乳的雌性动物及胚胎和子代发育的不良影响；由于对此段所造成的影响可能延迟，试验应持续观察至子代性成熟阶段。评价内容包括妊娠动物较非妊娠雌性动物增强的毒性、出生前和出生后子代死亡情况、生长发育的改变及子代的功能缺陷，包括 F1 代的行为、性成熟和生殖功能。

4. 单一（全程）试验设计（啮齿类动物）　如果将Ⅰ段和Ⅲ段试验连贯在一起全程给药，则可对生殖过程各阶段的情况进行评价。假如该试验中包括了对胎仔的检查，且在足够高的给药剂量下得出了明确的阴性结果，可不再进行进一步的啮齿类动物生殖毒性试验。此外，还应进行第二种动物（多选家兔）胚胎-胎仔发育影响试验。

5. 两段试验设计（啮齿类动物）　最简单的两段试验设计为生育力试验和围产期试验。如果受试药物在动物中的暴露量远大于人体暴露量，围生期试验中并未发现其对产前发育有影响，那么在大多数情况下，不再进行胎仔检查。此外，还应进行第二种动物（多选家兔）胚胎-胎仔发育影响试验。

6. 毒代动力学　生殖毒理的毒代动力学通常结合生殖毒性试验进行，研究受试药物在母体和胎仔体内系统暴露的情况。应选择合适的时间点采样测定，从而获得 AUC、C_{max}、T_{max} 等 PK 参数。数据应包括胎仔/幼仔数据，以评价药物和/或代谢产物能否通过胎盘屏障、能否通过乳汁分泌。

（十一）致癌试验

致癌试验的目的是考察药物在动物体内的潜在致癌作用，从而评价和预测其可能对人体造成的危害。

预期临床用药期至少连续 6 个月的药物应进行致癌试验。很多临床疗程为 3 个月的药物极可能会连续用药达 6 个月。某些药物不会连续使用 6 个月，但可能以间歇的方式重复使用。暴露时间延长用于治疗慢性和复发性疾病的缓释药且经常间歇使用的药物。上述情况下也需进行致癌试验。当用药人群的预期寿命较短时（如 2～3 年内），可不进行致癌试验。如用于晚期肿瘤的抗肿瘤药物，通常不需要进行致癌试验。当抗肿瘤药有效性好并能明显延长生命时，则需要进行致癌试验。生物制品一般不进行致癌试验，但内源性多肽、蛋白质及其类似物在下述情况下仍需要进行致癌试验：生物活性与天然物质明显不同；与天然物质比较显示修饰后结构发生明显改变；药物的暴露量超过了血液或组织中的正常水平。

如果已有证据显示药物具有与人类相关的潜在致癌性，构效关系提示有致癌风险，重复给药毒性试验中有癌前病变的证据，导致局部组织反应或其他病理生理变化的化合物或其代谢产物在组织内长期滞留时，无论临床用药周期，均需要进行致癌试验。

动物的给药途径应尽可能与拟用的临床途径相一致。

当需要进行致癌试验时，通常应在申请上市前完成。若对患者人群存在特殊担忧，在进行大样本临床试验之前需完成啮齿类动物的致癌试验。

（十二）依赖试验

药物依赖性是指药物在体内长期与机体发生作用，使机体在生理功能、生化过程和/或形态学发生特异性、代偿性和适应性改变的特性，停止用药可导致机体的不适和/或心理上的渴求。依赖性可分为躯体依赖性和精神依赖性。躯体依赖性主要是机体对长期使用依赖性药物所产生的一种适应状态，包括耐受性和停药后的戒断症状。精神依赖性是药物对中枢神经系统作用所产生的一种特殊的精神效应，表现为对药物的强烈渴求和强迫性觅药行为。躯体依赖与精神依赖可能同时存在，也可能有分离，如兴奋剂通常表现为精神依赖，躯体戒断症状并不明显。

以下拟开发新药需要做依赖试验：①与已知具有依赖性化合物结构相似的新化合物；②作用于中枢神经系统，产生明显的镇痛、镇静、催眠及兴奋作用的药物；③复方制剂中含有已知较强依赖性成分的药物；④直接或间接作用于中枢阿片受体、大麻素受体、多巴胺受体、去甲肾上腺素受体、5-羟色胺受体、N-胆碱受体、γ-氨基丁酸受体、苯二氮䓬受体等的药物；⑤已知代谢物中有依赖性成分；⑥拟用于戒毒的药物；⑦原认为不具依赖性，而在临床研究或临床应用中发现有依赖性倾向的药物。

通常选用大鼠、小鼠，对于高度怀疑具有致依赖性潜能的药物，若啮齿类动物试验结果为阴性，则应选择灵长类动物。

药物依赖性研究包括应该在Ⅰ期临床试验前完成的神经药理学试验。躯体依赖性试验和精神依赖性试验应在Ⅱ期临床试验开始前完成。

第四节 临床方案设计时对非临床研究结果考虑要点

临床试验设计时，应正确理解毒理研究均值数据和单个数据的意义，应综合考虑数据的统计学意义和生物学意义。具有统计学意义并不一定代表具有生物学意义，应当根据毒理研究机构的背景数据进行综合考虑，特别应注意生理波动，注意量效、时效关系。

在对重复给药毒性研究结果进行分析时，应对异常数据进行合理的解释。无统计意义可能有毒理意义。不要轻易用动物个体差异解释异常数据，应对异常数据的产生过程进行回顾性调查，排除研究质量对数据的影响。

　　不同种属或个体之间对于受试药物的毒性反应可能存在差异。例如,啮齿类动物没有胆囊,由细小胆管完成胆汁的排泄,因此当药物导致胆汁淤积性肝损伤或胆管增粗时,大鼠易出现胰腺损伤。而犬、猴子和人类,由于有胆囊等完整的胆道系统而不会出现胰腺损伤。啮齿类动物牙齿终身不断增长,需要比较丰富的血液供应,表皮生长因子受体(epidermal growth factor receptor, EGFR)抑制剂长期用药会导致大鼠、小鼠的断牙,但成年人为恒齿,这种反应就不能类推到人。又如犬的肥大细胞对细胞因子反应敏感,易产生过敏或类过敏反应,对吐温80超敏,如果注射剂中有吐温80做辅料,犬就极易出现肥大细胞脱颗粒,出现类过敏反应,而啮齿类动物、猴及人类出现类似这种反应的概率则很低。

　　药物作用靶点在不同种属动物和人体中的分布不同,亲和力也不同。一旦被抑制或激动,对靶点敏感性和耐受性动物反应和人会有差异。必须结合活性研究、动物体内暴露水平进行综合分析。

　　由于毒性研究中给药剂量较高,受试药物可能在动物体内呈非线性动力学代谢过程,导致与人体无关的毒性反应;必须要分析药代动力学及毒代动力学差异,做出临床风险的合理分析。

　　有些临床可能出现的不良反应目前在动物中难以检测,如头痛、头昏、头晕、腹胀、皮肤瘙痒、视物模糊等。另外,对一些在人体中发生率较低的毒性反应或仅在小部分人群中出现的特异质反应,难以根据动物试验进行预测。人与动物代谢产物不同可能会导致毒性反应差异大,这需要在临床研究中予以注意。用药患者在病理状态下可能导致毒性放大,应特别关注与药物代谢、排泄有关的器官毒性。

　　另外,要特别关注大分子药的免疫原性对安全性的影响。临床前的免疫原性可能会影响受试药物药代动力学行为,从而影响药效并导致免疫毒性的风险。尤其是药物为内源性物质或者作用于内源性物质时,一旦产生的抗体有中和活性,会导致内源性物质耗竭,如给予促红细胞生成素(erythropoietin, EPO)的患者产生的免疫原性,可攻击自身内源性 EPO,造成纯红细胞再生障碍性贫血。由于人和动物的免疫系统功能差异较大,且很多大分子药为人源化蛋白,动物产生的免疫原性不能简单外推到人,但应该在临床试验中高度关注,并做好速发型过敏反应的控制。

　　总之,在进行药物评价时,必须假设人最为敏感,毒理研究中动物的毒性反应将会在临床试验中再现。应基于该原则进行Ⅰ期临床试验,并做好风险控制。

（马璟）

第六章 Ⅰ期临床试验设计和实施要点

第一节 首次人体试验起始剂量的确定

一、受试人群的选择

首次人体试验(first in human，FIH)受试人群的选择应考虑研究药物的固有风险、潜在的药物靶标差异等因素。例如，针对危及生命的疾病(患者的所有现有治疗选择已经用尽，或需要通过侵入性给药途径给药)的高风险药物、治疗指数较窄的药物、患者对化合物的耐受性可能优于健康受试者(如精神分裂症患者)，选择患者更合适。另一方面，很多时候患者存在伴随疾病或伴随用药的情况，会使研究设计和结果解读引入难以解释的混杂因素，健康受试者可能更能满足 FIH 的研究目的。

二、健康受试者首次人体试验起始剂量的考量

首次人体试验的最大推荐起始剂量(maximum recommended staring dose，MRSD)的选择应考虑所有的临床前研究数据，以达到降低毒性风险的同时平衡引起药理活性的需要。最广泛使用的 MRSD 估算方法是以毒理试验剂量为基础的无可见有害作用水平(no observed adverse effect level，NOAEL)法，和以最低预期生物效应为基础的最小预期生物效应水平(minimal anticipated biological effect level，MABEL)法。由于每种试验药物的独特性，以及基于种属转换的各种假设和适用条件，MRSD 的选择没有一定规则，需结合药物自身特性、受试人群、研究目的等综合研判，具体问题具体分析。

(一) 毒理实验剂量估算法

2005 年，FDA 发布了成年健康受试者首次临床试验最大安全起始剂量估算的指导原则。2012 年，中国 CDE 发布了健康成年志愿者首次临床试验药物最大推荐起始剂量的估算指导原则。

具体估算方法和步骤简述如下。

1. NOEAL 的确定 NOAEL 的定义是与对照组相比未使有生物学意义的不良反应显著增加的最高剂量水平。NOAEL 的确定通常考虑：①明显的毒性反应，如明显临床症状；②毒性反应的替代指标，如血清肝酶水平升高；③过度放大的药效反应。

2. 人体等效剂量的换算 对于多数全身给药的药物，常用将剂量归一化为按体表面积（即 mg/m²）的转换方法，计算人体等效剂量（human equivalent dose，HED）。FDA 和 CDE 指南中给出了常用非临床试验动物的剂量换算因子。某些情况下，如药物剂量受局部毒性限制、毒性反应依赖某暴露参数、限制性分布的药物等，按体重（即 mg/kg）换算 HED 也是合适的。

3. 最适合动物种属的选择 可影响选择最适合动物种属的因素包括：①动物种属间药物吸收、分布、代谢和排泄（ADME）的差异；②以往的同类药物研究经验提示特定动物模型可以更好地预测人体毒性反应。

4. 安全系数的适用 确定了最合适动物 NOAEL 换算的 HED，将除以安全系数得到一个更低的剂量，即 MRSD，以进一步保护受试者的安全。默认的安全系数是 10，若现有数据表明安全性风险有增加或降低的可能，安全系数可以适当放大或缩小。

5. 药理学活性剂量的考虑 通常 HED 应根据动物 NOAEL 计算，有时对于某些类别的药物（如血管扩张剂、抗凝剂、生长因子等），毒性反应可能源于过度的药理学作用，这时，药理学活性剂量（pharmacologically active dose，PAD）是比 NOAEL 更灵敏的评估潜在毒性的指标，可能需要根据 PAD 降低 MRSD。

总体而言，NOAEL 法基于严谨控制、数据可靠的临床前毒理试验，并且不依赖复杂模型和软件的应用，计算简单，应用广泛。但仅依靠剂量这一较粗放的指标来缩放，用较主观的安全系数确保安全性，剂量的确定是基于最小化毒性风险而不是基于药理活性，并且不能给出剂量递增规则和允许的最大上限剂量，实际应用中应注意其前提和限制条件，与多种 MRSD 估算方法综合比较。

（二）最低预期生物效应估算法

2006 年，一项靶向 CD28（白细胞分化抗原，cluster of differentiation，CD）的单克隆抗体药物 TGN1412 的 FIH 中，6 例健康受试者在输注起始剂量药物后出现全身炎症反应，即细胞因子释放综合征（cytokine release syndromes，CRS），24 小时内发生了重度淋巴细胞和单核细胞消耗，转进重症监护室，最后终身致残，变成"大象人"。

2007 年欧洲药品管理局（European Medicines Agency，EMA）发布指导原则，提出 MABEL 的概念，2017 年更新发布了确定和减轻研究型新药首次人体临床试验风险的策略指导原则终稿，指出基于人体与动物在靶点表达、受体结合等方面的异同和敏感性，应关注临床前实验中显示出生理学和药效学（PD）活性的暴露水平，如 MABEL、PAD 等。

具体估算方法和步骤简述如下。

1. 动物中暴露-效应关系的建立 MABEL 的定义是与任何生物效应相关的最低剂量，无论是毒性作用还是预期的药理作用。通过暴露量和基于生物效应的有效性/无毒性指标,建立动物的暴露-效应关系。

2. 基于靶点和药物的种属差异校正模型 需要考虑的因素包括靶点结合率差异、组织分布的差异、血浆蛋白结合率差异、血细胞结合的差异、受体结合的差异等。

3. 由动物实验数据预测人体 PK 参数 常用的种属生理推算法包括异速缩放法(allometric scaling)、种属不变时间法/Dedricks 基本作图法(species-invariant time method/Dedricks plots)、基于生理学的药代动力学(physiology-based pharmacokinetics,PBPK)模型法等。

4. 基于暴露-效应关系估算人体的 MRSD 将人体 PK 参数和暴露-效应模型整合,基于人体预期的不同生物效应水平,估算对应的 MABEL、PAD 等。

MABEL 法基于药理学活性而非经验性的剂量缩放因子,对于高度种属差异或靶向免疫激动作用的药物是最安全的。MABEL 法的缺点是需要更完整、广泛的临床前数据支持建模和模拟,哪种非临床模型和数据有最好的预测性也并不统一,实际运用中,要结合药物特性和靶点差异具体分析比较。

三、患者首次人体试验起始剂量的考量

参考 ICH S9 指导原则确定可以支持首次患者研究(first in patient,FIP)开展的非临床研究数据的要求。患者 FIP 的起始剂量选择的首要原则依然是安全,同时尽可能减少暴露于亚治疗剂量的患者人数。ICH、FDA 和 EMA 发布了相关技术指导原则文件,相关的学术文献和综述也探讨了如何选择 FIP 的起始剂量。

对于大多数小分子药物,常用方法是将 10% 啮齿类动物出现严重毒性反应剂量(severely toxic dose in 10% animals,STD_{10})的 1/10 作为起始剂量。如果确定非啮齿类动物是最合适的种属,则将其最高非严重毒性剂量(highest non-severely toxic dose,HNSTD)的 1/6 作为合适的起始剂量。HNSTD 是指不会致死、导致危及生命的毒性或不可逆结果的最高剂量水平。对于有潜在风险的窄治疗窗或陡峭的药物浓度-安全性曲线的药物,建议采用更大的安全系数以保证受试者安全。

对于大部分生物制剂,起始剂量的选择应评估基于安全性的 NOAEL/HNSTD/STD10 法和基于药理活性的 MABEL 法。在种属间缩放时,考虑基于体重、PK 暴露参数而非体表面积将动物剂量换算为 HED 可能更适合。如果从 NOAEL/HNSTD/STD_{10} 得出的剂量过高,则应考虑基于药理学的方法及其他同靶点药物相关的临床经验综合选择。对于具有免疫激动作用的药物,应考虑使用 MABEL 法,同时结合受体占有率(receptor occupancy,RO)等数据综合研判。FDA 对已获批的抗 CD3 双特异性抗体临床经验汇总后得出结论,起始剂量保留 10%~30% 药理活性是可以接受的,建议不超过 50%。

四、MRSD 估算示例

TGN1412 是 TeGenero 公司开发的一款靶向 T 淋巴细胞 CD28 的单克隆抗体药物,

2006 年开展了 FIH 研究。当时起始剂量的计算采用了 NOAEL 法,临床前动物实验确定的 NOEAL 水平是 50 mg/kg,选择食蟹猴作为最敏感的种属:

MRSD＝动物 NOAEL(mg/kg)×(动物体重 kg/ 人体重 kg)$^{0.33}$÷安全系数。

$MRSD_{TGN1412}＝(50 \text{ mg/kg}×0.32)÷160＝0.1 \text{ mg/kg}$。

虽然使用了非常保守的安全系数 160,从最终的结果来看,该起始剂量依然被证实是一个无法耐受的剂量。

在 TGN1412 的悲剧发生后,MRSD 的选择从关注毒性逐渐转移到关注药理学活性。对于事后回溯用 MABEL 法估算起始剂量,依据不同的非临床试验有不同的换算方法。如参考体外人 T 细胞增殖实验,假设人血浆总量为 2.5 L,人体重约 70 kg,MRSD 为 0.003 mg/kg:

$MABEL_1＝0.1 \text{ μg/ml}$。

$MRSD_{TGN1412}＝0.1 \text{ μg/ml}×2.5 \text{ L}÷70 \text{ kg}≈0.003 \text{ mg/kg}$。

若以 NOAEL 换算的 0.1 mg/kg 起始剂量反推,对应的体外 T 细胞增殖实验中的药物浓度高达 3 μg/ml,已接近体外实验中引起最大药理学活性效应的水平。

若考虑引起药理学效应的 RO 水平,TGN1412 的解离常数 Kd 为 1.88 nM,分子量为 150 000,假设人血浆总量为 2.5 L,人体重 70 kg:

RO＝药物浓度(nM/L)÷[解离常数 Kd＋药物浓度(nM/L)]。

药物浓度$_{TGN1412}＝0.1 \text{ mg/kg}×70 \text{ kg}÷150000÷2.5 \text{ L}＝18.6 \text{ nM/L}$。

$RO_{TGN1412}＝18.6 \text{ nM/L}÷(1.88 \text{ nM/L}＋18.6 \text{ nM/L})＝90.9\%$。

通常对于免疫激动剂,从安全性和作用机制的角度考虑,起始剂量对应的 RO 一般不超过 10%,90.9% 的 RO 显然是一个无法耐受的剂量。

在安全性方面,由于动物模型和人体对 CD28 靶点敏感性不同,食蟹猴能够耐受极高剂量的细胞因子释放,人类却不行,最终导致了 CRS 在临床前研究中并未被发现和监测。

2013 年,TGN1412 重命名为 TAB08,再次开启了临床试验,选择的起始剂量为 0.001 mg/kg,最终确定的最大耐受剂量为 0.007 mg/kg,依然低于之前 0.1 mg/kg 的起始剂量。目前,TAB08 已在类风湿关节炎患者和银屑病患者中分别完成了 Ⅰ/Ⅱ 期临床研究(NCT01990157,NCT02796053)。

第二节 | Ⅰ 期临床试验设计

一、健康受试者Ⅰ期临床试验设计要点

通常,健康受试者的 FIH 研究为随机、双盲、安慰剂对照、剂量递增设计。按给药方式可分为单次给药剂量递增(single ascending dose,SAD)研究和多次给药剂量递增

(multiple ascending dose，MAD)研究。

（一）单次给药剂量递增研究

1. 设计要点　SAD 研究旨在评价在每个剂量水平下药物的安全性和耐受性，表征药物在人体内的 PK 特征。通过建立初步的剂量-暴露关系，评价是否存在非线性 PK，是否存在吸收饱和等。还应考虑描述药物的 PD 效应，建立初步的 PK/PD 关系，为 MAD研究设计提供依据。

SAD 研究将筛选合格的健康受试者随机化分组，确保组间基线特征均衡可比，减少选择偏倚、混杂偏倚等影响研究结果的系统误差，同时在试验过程中，通过设置盲法、安慰剂对照等措施，减小来自研究人员及受试者的偏倚，可靠地评估药物的安全性和耐受性。

受试者的数量主要基于对安全性和药物预期的 PK 变异性的考量。可以考虑在低剂量组适当减少受试者数量，提高爬坡效率，在高剂量组适当增加，充分评估 PK 特征和安全性/耐受性。

2. 剂量爬坡和终止　对于安全性定性定量的规范描述和分析对爬坡或终止的决策十分重要。建议参照一些通行的国际标准或行业标准，对研究过程中出现的不良反应（adverse effect，AE）进行分类、分级和归因，如常见不良反应评价标准（the common terminology criteria for adverse events，CTCAE）。

对于研究过程中出现的 AE，在判定和研究药物相关的前提下，当在同一剂量组接受研究药物的受试者中累积超过一定比例时，可以考虑终止爬坡。例如 1/3 或超过 1/3 受试者出现 3 级或 3 级以上 AE。可以结合 AE 级别和类型，对累积比例进行适当调整，如1/2 或超过 1/2 受试者出现 2 级或 2 级以上 AE，或出现 1 例严重不良事件（serious adverse effect，SAE）。

剂量递增幅度在开始可以较快，后期放慢，保证安全的前提下以合理的梯度快速达到最大目标剂量。通常，FIH 的最大计划剂量是在最敏感种属的 NOAEL 水平下的预期暴露，或者该剂量的分数或倍数，具体取决于高于 NOAEL 的剂量下出现的毒性反应。

（二）多次给药剂量递增研究

1. 剂量和给药方案　一般 MAD 研究会评估 2～4 个剂量水平。MAD 部分最低剂量应达到产生最小药理学效应的暴露水平。基于 SAD 研究的安全性和耐受性，MAD 研究中的起始剂量可能高于 SAD 研究中的起始剂量，特别是既往已有同作用机制药物经验的试验药物，但 MAD 每个剂量组的给药周期内的总暴露不应高于 SAD 部分已确证过的暴露水平。各剂量递增水平应基于预期的暴露和/或 PD 效应充分间隔开来。可以考虑囊括预期暴露范围内的中间剂量来丰富剂量-暴露关系的研究。

MAD 研究的最大剂量通常与 SAD 研究的最大安全性和耐受性暴露和非临床数据预测的人体暴露限度相关，最大剂量的稳态暴露应能涵盖 Ⅱ 期临床试验中所需的暴露。理想状态下，MAD 阶段的最大暴露应能达到一个安全的超治疗暴露，以涵盖未来药物间相互作用（drug-drug interaction，DDI）、特殊人群研究和全面 QT 研究中可能需要的超治疗暴露。

　　一般要求受试者应给药至稳态,并在稳态下有一定时间的临床观察期。对于预计会快速抗药产生副作用而导致总体给药持续时间延长的药物,采用剂量滴定的方案可能更合适。如果预期存在时间依赖性 PK(如自身诱导或时间依赖性的抑制剂类药物),则研究持续时间应足够长,以充分评估这种可能性。

　　2. 剂量爬坡和终止规则　在开启每个剂量组之前,将持续审查已获得的所有前序受试者的安全性数据和/或 PK 数据,如果该剂量组耐受性良好且安全性和稳态 PK 数据已充分评估,则将进展至下一剂量。如果已达到预期的暴露或安全性不耐受等,则将停止剂量爬坡。应在研究方案中明确说明支持剂量递增审查所需的数据要求和爬坡停止的标准等。

　　3. SAD 研究和 MAD 研究的整合　通常情况下,SAD 研究的受试者不参加 MAD 研究,但在 SAD 研究的各个剂量组的安全性、耐受性、PK 特征等得到确认之后,方案设计可以允许无缝地开启 MAD 研究。对于作用机制较新、消除半衰期较长、药物安全性有一定风险的药物,该设计是较合适的 SAD 和 MAD 整合的设计。

　　对于药物作用机制明确或已有同类上市药物可参考、消除半衰期较短的小分子化合物,可以考虑部分 SAD 研究的受试者与 MAD 共用的整合设计。在 SAD 部分的较高剂量组完成单次给药洗脱之后,还使用相同的受试者继续接受多次给药研究。有时为了安全起见,还会等 SAD 下一个剂量组的安全性得到确证以后,再开启上一个剂量组的 MAD 部分。这样的设计方法节省了样本量和受试者重新招募的时间。但是即使经过一定的洗脱期,混杂因素的影响依然不可避免,出现问题也较难解释,选择时应结合试验药物作用机制和 PK 特征综合考虑。

二、患者Ⅰ期临床试验设计要点

　　与健康受试者 FIH 先有单次给药研究且设立空白对照再进入多次给药研究不同,考虑到患者潜在的治疗获益,FIP 通常直接为多次给药研究且没有空白对照。FIP 研究通常包括剂量爬坡研究和剂量扩展研究。

(一) 剂量爬坡研究

　　剂量爬坡研究通过合理科学的剂量递增方法,观察一定时间内发生剂量限制性毒性(dose limiting toxicity,DLT)的数量,综合 PK、初步疗效等数据,确定试验药物的推荐Ⅱ期剂量(recommended phase Ⅱ dose,RP2D)。

　　1. 剂量限制性毒性　DLT 是剂量爬坡的关键,DLT 的定义多为与试验药物相关的 3 级以上的非血液学毒性及≥4 级的血液性毒性,多会对中性粒细胞引起的发热进行定义,同时根据试验药物的毒性特点,对胃肠道反应、肝肾功能损伤、用药后可能产生异常生理现象、因安全性问题而剂量调整或停药的时间也有相应的要求。用于剂量爬坡决策的 DLT 观察期一般定义为第一个给药周期。

细胞毒性药物导致的 DLT 发生时间通常会在用药后不久，而新型抗肿瘤药如靶向药物、免疫肿瘤药物等存在迟发或轻度蓄积的毒性，可能不在 DLT 评估窗口内，在定义 DLT 的观察期时应综合考虑。对于 DLT 观察期之外发生有意义的相关毒性也应予以关注，在做剂量爬坡决策时应综合考量。

2. 剂量递增方法　"3+3"方法是最经典的抗肿瘤药剂量爬坡方法，优点是易于理解、操作简单，不需要复杂的统计学和模型工作的支持。然而，"3+3"方法是一种比较保守的爬坡方法，尤其是起始剂量估算不准确特别是偏低时，可能导致较高比例的患者接受的是亚治疗剂量的药物，带来一定的伦理问题。

加速滴定法(accelerated titration design，ATD)也是较常见的爬坡方法，可以认为是改良的"3+3"方法。ATD 方法的优点是在起始阶段可以迅速地爬坡，减少暴露在亚治疗剂量下的患者人数，在发生毒性反应之后转为保守爬坡方式，保护患者安全，缺点是低剂量水平受试者较少，导致对 PK 和 PD 数据的收集和分析相对不足，尤其对于窄治疗窗药物应避免使用该方法。

连续重新评估法(continual reassessment method，CRM)是利用模型指导剂量爬坡，提高找到最大耐受剂量(maximal tolerated dose，MTD)的效率。先建立基础剂量-毒性模型，选定起始剂量，试验开始后，将每个患者的数据纳入模型，预测并控制发生 DLT 的概率。CRM 相比 ATD 是更激进的爬坡方案，若耐受性良好时甚至可以跳过某些剂量组更快速地爬坡，由于每个患者的数据都贡献到模型优化中，下一个入组患者的风险可以得到更科学地预测和把控。但是 CRM 需要深度的生物统计学和定量药理学的支持，有时过度依赖模型可能会忽视患者临床指征的综合考量。

其他依靠模型指导剂量爬坡的方法也逐渐涌现，如修正的毒性概率模型(modified toxicity probability interval，mTPI)、贝叶斯逻辑回归模型(Bayesian logistic regression model，BLRM)等，已越来越多地用于指导 FIP 的剂量爬坡。实际运用时可以根据药物特性、已有数据、各种方法的优缺点综合选择一个较合适的爬坡方案设计。

(二) 剂量扩展研究

在选定 RP2D 之后，患者 FIP 进入剂量扩展阶段。与剂量爬坡阶段相比，研究目的发生了改变，剂量扩展阶段更多地关注药物的安全性和初步疗效。此外，招募受试者的标准也不同，剂量扩展队列研究纳入的受试者很可能属于一个更窄、定义更明确的目标患者类别。

剂量扩展队列研究会纳入特定肿瘤类型或通过生物标志物检测筛选的目标人群，在相对扩大的人群中验证剂量爬坡阶段选择的 RP2D 的安全性和耐受性，进一步积累 PK、PD 和生物标志物等数据，用较少的患者初步验证药物概念或药物机制，利用一些替代或短期的终点指标对试验药物的有效性进行初步评价。

在定义剂量扩展队列的受试人群时，若同类药物已有明确预测性的生物标志物时，在剂量扩展试验中可以运用该生物标志物检测筛选入组目标受试者；若同类药物无明确预测性的生物标志物时，可通过剂量递增阶段探索潜在的生物标志物，用于剂量扩展队列人群的筛选。在剂量扩展阶段选择纳入研究受试者的瘤种时,建议结合疾病的标准治疗、药物临床研发整体策略、目标适应证的临床价值等综合选择。

三、Ⅰ期临床试验中临床药理学研究的考量

当非临床数据提示试验药物存在药物-药物相互作用(drug-drug interaction,DDI)的风险,或对早期临床试验中的入选/排除标准和伴随用药有影响时,可以考虑把 DDI 纳入 FIH 研究。若抗肿瘤药物预测主要经由 CYP3A 代谢,评价通过 CYP3A 介导的 DDI 在 FIP 中尤为重要。研究设计可以参考相关的指导原则,与 FIH 嵌套结合。

如果预测食物对药物 PK 特征可能产生临床相关的影响,可以考虑在 FIH 研究中评估食物的影响,指导后续研发方案中诸如服药方式、生活方式的要求,合并用药的规定等。

对于生物制剂,由于动物研究无法准确预测人体免疫应答,FIH 是第一个评估试验药物免疫原性的研究。免疫原性的存在与否、滴度大小、持续时间等,都可能对药物的 PK、临床安全性和疗效产生影响。FDA 发布的"治疗性蛋白产品的免疫原性评估"指导原则详细描述了监管对 FIH 中免疫原性评估的预期。

│第三节│ Ⅰ期临床试验评价要点

一、研究目的和研究终点

(一) 主要研究目的和主要研究终点

对于健康受试者 FIH,SAD 和 MAD 部分的主要研究目的是确认单次和多次给药的安全性和耐受性;SAD 和 MAD 部分对应的主要研究终点包括治疗后出现的不良事件(treatment emergent adverse events,TEAEs)和试验药物相关的不良事件(treatment related adverse events,TRAEs)、实验室检查异常、生命体征和心电图有临床意义的异常等。

对于患者 FIP,剂量爬坡部分的主要研究目的是研究在患者人群中的安全性和耐受性并寻找 MTD/MAD,确认单药或联合治疗的 RP2D;对应的主要研究终点为 DLT 观察期内的 DLT 发生率。剂量扩展部分的主要研究目的是在目标适应证人群中探索初步的安全性和有效性,对应的主要安全性终点包括 AE 的发生频率、级别等,有效性终点包括一些临床疗效终点和/或替代终点等。

(二) 次要研究目的和次要研究终点

健康受试者 FIH 研究 SAD 和 MAD 部分重要的次要研究目的包括表征单次给药以

后试验药物的 PK 特征,对应的次要研究终点是关键的 PK 参数。其他次要研究目的包括,试验药物的 PD 特征或相关的生物标志物,对应的次要研究终点包括相关 PD 指标和生物标志物的表达、变化、上/下调等;对于大分子药物,还要评价药物的免疫原性,对应的次要研究终点包括抗药抗体和中和抗体的发生率、滴度、持续时间等。

患者 FIP 剂量爬坡和剂量扩展部分的次要研究目的是表征试验药物在不同剂量水平下的 PK 特征,对应的次要研究终点是关键的 PK 参数。若涉及联合用药,试验药物和联合药物的 PK 特征可以帮助判断潜在 DDI 的风险,联合用药的安全性、初步疗效的评价可以为后续开展 Ⅱ 期临床试验选择患者人群、优化给药方案提供指导,也是研究时需要考虑和关注的方面。

二、数据分析

基于探索性目的的 Ⅰ 期临床试验,样本量通常较少。应在研究方案和统计分析计划中确定每个队列研究的样本量,并阐述其合理性。数据分析通常采用描述性分析,也可采用推断性分析,分析方法可针对每一队列研究单独考虑,也可将多个队列研究合并起来进行统计分析。

受试者个体血药浓度-时间数据可以采用非房室模型、房室模型等方法进行 PK 分析。根据研究中获得的各受试者的血药浓度数据绘制个体受试者及各组受试者的药-时曲线,通过计算药物的主要 PK 参数,全面反映试验药物在人体内 PK 特征。可使用剂量-PK 参数散点图和描述性统计分析等方法进行初步的剂量-暴露比例关系分析。

在研究数据充分的情况下,可建立受试者/患者群体 PK 模型,针对一个或多个可能影响 PK 的相关因素进行分析,如年龄、性别、种族、体重、肝/肾功能损伤、基因多态性、饮食、药物相互作用等。可以运用定量药理学的建模与模拟方法,使用不同队列研究、不同试验、不同来源(非临床数据、文献数据等)的数据合并建模,形成支持方案设计和决策的证据,为后续研究的给药方案(如首剂加倍、按体重给药、给药间隔等)提供依据。

三、风险控制

受试者的安全和健康始终应该是药物临床试验的重中之重,在研究期间获得可能影响受试者参加或继续参加试验的新的决定性信息时,应及时更新知情同意书。

数据监查委员会(data monitoring committee,DMC)可以客观公正地评估试验药物的安全性和有效性。DMC 的职责包括但不限于:安全性监查、有效性监查及对方案修订提出建议等,以降低受试者的风险。DMC 应负责实时审查所有 SAE,以评估总体安全性信息并给出建议。

伦理委员会(ethics committee,EC)应审查并批准临床试验之后方可启动临床试验,并且在整个试验期间持续对试验的伦理性进行审查。EC 应在批准时根据药物风险及临床试验时间等进行风险等级评估,明确规定持续审查频率。

　　Ⅰ期临床试验应制定针对性的风险控制计划及相应措施。风险控制计划中应包含(但不限于)以下信息:试验药物可预期的和不可预期的 AE 列表,对 AE 的监控、管理和处置等。

第四节　实例分析

一、首次人体试验起始剂量的确定

　　康替唑胺属于噁唑烷酮类药物,与该类首个上市的药物利奈唑胺相比,康替唑胺的体外抗菌活性与其相似,对金黄色葡萄球菌发生耐药可能性较利奈唑胺低。

　　根据临床前实验结果,大鼠和比格犬的 NOAEL 分别为 100 mg/kg 和 10 mg/kg。根据 NOAEL 法,安全系数定为 10,得到的 MRSD 分别为 97.2 mg 和 32.4 mg。比格犬在 20 mg/kg 剂量组于第 1～2 周观察到个别动物有不成形便,是略高于 NOAEL 但没有引起严重或持续安全性事件的剂量水平,根据该剂量换算的 MRSD 为 64.8 mg。大鼠和比格犬的急性毒性试验最大耐受量分别为 5 000 mg/kg 和 2 000 mg/kg,根据改良的 Blachwell 方法,以急性毒性试验半数致死量(median lethal dose,LD_{50})的 1/600 换算的起始剂量分别为 500 mg 和 200 mg。同类药物利奈唑胺说明书推荐临床治疗最大单次剂量为 600 mg,康替唑胺按其 1/10 计算的起始剂量为 60 mg。

　　结合药物制剂规格的便捷性和合理性,康替唑胺首次人体试验的起始剂量为 50 mg。

二、Ⅰ期临床试验设计

　　康替唑胺 FIH 共分为 3 个部分。A 部分研究健康受试者单次空腹口服康替唑胺的耐受性和安全性试验,同时在部分剂量组中进行 PK 初步研究。B 部分第一阶段研究健康受试者单次空腹口服康替唑胺后的 PK 特性;第二阶段考察高脂饮食对康替唑胺 PK 的影响。C 部分评价健康受试者普通饮食下多次口服康替唑胺后的安全性、耐受性和 PK 特性。

三、Ⅰ期临床试验结果

　　康替唑胺空腹单次给药的耐受剂量范围为 50～1 800 mg,暴露量随着剂量的增加而相应增加,800 mg 以上暴露非线性增加提示吸收饱和。进食高脂餐组的暴露量比空腹组分别增加了 133.4% 和 112.3%,末端消除速率明显加快,提示高脂食物会促进人体吸收,使体内的暴露量和暴露程度增加。受试者普通餐后多次口服康替唑胺后暴露量随服药剂量增加而增加,在人体内无蓄积。大部分 TRAE 和实验室检查异常均为轻度,所有 AE 均为一过性,未经处理均自行恢复正常。

综上所述,推荐 Ⅱ 期临床试验的适应证为复杂性皮肤及软组织感染,剂量为 600 mg 每天 2 次或 800 mg 每天 2 次,疗程 7～14 天,给药时建议与食物同服。

（张菁、张锴婷）

第七章 Ⅱ～Ⅲ期临床试验设计和实施要点

药物的临床研发完成Ⅰ期临床试验安全性评价后,就进入Ⅱ、Ⅲ期临床试验疗效和安全性评价阶段。Ⅱ期临床试验需要完成疗效的初步探索,包括概念验证试验(proof of concept,POC)和剂量探索(dose finding)试验,然后是Ⅲ期确证试验。

本章介绍Ⅱ～Ⅲ期临床试验的研究设计要素、偏倚控制方法和试验结果分析的统计学考量。

第一节 试验设计方法

一、研究设计的要素

(一) 研究对象

对于参加临床试验的患者应有明确界定。首先,必须有明确的诊断标准。一般会采用专业协会指导原则的最新诊断标准。此外,对于患者的病情、病理类型等也要有明确的规定。根据研究目标和药物的特性,研究者可以选择最能反映药物疗效的患者进行临床试验。另外,考虑到伦理、受试者的安全性、依从性及伴随疾病的干扰等问题,可以排除孕妇、儿童、有严重伴随疾病的对象。当然,临床试验必须取得受试者和/或监护人的知情同意。以上信息一般在方案的入选标准和排除标准中体现。

(二) 处理因素

在临床试验中,要明确处理因素,包括试验药物及对照药物的品种、剂量、疗程,尽量保证标准化和均一化。对于可能构成混杂的非处理因素,要进行控制。研究者既要考虑到试验组和对照组受试者的基线特征的差异,还要注意实施过程中的实施偏倚和检测偏倚。

对照药的选择是临床试验成败的一个重要因素。选择安慰剂做对照,要考虑伦理问题,入组时要控制病情,也要控制安慰剂效应,观察疗程要适当长一些。要设置研究药物的起效期,受试者过了起效期,因疗效不佳,则该病例是这个临床试验的有效病例,但疗效结果为无效。

选择阳性对照药进行非劣效临床试验，阳性对照药要有足够的循证医学证据证实该药治疗这个适应证是有效的，不能以某个已经上市的药作为有效性的证据。

如果临床试验中，有较大可能发生补救用药，则主要终点评价指标应尽可能选择定性指标（有效或无效，治愈或未治愈等）。一般要求尽可能不要补救用药，如果发生补救用药，需要审慎考虑补救用药对效应指标的影响，通过合理的方法估计目标。

（三）观察指标

观察指标是指能反映临床试验中药物有效性和安全性的观察项目。观察指标必须在研究方案中有明确的定义和可靠的依据，不允许随意修改。

观察指标需要注意区分个体终点指标和汇总评价指标，个体终点指标一般要求有较好的临床意义，重复性好，测量或评价方法可靠。尽可能用客观指标。原则上要在方案中注明测量方法（常规临床检查指标可以不写），并且要明确某个时间点的这个评价指标。

对于观察指标，在研究的设计阶段，首先需要根据研究目的，严格定义与区分主要指标和次要指标，其次是根据主要指标的性质（定量或定性）和特征（一个或多个、单一指标或复合指标、临床获益或替代指标、客观/主观指标或全局评价指标等），调整研究的统计设计策略，以达到研究的预期目的。

1. 主要指标和次要指标　主要指标又称主要终点，是与试验主要研究目的有本质联系的，能确切反映药物有效性或安全性的观察指标。主要指标应根据试验目的选择易于量化、客观性强、重复性高，并在相关研究领域已有公认标准的指标。

一般情况下，主要指标仅为一个，用于评价药物的疗效或安全性。若一个主要指标不足以说明药物效应时，可采用两个或多个主要指标。方案中应详细描述所关注的主要指标的设计参数及其假设、总Ⅰ类错误率和Ⅱ类错误率的控制策略。主要指标将用于临床试验的样本量估计，多个主要指标的情况下，将制定对总Ⅰ类错误概率的控制策略并保证研究有足够的把握度。

主要指标，包括其详细定义、测量方法（若存在多种测量方法时，应该选择临床相关性强、重要性高、客观并切实可行的测量方法）、统计分析模型等，都必须在试验设计阶段充分考虑，并在试验方案中明确规定。

次要指标是与次要研究目的相关的效应指标，或与试验主要目的相关的支持性指标。在试验方案中，也需明确次要指标的定义，并对这些指标在解释试验结果时的作用及相对重要性加以说明。一个临床试验，可以设计多个次要指标，但不宜过多，足以达到试验目的即可。

2. 复合指标　当难以确定单一的主要指标时，可按预先确定的计算方法，将多个指标组合构成一个复合指标。临床上采用的量表（如神经、精神类、生活质量量表等）就是一种复合指标。将多个指标组合成单一复合指标的方法需在试验方案中详细说明。主要指标为复合指标时，需要对复合指标中有临床意义的单个指标进行单独分析。

3. 全局评价指标　全局评价指标是将客观指标和研究者对受试者疗效的总印象有机结合的综合指标,通常是等级指标,其判断等级的依据和理由应在试验方案中明确。全局评价指标可以评价某个治疗的总体有效性或安全性,带有一定的主观成分,因此,其中的客观指标常被作为重要的指标进行单独分析。

以全局评价指标为主要指标时,应该在方案中考虑该全局评价指标与主要研究目的的临床相关性、信度和效度、等级评价标准和单项缺失时的估计方法。

4. 替代指标　替代指标是指在直接评价临床获益不可行时,用于间接反映临床获益的观察指标。一个指标能否成为临床获益的替代指标,需要考察:①指标与临床获益的关联性和生物学合理性;②在流行病学研究中该指标对临床结局的预测价值;③临床试验的证据显示药物对该指标的影响程度与药物对临床结局的影响程度一致。

选择替代指标为主要指标,可以缩短临床试验期限,但也存在一定的风险,尤其是"新"替代指标。药物在替代指标上的优良表现并不一定代表药物对受试者具有长期的临床获益,药物在替代指标上的不良表现也不一定表示没有临床获益。

二、偏倚的控制

偏倚又称偏性,是临床试验在设计、执行、测量、分析过程中产生的,可干扰疗效和安全性评价的系统误差。在临床试验中,偏倚包括各种类型的对研究方案的违背与偏离。由于偏倚会影响疗效、安全性评价结果,甚至影响临床试验结论的正确性,因此在临床试验的全过程中均须控制偏倚的发生。随机化、分配隐藏和盲法是控制偏倚的重要措施。

（一）随机化

临床试验中随机化原则是指临床试验中每位受试者均有同等的机会被分配到试验组或对照组中的实施过程或措施,分组不受研究者和/或受试者主观意愿的影响。随机化的目的是使各种影响因素(包括已知和未知的因素)在处理组间的分布趋于相似。随机化与盲法相结合,可有效避免处理分组的可预测性,控制对受试者分组的选择偏倚。临床试验的随机化的方法,一般采用区组随机化法、分层随机化法和动态随机化。

（二）盲法

由于对随机化分组信息的知晓,研究者可能选择性入组受试者,受试者可能受到主观因素的影响,可能产生疗效与安全性的评价偏倚或选择性确定分析人群等。盲法是控制临床试验中因"知晓随机化分组信息"而产生的偏倚的重要措施之一,目的是达到临床试验中的各方人员对随机化处理分组的不可预测性。

根据设盲程度的不同,盲法分为双盲、单盲和非盲(开放)。在双盲临床试验中,受试者、研究者(对受试者进行筛选的人员、终点评价人员及对方案依从性评价人员)、与临床有关的申办方人员对处理分组均应处于盲态;单盲临床试验中,仅受试者或研究者一方对处理分组处于盲态;开放性临床试验中,所有人员都可能知道处理分组信息。

双盲的临床试验,要求试验药和对照药(包括安慰剂)在外观(剂型、形状、颜色、气味)上的一致性；如果试验药与对照药用药方式有差异，还需要做到试验组与对照组在药物使用上的一致性。若要达到双盲的目的，可采用双模拟技术。在使用双模拟技术的临床试验中，受试者的用药次数与用药量将会增加，可能导致用药依从性降低。

三、试验设计的基本类型

在整个临床试验周期中，根据不同的研究目的可以采取不同的研究设计类型。在探索性早期，可以采取单臂设计、小样本对照研究等，Ⅱ期探索性后期和Ⅲ期确证性研究可以采用随机对照设计。常见的试验类型如下。

(一) 单臂设计

在疗效探索的开始阶段，可以采用单臂设计。常见的单臂设计有 Gehan 设计、Simon 两阶段设计等。Gehan 设计的单阶段设计需要设定一个最低疗效阈值，然后根据概率计算确定样本量和试验成功的最小响应例数。两阶段设计需要设定高低两个阈值，疗效低于较小的阈值为不可接受阈，疗效高于较高的阈值为可以接受阈，当中为尚不确定。在研究中根据事先确定的样本量及出现预设事件的例数决定试验是否成功。

(二) 平行组设计

平行组设计是最常用的临床试验设计类型，可为试验药设置一个或多个对照组，试验药也可设多个剂量组。对照组可分为阳性或阴性对照。阳性对照一般采用按所选适应证的当前公认的有效药物，阴性对照一般采用安慰剂，但必须符合伦理学要求。试验药设一个或多个剂量组取决于试验的目的。

(三) 交叉设计

交叉设计是按事先设计好的试验次序，在各个时期对受试者逐一实施各种处理，以比较各处理间的差异。交叉设计是将自身比较和组间比较设计思路综合应用的一种设计方法，它可以较好地控制个体间的差异，以减少受试者人数。

最简单的交叉设计是 2 种药物 2 个阶段的形式，又称 2×2 交叉设计，对每个受试者安排 2 个试验阶段，分别接受 A、B 2 种试验用药物，而第一阶段接受何种试验用药物是随机确定的，第二阶段必须接受与第一阶段不同的另一种试验用药物。因此，每个受试者接受的药物可能是先 A 后 B(AB 顺序)，也可能是先 B 后 A(BA 顺序)，故这种试验又简记为 AB/BA 交叉试验。两阶段交叉试验中，每个受试者需经历以下几个试验过程，即准备阶段、第一试验阶段、洗脱期和第二试验阶段。

每个试验阶段的用药对后一阶段的延滞作用称为延滞效应。前个试验阶段后需安排足够长的洗脱期或有效的洗脱手段，以消除其延滞效应。采用交叉设计时应考虑延滞效应对试验数据分析评价的影响。

(四) 适应性设计

在探索性研究阶段，可以参考的数据非常有限，因此可能造成设计元素存在较大的偏差，从而直接影响试验的成败。由于药物研发的推动和技术方法的发展，适应性设计也得到越来越多的研究与应用。适应性设计允许根据试验期间累积的数据对试验设计进行修改,以修正初始设计的偏差,从而增加试验的成功率,提高试验的效率。

成组序贯设计是最早应用于临床试验的适应性设计,其后,适应性设计较广泛地用于样本量的重新估计,现今逐步推广和发展到多种类型的试验设计,例如两阶段设计、平台试验设计等更为复杂的设计。适应性Ⅱ/Ⅲ期无缝设计是目前常见的一种适应性设计。这种设计具有很多优点,例如可以缩短通常由Ⅱ期临床试验结束时到Ⅲ期临床试验开始时的时间间隔、减少试验的总样本量、缩短试验的时长、减少试验的费用等。同时,因Ⅱ期入组的受试者有更长的随访时间,有时可以更早地观察到药物的长期安全性。

四、多中心试验

多中心试验指由一个单位的主要研究者总负责,多个单位的研究者参与,按同一个试验方案同时进行的临床试验。多中心试验可以在较短的时间内入选所需的病例数,且入选的病例范围广,临床试验的结果更具代表性。但影响因素亦随之更趋复杂。

多中心试验必须遵循同一个试验方案在统一的组织领导下完成整个试验。各中心试验组和对照组病例数的比例应与总样本的比例大致相同。多中心试验要求试验前对人员统一培训,试验过程要有良好的质控措施。当主要指标易受主观影响时,需进行统一培训并进行一致性评估。当主要指标在各中心的实验室的检验结果有较大差异或参考值范围不同时,应采取相应的措施进行校正或标准化以保证其可比性,如采用中心实验室检验等。如预期多中心间检验结果有较大差异,应在临床试验方案中预先规定可能采用的差异性的检验及校正方法。

在多中心临床试验中,可按中心分层随机;当中心数较多且每个中心的病例数较少时,可不按中心分层。

五、样本量

在确证性临床试验中,样本量应具有足够大的统计学检验把握度,以确保对所提出的问题给予一个可靠的回答,同时也应综合考虑监管部门对样本量的最低要求。样本量的大小通常以临床试验的主要疗效指标来确定,如果需要同时考虑主要疗效指标外的其他指标(如安全性指标或重要的次要指标),应明确说明其合理性。一般来说,在样本量的确定中应该说明以下相关因素,包括设计的类型(如优效、等效、非劣效)、主要疗效指标的明确定义、临床上认为有意义的差值、检验统计量、检验假设中的原假设和备择假设、Ⅰ类和Ⅱ类错误率及脱落和方案违背的比例等。在以事件发生时间为主要疗效指标的生存分析中,可以根据统计学检验把握度直接得到试验所需事件数。需要根据事件发生率、入组速度及随访时间推算试验所需样本量。

样本量的具体计算方法及计算过程中所需用到的主要指标的统计参数（如均值、方差、事件发生率、疗效差值等）的估计值应在临床试验方案中列出，同时需要明确这些估计值的来源依据。

第二节 试验结果分析的统计学考量

在临床试验数据的统计分析中，需要明确治疗效应是否存在，并合理估计其大小。哪些受试者应当包括在内，哪些受试者不应当包括在内，这是分析试验结果时首先要考虑的"分析集"（analysis set）问题。

构建相应临床问题的"估计目标"有助于精确描述治疗效应，对于可能影响治疗效应的"伴发事件"需要深思熟虑地定义，如终止分配的治疗，使用额外或其他治疗，或终末事件（如死亡）等。并且要事先确定如何控制伴发事件对于效应值的影响，进行敏感性分析。

一、分析集

（一）分析集的种类

1. 意向性治疗分析集 意向性治疗（intention to treat，ITT）分析集是指对主要分析应当将所有已随机化的患者作为所分到的处理组的患者进行随访、评价和分析而不管其是否依从计划的治疗过程。这种保持初始的随机化的做法对于防止偏性是必要的，并且为统计学检验提供了可靠的基础。

2. 全分析集 鉴于意向性治疗原则在实践中贯彻的困难，ICH E9 统计分析指导原则中提出了全分析集（full analysis set，FAS）的概念。FAS 是指尽可能按 ITT 原则的病例集中，由所有已随机化的病例中以合理的方法尽可能少地排除病例。

已经随机化的患者有时不得不从 FAS 中剔除。主要有以下情况。

（1）违反合法性（eligibility violation）：是指患者违反了主要入组标准，本不应当进行随机化。

（2）患者未曾用药：如果患者在随机化之后从未用过试验药物，则从 FAS 中剔除是合理的。一般来说，这时仍然符合 ITT 的原则。

（3）没有任何数据：如果患者在随机化之后没有进行测定，因而没有数据，也必须剔除。

3. 符合方案集 符合方案集（per protocol set，PPS），有时也称"有效病例"（valid cases）或"可评价"（evaluable）病例。它是指 FAS 中更加符合方案的受试者的子集。这部分病例具有以下特征：①完成了预先确定的治疗的最小量；②主要变量可以测定；③没有重大的对方案的违反。

4. 安全集　安全集(safety set，SS)是指曾经应用其所在组药物至少一次者，用于安全性分析。安全集用于安全性的分析，不管患者是否包含在符合方案集中，只要患者用过至少一次药，就应当统计其不良事件和不良反应。

（二）分析集的比较和应用

FAS 尽量遵照 ITT 的原则，尽量保留已随机化的病例，因而较能防止偏性并为统计分析提供可靠的基础。但是，由于应用了末次访视结转(last observation carried forward，LOCF)等方法，患者的结果有时以疗程中间的数据代替，因而可能使疗效的估计偏低，即比较保守。但这种情况所提供的疗效的估计却更接近实际情况（在实践中也会有患者退出治疗）。

符合方案集能更好地反映试验方案的科学模型，但由于排除了一部分在治疗中途退出或失落的患者，因而可能夸大了疗效。如果患者对方案的违反与处理有关（如果某组疗效不好则患者更易退出），则会有较严重的偏性。

在优效性试验中，为了避免由于符合方案集对疗效的偏大估计，一般以 FAS 作为主要的分析集，因为它比较保守。而在等效或非劣效性试验中用 FAS 一般并不保守。

在证实性(confirmative)试验时，通常应当同时作 FAS 和符合方案的分析，从而可以对它们的差异进行讨论和解释。当 FAS 和符合方案集得出基本相同的结论时，说明试验结果可靠。

（三）估计目标和伴发事件

药物开发和批准的核心问题是明确治疗效应是否存在，并估计其大小：如何比较相同受试者接受不同治疗的结局（即如果受试者未接受治疗或接受不同治疗）。毫无疑问，随机化是对照临床试验的基石，分析时应最大限度地利用随机化的这一优势。然而，根据 ITT 原则估计治疗效应并非总是代表与监管和临床决策最相关的治疗效应。

估计目标是对治疗效应的精确描述，反映了既定临床试验目的提出的临床问题。它在群体层面上总结了同一批患者在不同治疗条件下比较的结果。估计的目标将在临床试验之前定义。一旦定义了估计的目标，即可设计试验以可靠地估计治疗效应。

在构建估计目标时需要考虑伴发事件。伴发事件是指治疗开始后发生的事件，可影响与临床问题相关的观测结果。可影响观测结果解释的伴发事件包括终止所分配的治疗和使用额外或其他治疗。使用额外或其他疗法可以有多种形式，包括改变基础治疗或合并治疗、转组治疗。

在定义临床问题时，需要根据伴发事件和治疗及结局的关系考虑不同的策略。

1. 疗法策略　伴发事件的发生与定义治疗效应无关，即无论是否发生伴发事件，均会使用相关变量的值。

2. 假想策略　设想一种没有发生伴发事件的情景。此时，体现临床问题的变量值是在所假设的情景下采用的变量值。

3. 复合变量策略　伴发事件本身可提供关于患者结局的信息,因此将其纳入变量的定义之中。

4. 在治策略　关注在伴发事件发生之前的治疗效应。

5. 主层策略　认为目标人群是会发生伴发事件的"主层"。或者,目标人群是不会发生伴发事件的主层。临床问题仅在该主层中与治疗效应相关。

基于特定估计目标的统计推断,应该对数据的局限及主估计方法统计模型中假设的偏离具有稳健性。这种稳健性应通过敏感性分析来评价。基于缺失数据,需要考虑不同的缺失原因,理由不同的填补测量进行敏感性分析。

二、比较的类型

临床试验中比较的类型,按统计学中的假设检验可分为优效性检验、等效性检验和非劣效性检验。在临床试验方案中,需要明确试验的目的和比较的类型。

优效性检验的目的是显示试验药的治疗效果优于对照药,包括试验药是否优于安慰剂;试验药是否优于阳性对照药;剂量间效应的比较。等效性检验的目的是确证两种或多种治疗的效果差别大小在临床上并无重要意义,即试验药与阳性对照药在疗效上相当。而非劣效性检验目的是确证试验药的疗效如果在临床上低于阳性对照药,其差异也在临床可接受范围内。

在显示后两种目的试验设计中,阳性对照药的选择要慎重。所选阳性对照药需是已广泛应用的、对相应适应证的疗效和用法用量已被证实,使用它可以有把握地期望在目前临床试验中表现出相似的效果;阳性对照药原有的用法用量不得任意改动。阳性药物选择时应考虑以下两个方面。

1. 阳性对照有效性的既有证据　阳性对照效应来源于文献报道的有良好试验设计的试验结果,这些历史试验已明确显示本次非劣效试验中采用的阳性对照或与其类似的药物优于安慰剂,且随着时间迁移,阳性对照的疗效基本维持稳定。根据这些试验结果可以可靠地估计出阳性对照的效应大小。阳性对照的效应量是非劣效试验的关键设计参数(用以确定非劣效界值),效应量估计时需要非常审慎。

2. 阳性对照药物效应的稳定性　阳性对照效应的估计来源于历史研究,虽然考虑了历史研究间的变异,但仍受到很多因素诸如当时的受试人群、合并用药、疗效指标的定义与判定、阳性对照的剂量、耐药性及统计分析方法等的影响。因此,采用非劣效试验设计时要尽可能地确保本次临床试验在以上提及的诸多因素方面与历史研究一致。

进行等效性检验或非劣效性检验时,需预先确定一个等效界值(上限和下限)或非劣效界值(上限或下限),这个界值应不超过临床上能接受的最大差别范围,并且应当小于阳性对照药与安慰剂的优效性试验所观察到的差异。非劣效界值一般由统计专家和临床医学专家共同确定。在等效值的确定中,可以用类似的方法确定下限和上限。从技术层面来说,等效性检验双侧置信区间(confidence interval,CI)等同于两个同时进行的单侧假设检验,而非劣效检验是单侧检验。非劣效/等效检验统计推断一般采用置信区间法。值得注意的是,两组之间的差别无统计学意义并不能得出两组等效或非劣效的结论。

（罗剑锋）

第 八 章　药物真实世界研究

第一节 | 真实世界研究概述

随机对照临床试验(randomized controlled trial,RCT)被认为是评价药物有效性的"金标准",并为药物临床试验普遍采用。RCT 严格控制试验入组与排除标准和其他条件,并进行随机化分组,因此能够最大限度地减少影响因果推断的因素,使得研究结论较为确定,所形成的证据可靠性也较高。但 RCT 亦有其局限性:严苛的入排标准可能会使试验人群对目标人群的代表性变差;所采用的标准干预与临床实践用药不完全一致;有限的样本量和较短的随访时间导致对罕见不良事件探测不足等。这些局限性使得 RCT 的研究结论外推于实际临床应用时面临挑战。此外,对于某些缺乏有效治疗措施的罕见病和危及生命的重大疾病,常规 RCT 或难以实施,或需要高昂的时间成本,或可能引发伦理问题。因此,在药物研究领域如何利用真实世界证据(real world evidence,RWE),或者将其作为 RCT 的辅助证据,用以评价药物的有效性和安全性,已成为全球相关监管机构、制药工业界和学术界共同关注且极具挑战性的问题。

参考国家药品监督管理局药品审评中心 2019 年的文件《真实世界证据支持药物研发的基本考虑》,真实世界研究的几个重要概念的定义如下。

真实世界研究定义为:在真实世界环境下收集与患者有关的数据(真实世界数据),通过分析,获得医疗产品的使用价值及潜在获益或风险的临床证据(RWE),其主要研究类型是观察性研究,也可以是实用临床试验(pragmatic clinical trial,PCT)。

真实世界数据:与患者使用药物及健康状况有关的和/或来源于各种日常医疗过程所收集的数据。

国内真实世界数据的常见来源包括:①卫生信息系统(health information system,HIS);②医保系统;③疾病登记系统;④国家药品不良反应监测哨点联盟(China ADR Sentinel Surveillance Alliance,CASSA);⑤自然人群队列数据库;⑥组学相关数据库;⑦死亡登记数据库;⑧来自移动设备端的数据;⑨其他特殊数据源。

RWE 是通过对真实世界数据的分析获得的关于医疗产品的使用情况和潜在获益或

风险的临床证据。该定义在概念上不限于通过回顾性观察研究获得证据,还允许前瞻性地获取更广泛的数据以形成证据,特别是包括实用临床试验一类的研究设计。

第二节 | 药物真实世界研究设计

一、使用真实世界数据作为对照的单臂试验

使用外部对照具有局限性,主要包括医疗环境不同,医疗技术随时间变化,诊断标准不同,结局测量不同,患者的基线水平不同,干预多样化,数据质量难以保证等。这些局限使得研究对象的可比性、研究结果的精确性、研究结论的可靠性和外推性等均面临挑战。

为克服或减少这些局限,首先要确保所采集的数据符合真实世界数据的相关质量要求。其次,在设计方面,采用平行外部对照设计要优于历史对照,前瞻性平行外部对照可采用疾病登记模式,保障数据记录尽可能完整、准确。其三,在统计分析方面采用恰当的方法,如合理利用倾向评分(propensity scores,PS)方法、虚拟配对对照(virtual matched control)方法等。

单臂试验可用于探索性试验与确证性试验,当用于上市前确证性试验时,应评估单臂试验的适用性及可行性,应充分阐述目标适应证当前的治疗现状、历史数据的可靠性、亟待解决的临床需求,以及本品已获得的安全有效性数据。原则上,单臂试验适用于在严重危及生命且缺乏标准治疗手段的难治疾病背景下,疗效突出的单药治疗;将重点评估疗效是否具备显著优于现有治疗的潜力,值得采用单臂试验加速研发。

单臂试验通常采用历史对照,常用目标值法。单臂试验的历史对照需来自高级别的循证医学证据,应具备相近年代、相似疾病背景和足够样本量的特点,常来源于单个RCT、系统回顾或荟萃分析。目标值确定应基于疾病背景、同类产品和本品的临床数据,通常取历史疗效数据的上限(常用95%上限),当单臂试验结果的95%可信限下限(高优指标)高于目标值时可得到阳性结论。

单臂试验应特别关注试验人群代表性,避免人为排除预期疗效较差的受试者。由于单臂试验是开放操作,容易受到主观影响,主要评估指标应尽可能采用客观指标(如肿瘤临床采用影像学评估,且由独立的影像学评估委员会进行评判),为避免人为脱落或提前终止无效病例,通常将单臂试验主要分析人群定义为ITT(意向性治疗)人群。

二、对照研究

采用真实世界数据可以开展观察性研究和干预性研究。

采用真实世界数据开展观察性研究时,研究者常常采用队列研究(包括前瞻性、回顾

性与双向队列）、病例-对照研究、巢式病例-对照研究、自身对照的病例系列等设计类型来评价治疗结局。研究者可以根据数据库与研究问题的匹配程度，选择不同的研究设计，必要时也可以同时选择多种研究设计。这些观察性对照研究可以参考一般的流行病学书籍。

实用临床试验（PCT）是指尽可能接近临床真实世界环境的临床试验，是介于 RCT 和观察性研究之间的一种研究类型。与 RCT 不同的是，PCT 的干预既可以是标准化的，也可以是非标准化的；既可以采用随机分组方式，也可以自然选择入组；受试病例的入选标准较宽泛，对目标人群更具代表性；对干预结局的评价不局限于临床有效性和安全性等。与观察性研究不同的是，PCT 是干预性研究，尽管其干预的设计具有相当的灵活性。

由于 PCT 需要考虑所有可能的潜在因素的影响，包括各种偏倚和混杂因素的影响，故其研究设计和统计分析较为复杂，所需的样本量通常远超 RCT 设计。PCT 如果采用随机化方法将减小混杂因素等偏倚的影响，从而提供稳健的因果推断。此外，PCT 在大多数情况下不采用盲法，对于如何估计和纠正由此产生的检测偏倚，需给予足够的重视。由于是在更接近真实临床实践环境下开展的研究，与其他研究类型相比，PCT 所获得的证据被视为最好的且可行的 RWE。

三、研究设计关键点

真实世界研究可能存在各种偏倚和混杂因素的影响，如何控制这些影响因素，对试验设计及结果可靠性具有重要意义，常用影响因素及控制方法如表 8-1 所示。

表 8-1　真实世界研究涉及偏倚类型和控制方法

偏倚分类	具体偏倚名称	偏倚产生原因	如何避免
选择偏倚	入院率偏倚（admission rate bias）	利用住院患者或者门诊就诊患者作为研究对象时，不同医院患者在疾病严重程度，处方分配比例等方面均存在差异，可能导致研究结果产生偏倚	在使用数据库开展研究时，需在设计阶段考虑所使用的数据库人群对源人群的代表性
	罹患率偏倚（prevalence bias）	在基于数据库开展的研究中，没有区分现患者和新发病例	采用新发病例或新用药者设计
	幸存者偏倚（survivor bias）	现用药者只反映那些可以耐受治疗，并且极有可能是治疗有效的人群	纳入几种不同的比较组（如新用药者、现用药者和既往用药者等），并比较各组内观察到的潜在偏倚的差别

（续表）

偏倚分类	具体偏倚名称	偏倚产生原因	如何避免
	健康使用者偏倚（healthy user bias）	具有某些健康行为的患者也倾向于依从其他健康行为（有效的药物治疗、饮食、体力活动等）	定义研究对象纳入标准时，参考患者入组前的依从性
	特发性偏倚（protopathic bias）	由疾病或其他结局事件的基线表现而导致某种特别疗法或暴露开始、停止或改变时	在研究设计阶段，应尽最大可能从整体上理解与疾病进展相关的病理生理学机制
	恒定时间偏倚（immortal time bias）	随访开始之后再对暴露进行分组，或按照随访开始之后所获得的信息提出某些研究对象	采用新用药者设计；纳入排除标准的定义完全基于随访开始之前（基线）所获取的信息
	检出征候偏倚（detection signal bias）	在疾病和暴露之外存在一个征候因素，即一种临床症状或体征；这种症状或体征不是疾病的危险因素，但人们因具有这种征候去就诊，从而提高了早期病例的检出率；致使过高地估计了暴露程度，因而产生了系统误差，最终可能得出该征候因素与该疾病有联系的错误结论	延长收集病例的时间，使其超过由早期向中、晚期发生的时间，则检出病例中暴露者的比例会趋于正常
信息偏倚	难以测量的时间偏倚（immeasurable time bias）	药物暴露的时间无法准确测量或被记录	尽可能收集全面的药物暴露信息
	回忆偏倚（recall bias）	患者对过去经历的暴露或其他相关事件的回忆不准确	避免对过去较长时间经历暴露或事件的调查；慎用经回忆获得的变量
	调查员偏倚（interviewer bias）	调查员倾向性诱导患者的回答以支持其预先的假设	充分培训调查员，防止先入为主的观念
	观察者偏倚（observer bias）	根据预先知道暴露的分组情况而对结果做出主观判断	针对需要主观判断的结局，尽量使调查员处于盲态，不了解患者的暴露分组情况
	测量偏倚（measurement bias）	调查员对研究变量和数据进行测量时产生的偏倚，如仪器未校正、操作不规范、调查方法不统一等	设置严格的调查和操作流程；调查员培训
混杂偏倚	指示混杂（confounding by indication）	医生对待研究暴露药物的处方与患者表现的指示征相关，从而产生偏倚	在设计阶段处理混杂：新用药者设计；重视收集额外的协变量信息，对可能影响结局的变量进行充分地测量和模拟；在分析阶段处理混杂：分层；倾向评分；敏感性分析

（续表）

偏倚分类	具体偏倚名称	偏倚产生原因	如何避免
	残余混杂（residual confounding）	暴露组和对照组的某些信息不可比；由于暴露组和对照组出于不同领域，研究对象的收集过程存在差异或研究对象代表不同源人群	充分考虑暴露组和对照组源人群特征，尽量控制相关因素

引自：彭晓霞，舒啸尘，谭婧，等.基于真实世界数据评价治疗结局的观察性研究设计技术规范[J].中国循证医学杂志,2019,19(7):779-786.

第三节 | 真实世界临床药理学研究

一、研究内容

真实世界研究是药物研发的一种策略和路径，是药物安全性和有效性证据的重要来源，对 RCT 证据具有重要的补充和验证作用。特别是针对缺乏有效治疗措施的罕见病和危及生命的重大疾病，不适宜开展药物的 RCT 研究，真实世界证据可以作为监管决策的重要参考依据。

药物研发过程中的临床药理学研究始终围绕剂量展开，通过评估影响药动学（PK）/药效学（PD）的内在和外在因素，基于各期临床试验数据，建立剂量-暴露-效应之间的关系，为药物上市说明书的用法用量、特殊人群用药、给药方案调整、药物配伍禁忌等部分提供证据支持。

在真实世界的常规医疗实践中，随着患者病情、用药依从性等因素的改变，药物治疗的中断、加药和换药等随时间变化的情况十分常见，同时，针对更广大人群的用药需求，以及临床应用中出现的给药方案合理性的问题，都需要借助临床药理学研究的方法和手段进一步研究和完善。因此，围绕药物不同剂量、用药时间、用药策略或用药改变之间变化的临床药理学研究也是真实世界研究的主要内容之一，如起始剂量的合理性、特殊人群的用药方案探索、对比停药、换药、减药和维持用药方案的差异等。

二、研究类型

（一）PK/PD 研究

在某些治疗领域，如抗菌药物研究，PK/PD 指数与临床疗效和微生物疗效的相关性很高，结合 PK/PD 模型分析，可以筛选药物预期体内达到最大抑菌/杀菌效果的给药方案，为目标适应证的临床给药方案的制订提供参考，尤其是对特殊人群或者治疗方案有限的患者人群,这样的给药方案的探索十分有意义。

以抗菌药物的真实世界研究为例,基于临床应用中发掘的问题,或潜在期望拓展的新适应证,如特殊部位的感染(中枢神经系统感染),可以设计 PK/PD 研究,以 PK 参数为主要终点,设计对应的采血点,计算关键 PK 参数,同时测定感染部位分离病原菌菌株的体外最低抑菌浓度(minimum inhibitory concentration,MIC),得到关键 PK/PD 指数,如% f T>MIC(即游离药物浓度高于 MIC 时间占给药间隔百分比)和/或 fAUC/MIC(即游离药物暴露量高于 MIC 比值)。再进一步基于 PK/PD 模型模拟,预测不同给药方案下,在不同 MIC 水平下的 PK/PD 达标概率(probability of target attainment,PTA)和对某一菌种的累计响应百分比(cumulative fraction of response,CFR),寻找到对目标病原菌预期体内达到最大杀菌效果的给药方案。

(二) 剂量优化研究

有时药物在首个适应证获批上市时,基于风险获益比的综合考量,并没有充分的临床药理学研究支持上市说明书剂量的合理性,如严重危及生命的疾病、无现有可用可行治疗手段的疾病、罕见病等,这些临床急需的药物往往通过小样本临床试验、单臂临床试验或依靠境外数据豁免临床直接申请上市,对于剂量合理性的评估不足,可能会影响药物在真实医疗实践中的安全性和有效性。

有的药物在临床研究的过程中,给药方案的合理性尚未研究透彻,如起始剂量过高导致较高比例患者发生剂量下调,如滴定方案设计不合理导致患者无法提高或维持疗效所需剂量水平等。为了增加药物的可及性和用药的安全性,基于真实世界数据的临床药理学研究十分必要。

随着临床实践中常规收集和电子存储的医疗信息越来越丰富,日常医疗过程中的各类纵向信息为真实世界研究提供了数据基础,如电子健康记录数据中药物处方等数据记录了用药起始和改变的时间,各科室各类实验室检查信息和疗效评估信息及其随时间和疾病进程变化的档案记录,由于数据量较大而保证了亚组分析具有较大的样本量,由于跟踪时间长从而对评估长期用药的安全性和有效性更有价值,这些都允许更精细地研究不同给药方案对临床结局的影响。

在研究目的主要为剂量优化的真实世界研究(real world study,RWS)中,可以考虑纳入 PK 研究,血药浓度是一个相较于粗放的剂量更精细化的个体指标,且前期的临床试验数据已对药物的 PK 特征进行了充分的表征。可以结合 RWS 研究方案中安全性实验室检查的访视点,设计合理的稀疏 PK 采血点,收集与疗效、安全性有关联的血药浓度数据,基于已建立的药物剂量-暴露-效应关系,对不同给药方案的临床结局给出更精细更科学的依据。

(三) 儿童用药研究

儿童临床试验与成人试验相比,因入组缓慢和依从性差等人群特殊性问题,常导致药物在儿童中收集的有效性和安全性评价证据不足,影响了儿科临床用药品的可及性和使用规范性。RWS 作为新研究方法中的一种,已逐步用于支持儿童药物的研发与审评,为新药注册、扩展儿童适应证、完善儿童剂量方案等提供支持。

对于境外已批准用于成人和儿童、中国已批准用于成人的药品，通常采用数据外推策略申报儿童适应证。按照国家药品监督管理局药品审评中心发布的《成人用药数据外推至儿科人群的技术指导原则》，对于符合豁免儿童临床试验直接申请上市的药物，通常要求在上市后开展 RWS，以验证基于外推的中国儿童剂量的合理性，并收集用药安全性数据，以及为可能涉及的针对中国儿童的剂量优化提供依据。

在设计 RWS 时建议加入儿童 PK 研究，在已知成人的药物剂量-暴露-效应关系研究证据基础上，设计合理的采血点，通过药物体内暴露，即 PK 数据的桥接，从成人剂量外推拟用于儿科人群的剂量。结合收集的儿科人群的安全性数据，验证拟定儿童给药方案的合理性。有时根据外推结论的不确定性，在 RWS 中可考虑选择合适的儿科人群开展 PK/PD 研究，以揭示药物在儿科人群的体内暴露-效应关系，并与成人的体内暴露-效应关系进行比较，再结合安全性数据，验证拟定剂量的合理性。

RWS 还可以应用于扩展（如向低龄儿童扩展）或精准化适用人群、优化给药剂量（如根据体重或体表面积细化剂量）或频次等，进一步完善药物的治疗学效应和扩充儿童给药方案合理性信息。建议根据研究目的选择合适的 RWS 设计。

第四节 | 真实世界研究数据管理与统计分析

一、真实世界研究数据管理

（一）真实世界数据的挑战

真实世界数据是指来源于日常所收集的各种与患者健康状况和/或诊疗及保健有关的数据。真实世界数据的记录、采集、存储等流程缺乏严格的质量控制，可能存在数据不完整，数据标准、数据模型和描述方法不统一等问题，对真实世界数据的有效使用形成了障碍。如何使收集的真实世界数据能够成为或经治理后能够成为满足临床研究目的所需的分析数据，是使用真实世界数据形成真实世界证据的关键问题。

（二）真实世界数据的适用性

真实世界数据的适用性评价应基于特定的研究目的。适用性评价可分为两个阶段，第一阶段是从可及性、伦理、合规、代表性、关键变量完整性、样本量和源数据活动状态等维度，对源数据进行初步评价和选择，判断其是否满足研究方案的基本分析要求；第二阶段包括数据的相关性、可靠性，以及采用的或拟采用的数据治理机制（数据标准和通用数据模型）的评价分析，经治理的数据是否适用于产生真实世界证据。

1. 相关性评价的维度 ①关键变量和信息的覆盖度，如存在部分缺失，需充分评估是否能够使用可靠的统计学方法进行填补，以及对于因果推断结果可能造成的影响；②药物治疗和临床结局定义的准确性；③目标人群的代表性；④多源异构数据的融合性。

2. 可靠性评估维度　①完整性，即数据信息的缺失程度，包括变量的缺失和变量值的缺失；②准确性，包括源数据是否准确、数据值域是否在合理范围、结局变量随时间变化趋势是否合理、编码映射关系是否对应且唯一等；③透明性，即真实世界数据的治理方案和治理过程清晰透明，应确保能够追溯至源数据，并反映数据的提取、清洗、转换和标准化过程。

（三）真实世界数据的治理

分为回顾性研究与前瞻性研究，对回顾性收集的数据需经数据治理，而对前瞻收集的数据则采用数据管理的方法，前瞻性研究的数据管理可参见相关章节（第九章）。数据治理是指针对特定临床研究问题，为达到适用于统计分析而对原始数据所进行的治理，其内容包括但不限于：数据安全性处理、数据提取（含多个数据源）、数据清洗（逻辑核查及异常数据处理、数据缺失处理）、数据转化（数据标准、通用数据模型、归一化、自然语言处理、医学编码、衍生变量计算）、数据传输和存储、数据质量控制等若干环节。

真实世界研究涉及个人信息保护应遵循国家信息安全技术规范、医疗大数据安全管理相关规定，对个人敏感信息应进行去标识化处理。数据提取的方法应通过验证，以保障提取到的数据符合研究方案的要求。数据提取应确保提取到的数据与源数据的一致性，应对提取到的数据与源数据进行时间戳管理。数据清洗是指对提取的原始数据进行重复或冗余数据的去除、变量值逻辑核查和异常值的处理，以及数据缺失的处理。需要注意，在修正数据时如果无法追溯到主要研究者或源数据负责方签字确认，数据不应做修改，以保证数据的真实性。数据转化是将经过数据清洗后原始数据的数据格式标准、医学术语、编码标准、衍生变量计算，按照分析数据库中对应标准进行统一转化为适用真实世界数据的过程。

针对注册目的的真实世界研究，应事先制订真实世界数据治理计划书，计划书中应说明使用真实世界数据用于监管决策的目的、使用真实世界数据的研究设计，还应对真实世界数据源数据进行说明，包括但不限于：真实世界数据源数据/源文件的类型；真实世界数据的源数据/源文件，适当评价其既往应用情况，说明采用的理由；真实世界数据的治理，即由真实世界数据的来源到分析数据库的治理过程；采用的数据模型和数据标准；缺失数据的处理方法；减少或控制潜在偏倚所采取的措施；质量控制和质量保证；真实世界数据的适用性评估。

二、真实世界研究统计分析

相较于 RCT 研究，真实世界研究中的统计分析更需要关注对混杂效应的控制，以避免得出有偏倚的效应估计。

（一）描述性分析

考虑可能的混杂因素，进行分层描述统计。

(二) 协变量的选择

协变量的选择方法可以基于相关疾病和治疗领域的背景知识,对所有观测到的、可能与结局相关的基线变量,已知的结局相关危险因素,以及治疗或结局的所有直接起因变量。具体选择方法可分为两类,一类是基于暴露至结局相关路径构成的因果关系网络,识别出风险因子、混杂因素、中间变量(intermediate variable)、时变混杂因素(time-varying confounder)、碰撞节点变量(collider variable)及工具变量(instrumental variable)等。另一类协变量选择方法是基于高维自动变量选择的方法,从数据中经验的学习变量间的相关关系,筛选出与处理因素和/或结局变量相关的变量作为协变量。

(三) 常用协变量调整方法

1. 回归模型进行调整分析　利用各类回归模型对潜在混杂因素进行调整,回归模型的选择应考虑:模型的假设是否成立,自变量的选择是否恰当,是否需要利用汇总的协变量(如倾向评分或疾病风险评分),暴露变量和反应变量(结局事件)的发生率等。

2. 倾向评分　定义为在观察到的协变量条件下,观察对象接受某种处理(或暴露)的概率,可以综合概括所有已观测到的协变量的组间均衡性。对基于这些协变量的倾向评分进行调整,可以有效地控制混杂效应,是一种在有较多协变量的情况下对混杂效应的调整方法,通常可采用倾向评分匹配法、倾向评分分层法、逆概率加权法、倾向评分回归。利用倾向评分进行因果效应估计时,需要判断倾向评分接近的患者在不同组间的协变量分布是否均衡、不同组间倾向评分分布的重合性如何。需注意的是,倾向评分匹配方法只能对已知的观测到的协变量进行调整,对未知或未观测到的协变量需要借助敏感性分析进行评价。

3. 疾病风险评分　定义为假定无暴露和特定协变量条件下,发生结局事件的概率。估计疾病风险评分的方法一般分为两类:一类是利用研究样本的所有观测值进行拟合,将暴露与协变量作为自变量,研究结局作为因变量得到相应的疾病风险评分预测值;另一类是仅利用无暴露的样本估计疾病风险评分,然后将所有研究样本的协变量取值回代入疾病风险评分模型,对所有研究样本计算相应的疾病风险评分预测值。对于结局事件常见但处理(暴露)因素罕见,或者可能存在多重暴露的研究,疾病风险评分方法是一种较好的选择,能够平衡不同组间样本的基线疾病风险。

4. 工具变量　传统多元回归、倾向评分和疾病风险评分等方法只能控制已测混杂,对未知或无法测量的混杂因素无法调整。工具变量能够控制未观测到的混杂因素,进而估计出处理与结局的因果效应。如果某变量与处理因素相关,并且对结局变量的影响只能通过影响处理因素实现,同时与暴露和结局的混杂因素不相关,那么该变量可以称为一个工具变量。工具变量必须与暴露和结局的所有观测到或未观测到的混杂因素不相关,工具变量对结局不能有直接影响,除非通过处理至结局的通路间接作用于结局,工具变量必须与研究的处理因素相关,而且相关性越高越好。可采用二阶段最小二乘估计等方法利用工具变量进行因果效应估计。

（四）敏感性分析和偏倚的定量分析

上述各种因果推断方法均有各自的适用条件和假设，需要针对这些假设进行敏感性分析，以期对因果推断结果的稳健性进行评价。关于偏倚的定量分析，可采用以下步骤：①结合因果结构模型和观测数据，鉴别可能的偏倚；②利用含有假设的因果图计算偏倚的大小及其对因果效应解释的影响；③结合研究目的和偏倚模型，利用偏倚参数的分布来评价偏倚的大小和不确定性。

（罗剑锋、张菁、张锴婷、付海军）

第九章　临床研究数据管理和统计分析

第一节　临床研究数据的管理

临床研究数据质量直接影响药物审评的效率、结果的重现性及结论推断的可信性，为了使研究数据成为验证药物安全有效的有力证据，得到真实可信的研究结论，保证临床研究数据的质量是至关重要的。数据的质量决定了临床研究的质量。

无论纸质还是电子临床研究，数据都应当遵循 ALCOA＋标准，以保证研究和数据的质量。ALCOA＋数据质量标准包括可归因性（attributable）、易读性（legible）、同时性（contemporaneous）、原始性（original）、准确性（accurate）、完整性（complete）、一致性（consistent）、持久性（enduring）和可获得性（available when needed）。

数据管理部门在确保数据高质量中发挥着十分重要的作用。然而，数据管理是一项需要多部门配合的、多维度、全方位的工作，在实际项目过程中，如果没有研究中心、监查部门、医学、统计等部门的协同合作，仅仅依靠数据管理部门是无法完全保证数据质量的，任何一个维度的短缺都会给研究数据带来极大的质量隐患。因此，跨部门有序、合理、协调的合作才能获取高质量的数据。

为了更好地保障受试者权益，也更加标准化临床研究数据管理的规程，保障研究数据的真实完整，我国监管部门充分借鉴了国际相关通用法规和技术指南，并结合我国当前数据管理的现状，不断出台和完善相关法规和指导原则。2015 年颁布的《临床试验数据采集系统技术指导原则》对电子数据采集系统提出了要求和标准；《临床试验数据管理计划和统计分析计划技术指导原则》对数据管理计划的内容提出了要求。2020 年推行了《药物临床试验数据递交指导原则（试行）》，对国内临床研究数据递交工作的规范起到了指导性的作用。

一、数据管理的主要工作

（一）病例报告表的设计
病例报告表（case report form，CRF）是临床研究中收集、记录和保存受试者数据的载体。一份设计良好的病例报告表不仅便于研究者填写,能收集到正确完整的数据,而且便于数据管理,能减少错误的发生。

1. 病例报告表的设计原则 CRF 的设计应符合药政监管的要求,不得出现受试者的姓名、住院号等隐私信息;应在充分理解和遵循临床研究方案的基础上设计 CRF,以使收集到的数据能够符合临床研究的目的;CRF 的设计需要满足统计分析和研究总结报告的要求,同时也要避免收集不必要的信息,尽量减少重复信息和交互检查;在 CRF 设计过程中尽可能采用标准化、选择模式收集数据,便于不同专业背景的病例报告表使用者更准确地理解收集的数据指标的定义;并尽可能实现用计算机程序来量化和衍生数据结果。另外,CRF 的设计还应当从使用者的各种需求角度去考虑和设计数据采集表格,便于使用者填写和录入。

2. 病例报告表的内容 病例报告表收集的数据主要有两大类:回答方案基本假设的数据,即安全性和有效性数据;用于研究管理和记录 GCP、法规依从性的支持性数据。CRF 在内容的结构和排列上需要参考国际通行的临床数据获取协调标准(clinical data acquisition standards harmonization,CDASH)。CDASH 标准常将除通用标识符(如受试者编号)、通用时间变量(如访视日期等)外的数据信息划分为 16 个域,包括人口学资料、体格检查、生命体征、心电图、既往治疗史、实验室检查、入选/排除标准、用药情况、物质使用、受试者特征、研究用药(治疗措施)、不良事件、注释、合并用药和研究完成(中止、脱落)报告。在设计 CRF 时可以按照 CDASH 中相对应的域(domain)来设计数据采集内容,以规范和简化各中心数据的采集。

3. 注释病例报告表或/和数据库结构文件 注释病例报告表(annotated case report form,aCRF)是在空白的 CRF 中,在记录数据的位置上,对递交的数据集及数据集中变量相应的名字进行标注的过程,它用文件记录来说明临床研究病例报告表的表格、变量条目名称、列表、访视及其他任何数据记录,也包括数据变量代码列表。它是规范临床研究数据库和每个数据集信息采集的重要工具之一。

(二) 数据库建立与测试

数据库建立人员通常根据既定的 aCRF 或/和数据库结构文件进行数据库建立,要求 aCRF 或/和数据库结构文件中至少包含变量名称、变量标签、变量顺序、类型、长度、格式等,变量的命名应尽量遵循标准数据库的结构和设置。在系统中建立逻辑检验,经用户接受测试合格后方可上线使用。测试的内容包括但不限于录入、导出、逻辑核查功能、电子病例报告表(electronic case report form,eCRF)界面、系统功能测试等。

(三) 数据录入/CRF 填写

临床研究产生的原始数据可以纸质病例报告表的形式采集,也可以电子数据采集(electronic data capture,EDC)的方式采集。数据录入流程因研究项目要求不同而有所区别,一般使用的数据录入流程包括:采用电子数据采集方式录入、双人双份录入、带手工复查的单人单次录入。

近年来,越来越多的临床研究采用电子数据采集方式采集数据,即由研究者或其授权的临床协调员将原始数据直接转抄至 EDC 中,或其他原始数据采集系统采集的原始数据由研究者确认后直接对接到 EDC 中,比如患者的电子自报告(electronic patient reported outcome，ePRO)数据,通过映射与 EDC 系统关联,研究者完成 ePRO 数据的审核确认后将数据推送至 EDC 中,完成数据录入。

(四) 数据核查与质疑管理

无论在收集和录入数据的时候多么仔细,在数据库中总能发现错误或自相矛盾的数据,为了获得清洁、真实、完整的临床数据,需要对数据进行核查、清理,及时发现并解决数据问题。

按照被核查数据的内容,数据核查可分为源数据的监查、数据库的核查(包括逻辑检验),以及汇总统计。源数据核查主要是监查员检查源数据文件与 CRF 数据的差异,从而发现错误;数据库的核查(包括逻辑检验)是指对数据库数据进行检查,主要包括数据格式的检查、完整性、一致性和合理性的检查;汇总统计是通过制表、图表的汇总数据进行核查以发现潜在的数据问题。

临床研究数据的任何问题,数据核查人员可通过发出数据澄清表(data clarification form，DCF)或在 EDC 系统发出质疑,向研究机构或第三方核实以解决数据的疑问。质疑的描述应当简洁、清晰、明确、规范、严禁诱导,避免影响数据的真实性。数据疑问由研究者或第三方的人逐一回答。数据核查人员决定关闭质疑或再次发送质疑/发出 DCF,直至数据清洁。

(五) 医学编码

临床研究中的不良事件、病史、合并用药等是 CRF 中收录的关键性数据,记录数据的临床人员因地域、文化等差异,所用的语言通常是当地医学术语或本地语言,可能会影响分析评价时的准确性。为了实现制药企业、监管部门之间监测安全性数据的交换和共享,解决不同数据库之间交换数据时的时间延误和资料丢失的问题,更准确地监测药物不良反应,采用统一的医学术语集进行编码是十分重要的。

国际医学用语词典(*Medical Dictionary for Regulatory Activities*，MedDRA)是经临床核实的国际医学术语集,被人用药品注册技术国际协调会(ICH)所在国的监管机构和生物制药公司用于上市前和上市后的不良事件的监管报告。世界卫生组织药物词典(WHO Drug Dictionary，WHO DD)是药物编码的最重要词典,对临床研究中的药物信息,上市后的药物监测报告,以及其他来源的药物信息进行分类编码和分析报告。

对于不能与词典直接匹配的词目,编码人员可以进行人工编码,如编码人员也无法确认,可通过质疑的方式与研究者进行沟通以获取更详细的信息,确认编码内容。编码过程中如发生词典版本的升级,应在升级前评价对已完成临床研究数据编码的影响,并提出解决方案。可以通过制订医学编码计划,描述医学编码的内容、编码的流程、原则、编码使用的工具及编码质控等内容,规范医学编码的操作流程。

(六) 数据库锁定

数据库锁定分为中期锁定和最终锁定,锁定后用户不再具备编辑权限,锁定后的数据被用于临床研究最终统计分析的固定数据集。一般情况下,锁库后的数据是准确可靠、没有错误的。但有时候锁库后依然会发现数据错误,是否要在数据库中修正需要由申办者、统计师、研究者等综合考虑对药物有效性、安全性分析及研究结论的影响,如果造成了严重的影响,可以解锁数据库并进行数据的修正,之后再次执行锁库流程重新锁定数据库。

二、数据质量管理体系

数据质量管理体系的建立、实施和运行是一个动态的过程。质量管理体系文件一般由 4 个部分组成:质量手册、程序文件、作业指导书、质量记录。完成质量管理体系文件后,要经过一段试运行,检验这些质量管理体系文件的适用性和有效性。

(一) 质量控制

质量控制(quality control,QC)是质量管理的一部分,强调的是质量要求。ICH E6 将质量控制定义为"质量保证系统内所采取的操作技术和活动,以查证与临床研究有关的活动都符合质量要求。"具体是指按照规定的方法和规程对 CRF 设计、eCRF 搭建、数据的采集、管理、编码、质疑、一致性检查等工作的中间品和成品进行取样、检验和复核,以保证数据管理过程及其产品符合已经确定的质量标准。

质量控制适用于临床研究机构、数据监查、计算机系统的生命周期过程、数据管理过程等数据处理的每个方面。在数据管理中,常用的质量控制方式包括过程质控(in-process QC)和实时在线质控(on-line QC)。对于 CRF 设计、数据库的设计及逻辑检验的建立等设计工作的质量控制,一般多采用过程质控的方法验证设计过程每个阶段的质量;对于研究进行阶段的质量控制,一般通过实时在线质控计算某一时间点数据的错误率来评估数据的质量。

(二) 质量保证

质量保证(quality assurance,QA)是质量管理的一部分,强调的是为达到质量要求应提供的保证措施。质量保证是一个宽泛的概念,它涵盖影响数据质量的所有因素,是为确保数据符合其预定用途并达到规定的质量要求,所采取的所有措施的总和。ICH E6 将质量保证定义为"为保证试验的进行和数据产生、留档(记录)及报告都符合 GCP 和适用的监管要求所建立的所有有计划、成体系的行为。"制定标准操作规程(standard operation procedure,SOP)、稽查数据质量、建立纠正和预防措施(corrective action and preventive action,CAPA)系统等都属于质量保证的范畴。

三、数据标准化递交

临床数据交换标准协会(Clinical Data Interchange Standards Consortium,CDISC)是一个成立于 1997 年的全球的、开放的、多学科的非营利组织。它的主要工作目标是开发和支持全球性、跨平台、跨研究的统一数据标准，方便临床研究数据的互通互联和分享，优化和完善包括研究设计、数据采集、统计分析、数据交换和递交等在内的一系列标准。其中，研究数据列表模型（study data tabulation model，SDTM）、分析数据模型（analysis data model，ADaM）、CDASH 是目前应用最为广泛的 3 个 CDISC 标准。

在我国，临床研究数据标准化尚处于起步阶段。目前，国家药品监督管理局药品审评中心鼓励申办方以 CDISC 标准递交临床研究数据及相关的申报资料。

第二节 | 临床研究数据的统计分析方法

统计分析是临床研究过程中的一个重要环节。它主要是对临床研究中产生的数据采用统计学方法进行分析，对研究药物的有效性和安全性进行探索性和/或确证性评价。特别是对于注册类临床研究而言，临床研究统计分析的结果是评价药物有效性和安全性的关键证据，因此临床研究中的统计设计与分析必须保持科学严谨的原则，既要符合一般的统计学原则与规律，也要满足 ICH 及国家相关指导原则的法规要求。

一、假设检验类型

不同于常用的差异性检验，临床研究常用优效性检验、等效性检验及非劣效检验。在假设检验的基础上，统计推断常用区间法，即计算试验组（test，T）与对照组（control，C）疗效差值的置信区间（一般用 95% 置信区间），根据置信区间与研究既定的界值比较。优效性研究是指主要目的为显示试验药物的疗效优于对照药物的临床研究；当（T－C）的 95% 可信区间下限大于 0 或者其他预设的界值时，可下优效结论。等效性检验的目的在于验证试验药物与阳性对照药物的疗效相当，即组间疗效差别在临床可接受的允许范围（即等效界值 Δ）内；当（T－C）的 95% 可信区间上限及下限落在（$-\Delta \sim \Delta$）范围内，可下等效结论。非劣效设计是在以公认有效的药物作为阳性对照的临床研究中，试验药物与阳性对照药物相比，其有效性即使在可能劣于阳性对照药物的情况下，与阳性对照药物疗效的差值也在可接受的范围（即非劣界值 Δ）内，从而证明试验药物的有效性；当（T－C）的 95% 可信区间上限大于（$-\Delta$）时，可下非劣效结论。

二、定量变量统计分析方法

（一）描述性分析

定量变量的描述性分析主要报告变量的平均水平和变异程度的统计指标。平均水平的统计指标有算术均数、几何均数、中位数；变异程度的统计指标有极差、四分位数间距、方差、标准差、变异系数。通常根据定量变量的分布类型和分布特征选择适当的统计指标,比如,服从正态分布的变量,一般采用算术均数±标准差表示;不服从正态分布的变量,一般采用中位数(下四分位数~上四分位数)表示。

对变量进行统计描述时,可采用统计表和统计图进行呈现,临床研究中常见的统计图有直条图、累计频数分布图、箱式图、散点图、线图、半对数线图等。

(二) 统计推断

单组设计的定量资料,其样本估计的参数是均值或中位数,根据正态性检验的结果选择统计方法。符合正态分布时,采用单样本 t 检验,均值的可信区间基于正态分布计算。不满足正态分布时,采用符号秩检验,中位数的可信区间基于非参数方法或者重抽样技术计算。

对于多组定量资料,若两组定量资料是配对关系,则计算差值后采用单组设计的统计方法。若组间的资料独立,则需根据各组的正态分布检验和方差齐性检验选择独立样本的 t 检验和 Wilcoxon 秩和检验(两组),或方差分析和 Kruskal-Wallis 检验(两组以上)。对于两组以上的检验,如果差异有统计学意义,可能需要根据研究设计选择合适的方法进行事后的两两比较分析。呈现结果时,需要呈现差异值(均值或中位数)及其95%可信区间。t 检验和方差分析可根据 t 分布或正态分布进行可信区间的估计。而非参数检验不基于概率分布,差值中位数的可信区间估计需采用 Hodges-Lehmann 估计或自举法(bootstrap)估计。

三、定性变量统计分析方法

(一) 描述性分析

描述定性变量的数据特征,一般展示某特征的例数和百分比,比如试验组和对照组的不良事件发生情况等。

(二) 统计推断

单组设计的定性资料常用于样本率的参数与总体的已知率之间差异性检验。例如对于有些无法设计对照组的临床研究,采用单组设计的目标值法进行统计分析,常见于医疗器械临床研究。资料整理构成一维列表,基于数据的二项分布原理和总体进行比较,大样本 ($n \geqslant 30$) 时按近似正态分布基于 Z 分布进行计算,小样本 ($n < 30$) 时采用 Clopper-Pearson 精确法或 Blyth-Still 的二项式比例计算。

针对两组或多组设计,当发生例数较少时,可采用 Fisher 确切概率检验。若响应变量是多值有序变量,可采用 Wilcoxon 秩和检验(两组)和 Kruskal-Wallis 检验(两组以上)或者 Cochran-Mantel-Haenszel 卡方检验(CMH)。若行和列的属性构成配对结构时,可用 McNemar 检验差异或用 Kappa 系数对一致性进行定性和定量的检验。若分组变量为有序多分类,而响应变量为二分类时,除了可用卡方检验外,还可使用 Cochran-Armitage 趋势检验来检验率和有序多分类变量之间是否存在线性趋势。

四、生存时间变量统计分析方法

在恶性肿瘤、慢性病等随访研究中,不仅要考虑终点事件出现与否,还需考虑观察对象达到终点所经历的时间长短。生存时间(survival time)可以泛指从规定的观察起点到某一特定终点事件出现经历的时间长度(time to event,TTE)。其三要素为观察起点、终点事件和时间的度量单位。生存分析是将终点事件的出现与否和达到终点所经历的时间结合起来分析的一类统计分析方法。

(一) 描述性分析

对于生存时间变量,常采用 Kaplan-Meier 法或寿命表法,对生存时间进行中位数及上下四分位间距的统计描述,同时绘制生存曲线直观反映生存情况。

(二) 统计推断

生存曲线的组间比较常采用的是 Log-rank 检验(对远期差异敏感)和 Wilcoxon 检验(对近期差异敏感)。生存资料的回归分析可建立多个因素对生存资料的回归模型,以便了解各个因素的独立作用。一般可分为参数模型的回归分析和半参数 COX 回归(又称比例风险回归,proportional hazards model)分析。若确定生存资料服从某特定分布(Weibull 分布、指数分布、对数正态分布或 Gamma 分布等),需使用相应的参数模型拟合,能得到更准确的结果。若生存资料的准确分布无法获得时,可采用 COX 比例风险模型,其不依赖特定分布的特点,在随访研究中得到非常广泛的应用。COX 模型的使用需要满足风险等比例的前提假设,对分类协变量可检验生存曲线是否交叉,对连续协变量需拟合偏残差与生存时间的关系。若不满足前提假设,需采用含时间依存协变量的 COX 模型。此外,某些协变量在随访过程中会发生改变,也需要采用该模型进行分析。一般的生存资料假定受试者在随访时间内最多经历一次随访事件,然而受试者可能经过多次相同或类似的结局事件(复发),针对该类生存资料需要采用 Anderson-Gill 强度模型,该模型假定每次事件类型相同且相互独立。

五、重复测量数据的统计分析方法

在纵向资料中可能会对结局指标进行多次测量,构成重复测量的数据,该实验设计在临床研究中应用广泛。由于数据的非独立性,不满足一般回归的前提假设,常用的统计方法有重复测量的方差分析、混合效应模型和广义估计模型。重复测量的方差分析的思想是总变异分解成个体内变异和个体间变异,需要满足正态性、方差齐性和球形的前提假设,但数据中存在缺失时,分析会将存在缺失的研究对象数据全部删除,有效样本量大大降低。混合效应模型和广义估计模型采用纵向数据格式,能有效利用样本的信息,根据不同的协方差矩阵结构保证分析结果更加准确、保守。

六、期中分析、亚组分析

(一) 期中分析

期中分析是指在正式完成临床研究前,按照事先制订的分析计划,根据研究已累积的数据进行中期分析,比较处理组间的有效性、安全性,评估各中心的研究状况、研究数据质量等。若以有效性评价为目的时,多次期中分析(假设检验)会增加假阳性率,所以需要调整检验水准,常用的方法有 O'Brien-Fleming 法和 Lan-Demets 的 α 消耗函数法,前者要求每次分析时间间隔相等,后者没有此要求而更灵活。期中分析一般要求独立的第三方统计分析单位进行,并严格审核;如需要期中分析结果解读及下一步临床研究,建议应由独立数据监查委员会(Independent Data Monitoring Committee, IDMC)执行。

(二) 亚组分析

亚组(sub-group)是指临床研究中所有受试者的一个子集。临床研究中的亚组分析一般是对受试者某基线特征定义的亚组进行的统计分析,例如不同种族、不同年龄组、是否抽烟、疾病严重程度等。根据亚组分析的阶段不同,分为预先计划的分析和事后进行的分析。

进行亚组分析时,应考虑的统计学问题主要有:①首先应明确亚组分析是确证性还是探索性的,对于确证性研究,如果亚组分析是临床研究中的研究目的之一,尤其是作为药物申请注册上市的依据,则需要事先定义亚组,指定亚组分析的分析方法;②对于预先计划的亚组分析,可将亚组作为分层因素进行分层随机,以确保亚组中受试者分配的随机性;③对于预先计划的确证性亚组分析,需要保证亚组分析有足够的把握度,则需要针对亚组进行样本量估计;④在确证性亚组分析中,为控制 I 类错误概率的膨胀,需事先考虑多重性校正问题,常用方法如 Bonferroni 校正、Holm 法等。

一般来说,如果亚组比较多,列出不同亚组研究效应的估计值及置信区间将便于分析和比较,可采用森林图(forest plot)更加综合与直观地进行展示。

七、临床研究中的多重性问题

如果某一确证性临床研究需要对多个检验假设做出统计学推断,例如多个主要疗效指标的多重检验、多组间多重比较、多个时间点的期中分析等情况下,便会涉及多重性问题。若进行统计推断时遇到多重性问题但未经妥善处理,则会导致 I 型错误增大,即增加研究结果的假阳性概率。将 I 型错误控制在可接受的 α 水平是一个重要原则。I 类错误控制的常用方法有 Bonferroni 方法、Holm 方法与 Hochberg 方法、固定顺序检验方法、α 回收方法等。

八、统计分析人群

临床研究过程中，部分受试者可能发生未用药或未按照要求用药、重要数据缺失或严重违背方案要求等对疗效或安全性评估带来较大影响的情况。对这些特殊人群，需要在盲态下决定是否纳入相关分析，即分析人群划分。应根据方案既定数据集人群定义，结合受试者临床研究数据获取情况，科学地进行统计分析人群的划分，包括安全性分析人群及疗效分析人群。

九、缺失值处理

数据缺失是指临床研究方案和病例报告表中规定收集的数据没有被收集到。对统计分析结果而言，数据缺失的主要危害主要表现在对准确性和检验效能的影响，以及对治疗效果的估计偏倚，而后者是数据缺失给临床研究带来的最严重的问题。因此，应在临床研究的设计阶段对缺失数据的比例和机制进行预测、在实施阶段尽量减少数据缺失，在分析阶段根据数据缺失的机制采取不同的分析方法。

按照数据缺失的机制，可分为完全随机缺失、随机缺失和非随机缺失。常用于处理数据缺失的方法有以下几种。

1. 忽视缺失值　即仅基于完整数据进行统计分析，优点是操作简单，容易理解；缺点是违背了 ITT 原则并可产生偏倚性结论，不推荐将其作为确证性研究的主要结果的缺失数据处理方法。

2. 缺失指示法　将缺失值进行标示，对于分类变量，将缺失值处理成独立的一类属性，比如对于肿瘤临床研究中客观缓解率（objective response rate，ORR）指标，将肿瘤疗效评价缺失的受试者按照"未缓解"进行统计分析；对于连续变量，将缺失值设置为固定值，例如 0，然后再添加一个 1/0 标示是否缺失的哑变量，在模型中同时纳入。该方法能保留全部样本，但可能会引入其他混杂。

3. 数据填补　通常在以下情况中应该将数据填补作为处理缺失数据的策略：①相对小的缺失率（如 10%～15%）；②在临床上或在生物学上，含有缺失值的变量对于所要研究的问题都具有非常重要的意义；③有合理的假设和结转技术策略，一般宜遵循保守的原则；④不同填补方式产生的结论需进行敏感性分析。按照填补次数，将数据填补分为简单/单一填补和多重填补，简单填补指就缺失值仅按某个填补方法结转一次，末次访视结转（LOCF）和基线访视结转（baseline observation carried forward，BOCF）是最常用的单一填补方法，此外还有均值填补法、单一回归填补和单一热层填补等。多重填补指通过随机生成值去替代缺失值得到多个原始数据集拷贝，再对这些衍生数据集进行分析后，综合由不同数据集得到的参数估算值，得到填补数据不确定性的点估计及标准误，多重填补常用方法有随机回归填补法、趋势得分法、马尔可夫链蒙特卡罗法（Markov chain

Monte Carlo method，MCMC)等。

4. 其他　针对重复策略数据缺失还可采用混合效应模型、广义线性模型等方法进行处理。

十、敏感性分析

敏感性分析(sensitivity analysis)是指对非预先规定的研究中可能出现的各种情况进行分析,如缺失数据的填补、亚组分析、不同数据集分析、不同协变量的调整等,并将分析结果作为参考,与事先确定的分析结果进行比较,考察所得结果的一致性和稳定性。

一般来说,敏感性分析可作为主要分析的附加支持,但不能作为结论的主要依据。

十一、统计分析计划

统计分析计划(statistical analysis plan，SAP)是一份阐述对主要和次要估计目标及其他数据进行统计分析详细内容的独立文件,一般比临床研究方案更加具有技术性并有更多实际操作细节,包括研究概述、估计目标、样本量、分析数据集、统计分析方法、多重性考虑、期中分析等。

统计分析计划应在数据锁定之前完成定稿。如果在临床研究过程中临床研究方案有修订,则统计分析计划也应作相应的调整(如需要)。在确证性临床研究中,只有统计分析计划中事先规定的统计分析内容才可以作为确证性证据,其他的分析结果只能是支持性或探索性的。如果涉及期中分析,则相应的统计分析计划应最迟在每次期中分析前确定。

十二、统计分析报告

统计分析报告(statistical analysis report，SAR)是根据统计分析计划,对试验数据进行统计分析后形成的报告,是临床试验结果的重要呈现手段,是撰写临床研究报告的重要依据,其基本内容包括:试验概述、统计分析方法、统计分析的结果与统计学结论,一般采用统计表和统计图表示。

中国实施 ICH E3 后,既往由临床试验不同参与单位提供的总结材料(如统计分析报告和分中心小结等)整合入临床研究报告及其相关数据图表附录,使得临床研究报告的整体性显著提高,药监部门不再需要提供独立的统计分析报告。

(付海军)

第十章 临床试验的风险管控

第一节 风险的概念与分类

一、风险的概念

危害发生的可能性和严重性的组合即为风险,是做任何事情时需要尽量避免或不可避免时降低到最小的,其过程是对可能的风险进行管理和控制。在新药的研发领域,应用风险管理时,尽管在不同的利益相关方如受试者、研究者、政府监管部门和制药企业等之间很难达成一致,但他们都一致认为通过风险管理来保护受试者权益和安全是最重要的。

研发新药的上市需要经过临床试验的验证,临床试验的质量会影响参加临床试验受试者的安全和数据的完整性,因此临床试验过程中控制或管理来自受试者安全性和数据完整性的风险对新药的上市非常重要。临床试验质量的风险管理是评估、控制、沟通和审查与临床试验设计和实施及临床研发项目有关的风险控制的系统过程。

二、风险的分类

临床研究过程对受试者个体或群体和研究者均会产生风险,尤其是产生用于保护和促进人类健康所必需的知识和方法前景的研究,即具有科学价值和社会价值。通常从两个方面对风险进行评估:①受试者将经历的身体、心理、社会或其他伤害的可能性;②伤害的程度或重要性,即研究中的不适、不方便或负担等伤害程度很低的风险确定会发生。但有些研究即使具有很大的社会价值和科学价值,或者同时具备知情同意能力的成年人自愿同意参加研究,其风险也是不被接受的,如故意让健康受试者感染炭疽或埃博拉病毒(两者均缺乏有效的治疗手段且有高致死率的风险)的研究,即使有对抗这两种疾病的有效疫苗,风险也是不被接受的。

(一) 受试者的风险

评估某研究的总体风险的可接受度,必须确保研究中的每个干预措施和程序给受试者带来的风险已最小化,且降低风险的措施齐全,即确保有适当处理和减少风险的计划和程序,包括但不限于:①跟踪研究进展并制定应对不良事件(adverse effect,AE)尤其是严重不良事件(serious adverse effect,SAE)的急救预案;②设立数据监查委员会,及时评估和审核研究过程中的数据;③制定明确的研究终止标准;④采取保护个人敏感数据的保密措施;⑤在可能的情况下,要求豁免对受试者非法活动(如吸毒)的信息报告;⑥尽量避免不必要的程序(如在符合科学规范的前提下,利用已有的生物样本开展实验室检测,而不是再次采集样本);⑦把那些因干预措施或程序而显著增加风险的受试者排除在研究之外(设计入选/排除标准)。

(二) 最小化风险的标准

通常在对预期伤害与日常生活中遭遇伤害,或与在常规生理或心理检测中所受伤害的可能性和严重程度比较后进行界定。如果其他生活领域活动的风险对当前参加人群是可接受的,那么研究环境下同等程度的风险应被认为是可接受的。当严重伤害的风险不太可能发生,而且与常见 AE 相关的潜在伤害较小时,研究的风险即是最小化的。以最小化风险为准,受试者承担的风险分类如表 10-1 所示。

表 10-1 受试者承担的风险分类表

编号	风 险	举 例
1	低于或相当于最小风险	非干预研究、生物样本的二次利用研究
2	超过最小风险,但受试者直接获益	Ⅱ~Ⅲ期临床试验、Ⅰ期肿瘤患者的临床试验(已有国外人群结果)、部分治疗性医疗器械临床研究
3	超过最小风险,对受试者无直接获益,但有助于了解受试者情况	需额外采集生物样本的体外诊断试剂、部分诊断性医疗器械临床研究
4	超过最小风险,对受试者无直接获益,但研究结果具有科学价值和社会价值	健康受试者参加的Ⅰ期临床试验、部分需要干预的目标人群早期临床试验

第二节 | 风险的来源与管控举措

一、风险的来源

对临床试验中的风险进行管理和控制,首先要对临床试验过程中存在的风险进行识别和评估,对不同的风险制定针对性管控措施。在试验方案制定过程中,申办者应确定保护受试者和研究结果的可靠性所涉及的关键过程和关键数据,同时从系统(如 SOP、计算机系统、人员)和临床试验(如试验设计、数据采集、知情同意过程)两个层面考虑风险。

（一）方案设计时必须考虑的因素

（1）疾病的病理生理机制及治疗的可及性。

（2）药物作用机制可预期风险的预防和监测,制定医疗措施,包括急救药物,如抗体药物：①多含有蛋白质,易引起过敏反应。准备抗过敏药物如肾上腺素、抗组胺药和皮质激素等。②如输注过程中出现短暂的低血压和支气管痉挛。措施包括中止输注、使用解热镇痛药和抗组胺药,或升压药物,症状减轻后可完成输注。但需要监护至少48小时。③血细胞减少症的受试者。治疗期间定期监测血细胞计数和血小板计数。④肿瘤溶解综合征高发的受试者。血中有大量肿瘤细胞或高肿瘤负荷,易出现高尿酸血症、高钾血症、低钙血症、乳酸脱氢酶(lactate dehydrogenase,LDH)升高,需要加强血电解质和尿酸监测。⑤肿瘤溶解综合征治疗。纠正血电解质异常,监测肾功能和体液平衡及其他相应护理等。

（3）靶点特征:靶点选择性、脱靶的潜在风险、多靶点作用。

（4）临床前研究时使用的动物物种和模型与作用于人体机制上的相关性预测。

（5）临床前实验的安全方面的发现,预测同类药物的安全性、药效和药代动力学特征。

（6）目标人群的选择范围(入选/排除标准)控制风险。

（7）不可预测不良反应制定应急预案。

（二）临床试验的风险

1. 申办者把保护受试者的权益和安全及临床试验结果的真实、可靠作为临床试验的基本考虑 ①试验失败的风险:根据统计,创新药从研发开始只有万分之一成功率;②申办者没有足够的经济实力承担AE/SAE导致的治疗费用及赔偿;③申办者资金短缺、改变经营者或经营方向等;④技术或政策原因导致项目审批困难如5年或8年甚至更长的时间,导致申办者经济负担加重;⑤试验药物安全性、疗效或研发成本等导致申办者放弃该项目;⑥目前恶劣的环境产生的职业索赔人:不同意法律程序或鉴定;⑦不可预期的风险或其他无法预见的高额赔偿等。

2. 试验药物的风险 可预测的风险如下。

（1）双特异性单抗临床试验中发现的毒性。如卡妥索单抗(catumaxomab):用于上皮细胞黏附分子(epithelial cell adhesion molecule,Ep-CAM)阳性上皮源性转移瘤所引起的恶性腹水,发热、疼痛、恶心和呕吐,主要与细胞因子释放有关;博纳吐单抗(blinatumomab):费城染色体-阴性复发性或难治性B-细胞前体急性淋巴母细胞白血病(acute lymphoblastic leukemia,ALL)的治疗,说明书黑框"细胞因子释放综合征、神经毒性、可危及生命或致死"。

（2）免疫检查点抑制剂。FDA卫生与公众服务部公共访问(HHS public access)报道2例黑色素瘤患者给药后出现严重心肌炎而死亡,如程序性死亡受体1(programmed cell death protein 1,PD-1)抗体单药使用导致的免疫性心肌炎发生率约万分之六,PD-

1细胞毒性 T 淋巴细胞相关蛋白 4（cytotoxic T-lymphocyte-associated protein 4，CTLA‐4)抗体＋CTLA‐4 抗体[伊匹木单抗 YERVOY(ipilimumab)]联合使用的心肌炎发生率约 3‰。

（3）嵌合抗原受体 T 细胞免疫疗法（chimeric antigen receptor T-cell immuno-therapy，CAR‐T)临床不良反应。细胞因子释放综合征、神经毒性、脑水肿、细胞栓塞、肿瘤溶解综合征、中靶-脱瘤效应、移植物抗宿主病、插入突变甚至致癌。

3. 临床试验机构的风险　临床试验机构是药物临床试验中受试者权益保护的责任主体，主要职责包括：①项目受理与立项。审核资料完整性、项目可行性、研究者资质及研究团队组成合理。②协议的审核和签署。各方职责、赔偿的界定、知识产权分享等。③试验用药品管理。专人、专柜、温湿度等。④临床试验质量管理。质量管理人员及管理制度和 SOP 齐全。⑤资料保存符合"五防"，至少保存至研究结束后 5 年或上市后 2 年或遵守协议约定。

4. 伦理审查和知情同意的风险　伦理委员会的职责是保护受试者的权益和安全，应特别关注弱势受试者，审查能力包括以下几点。

（1）主任委员/委员的资质、个人具有的能力、兴趣、伦理和科学的知识及专业素养，愿意承担义务，并能自愿投入必要的时间和精力。

（2）伦理办公室的秘书/工作人员的能力和责任心是伦理委员会正常运行的保障。FDA 警告信中对不满足快审条件的研究的跟踪审查采用了快速审查的程序：不属于①当研究永久的结束而不再纳入新的受试者时；所有的受试者已完成了研究相关的干预措施；研究活动仅限于长期随访；②当研究还未纳入新的受试者且未发现有新增加的风险；③当剩下的研究活动仅限于数据分析。

（3）伦理委员会的组成是否符合法规和指导原则的要求。如 FDA 警告信中伦理委员会未能在大多数委员（至少包括一位来自非科学领域的委员）出席时会议审查了拟开展的研究，即 2009 年 2 月 4 日的会议记录表明出席人员为：2 名内科医生、2 名注册护士和 1 名药剂师（组成是 10 名委员）。

（4）伦理委员会审查的内容是否符合法规或指导原则的要求。至少包括以下内容：①研究方案的设计与实施：安慰剂使用合理性；②试验的风险与受益：合理性；③受试者的招募：不可以有诱导性语言；④知情同意书（informed consent form，ICF)告知的信息不完整，没有涵盖 2020 年版药物临床试验质量管理规范（GCP)要求 20 条内容；⑤知情同意的过程：没有做到完全告知、充分理解、自主选择。存在风险：没有确保受试者在签署 ICF 时标注日期，而临床研究协调员（clinical research coordinator，CRC)在 ICF 上标注签署日期，不能确定研究者和受试者在同一时间签署；受试者在 ICF 上签署的日期与见证人不同；没有文件记录了入组该研究的受试者收到了 ICF 副本或复印件；研究文件夹和受试者病历中保存的是 ICF 复印件，无法找到入组受试者的 ICF 原件；被授权执行某些职能的工作人员无足够资质、未接受过相关培训，如签署 ICF 人员在该医疗机构没有行医资质；研究者在原始资料和 ICF 上签字并签署日期，而实际上当天并不在研究机构；⑥受试者的医疗和保护：没有急救预案；⑦隐私和保密：受试者敏感信息保护；⑧涉及弱势群体的研究：如参加临床试验的重度阿尔茨海默病患者，属于研究者的直系亲属或有上下级关系等。

5. 研究者的风险　研究者是实施临床试验并对临床试验质量及受试者权益和安全负责的试验现场的负责人。

（1）研究者的资质：试验中的医疗决定必须由有执业资质的医生做出，因此研究者要熟悉方案和研究者手册内容；负责选择合适的受试者参加研究，严格掌握入选标准和排除标准；正确进行随机，开具处方或医嘱；严密监控受试者参与研究的全过程，对伴随用药、伴随疾病、治疗终点、不良事件等进行及时记录和处理；严格按照方案进行用药后各项相关指标的观察和记录，及时处理不良事件，对受试者进行治疗。

（2）足够的资源包括受试者、团队人员和设备。

（3）遵循方案给药。

（4）试验用药品的使用和管理人员和条件符合要求，避免如 FDA 警告信：

"未能保存足够的包括日期、数量和受试者使用情况的药品处置记录［21 CFR 312.62(a)］如受试者××002，7 月 13 日上午 10:02 注射药物编号 2306486，库存记录显示该受试者给予 2276486 药物号。库存记录显示药物编号 2306486 的给药时间是 8 月 24 日。"

（5）统计学知识，遵守随机化程序和盲法。

（6）受试者的知情同意过程的执行符合伦理的要求。

（7）记录和报告、进展报告、结题报告中数据真实性、完整性。常规医疗记录与临床试验原始记录的区别：普通医疗病历记录不能满足临床试验要求，例如：

"患者本疗程期间有恶心、呕吐，诉一周前出现腹泻，2～3 次/天，经对症支持治疗后好转。"

临床试验病历记录需要包括 AE 发生时间、名称及程度、相关性判断、处理及转归等，上述病例记录为患者 1 月 1 日～1 月 5 日出现恶心、呕吐，常见不良事件评价标准（CTCAE）分级均为 I 级，与研究药物肯定相关，无特殊处理后自行缓解。1 月 20 日出现腹泻，1～2 次/天，CTCAE 分级 I 级，自诉 1 月 20 日起自行口服易蒙停 2 mg BID（Bis in die，每日两次）×2 天，1 月 22 日腹泻缓解，考虑与研究药物可能相关。

（8）受试者敏感信息的保密。

（9）安全性报告符合 GCP 要求。

6. 受试者风险　包括以下内容：①研究者资质直接影响受试者的安全性；②新药的不良反应：研发阶段的药物、安全性风险更高、疗效不确定性风险；③延误疾病治疗的风险：试验失败、试验药物剂量偏低或适应证不符、安慰剂对照；④投入大量时间、精力的风险；⑤试验终止的风险，尤其对于获益的受试者无法继续得到治疗；⑥试验结束后不能继续治疗的风险；⑦伤害赔偿不能及时足额到位：尤其是抗肿瘤药 I 期临床试验；⑧受试者个人敏感数据泄露的风险：对于受试者管理系统采用的人脸识别等人工智能

(artificial intelligence，AI)技术在中国野蛮生长的同时，三家美国科技巨头：IBM、亚马逊、微软反而接连叫停了人脸识别。人脸识别技术的应用关乎伦理问题，而非基于金钱。

（三）申办者应就已知的风险对现有的风险控制措施进行评估

主要包括：①发生风险的概率；②何种程度的风险是可识别的；③风险对保护受试者和试验结果可靠性的影响。

二、风险控制流程和管理措施

1. 风险的控制流程　通过对风险发生的各个环节进行分解，按照各环节负责者进行分担，各司其职，有效整合（图 10 - 1）。

申办者应决定要降低哪些风险和/或接受哪些风险。降低风险至可接受水平的方法应与风险的重要性相称。应将降低风险的活动纳入试验方案的设计和实施、监查计划、界定各方角色和责任的协议、确保遵守SOP 的系统性保障措施及针对过程和程序的培训。

申办者应预先设定质量风险容忍度，考虑变量的医学和统计学特性及临床试验的统计学设计，以发现能影响受试者安全或试验结果可靠性的系统问题。出现超出质量容忍度的情况，应评估确定是否需要采取措施。

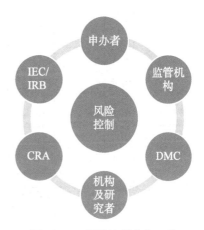

图 10 - 1　风险控制的各环节

注：IEC/IRB：伦理委员会；CRA：临床监查员；DMC：数据监查委员会。

申办者也可以通过购买"临床试验保险"进行风险转移。

2. 风险的管理措施　FDA 在风险最小化执行方案（risk minimization action plan，RiskMAP）的制定和完善的技术指导原则中明确"风险管理"是风险评价和风险最小化的统称，风险管理是一个需要不断重复的过程，体现在：①评价药物获益-风险的平衡；②在保证受试者获益的前提下，开发使药物风险最小化的工具并实施；③评价工具的有效性并对获益-风险平衡的再评价；④为进一步改善药品的获益-风险平衡，适时对风险最小化工具进行调整。

收集药物安全性数据及风险最小化执行方案开发过程中，特别重要的是保护受试者及其隐私。不同个体的获益和风险，其衡量和评价也不同，难以量化和比较，需要考虑的因素有：①群体风险和获益；②个体治疗获益；③不治疗或其他治疗的风险；④罕见的或非预期的 SAE 情况下出现轻度的群体获益。评价风险和获益是一个复杂的过程，受到社会、医保和受试者个人等的综合影响。风险最小化执行方案就是经设计能满足特定的目的和目标的，在其维护利益的同时能够减少已知产品风险的安全性战略计划。风险管理的流程参考 ICH Q9 "4"（图 10 - 2）。

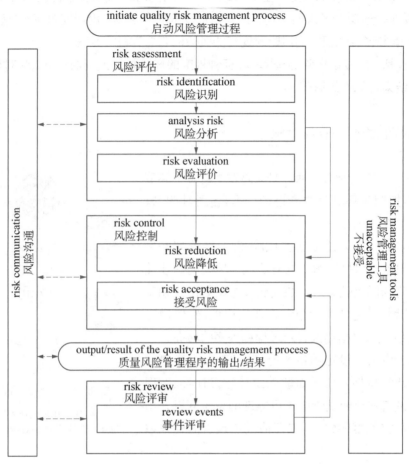

图 10-2　风险管理流程

第三节 | 实例分析

一、临床试验风险控制措施

如某单抗类抗肿瘤药,为有效保障受试者的权益和安全,确保在整个试验中的受试者的试验药物风险始终被降至最低,制定了风险最小化的控制措施。根据风险控制计划,并结合严密的医学观察,力求最大限度保护受试者安全。

1. 常规风险最小化措施

（1）合理、人性化的受试者选择：入选/排除标准的制定。

（2）科学严谨的方案设计：研究的设计和剂量的选择、不良事件的预防和处理等。

（3）研究中心的选择。

（4）研究者手册的制定和及时更新。

（5）安全性信息的及时收集和报告。

（6）受试者的教育等。

2. 安全性事件的风险最小化措施　安全性事件的风险最小化措施如表 10-2 所示。针对该药的非临床研究和同类药的不良反应，采取的相应风险控制措施，如下所示。

（1）通过知情同意告知受试者免疫治疗存在的不良反应和风险，在发生不良反应时及时通知研究者并进行相关治疗。

（2）指导研究者对研究过程中出现 AE 的早期识别与处理，减少严重毒性事件的发生。

（3）临床试验期间定期随访受试者，收集并上报相关安全性信息。

（4）对发生的不良事件依据方案处理、持续关注并追踪不良事件的转归。

（5）以通讯的形式向所有参研中心进行汇报，提供相关的治疗建议和措施。

表 10-2　安全性事件及风险最小化措施

安全性事件	风险最小化措施
免疫相关不良反应（如肺炎、甲状腺功能减退、皮炎等）	在试验方案的入排标准中排除存在任何活动性自身免疫病或有自身免疫病病史的受试者，首次给药前 7 天内使用过免疫抑制药物（不包括喷鼻和吸入性皮质类固醇或生理剂量的系统性类固醇激素），以及使用过其他免疫抑制剂治疗的受试者
血液学毒性（如贫血）	在试验方案的入排标准中设定血液学检查值标准：血常规（14 天内未接受过输血或造血刺激因子治疗）入组标准需达到：中性粒细胞计数（absolute neutrophil count, ANC）$\geqslant 1.5 \times 10^9$/L；血小板计数（platelet count, PLT）$\geqslant 90 \times 10^9$/L；血红蛋白（hemoglobin, Hb）$\geqslant 9.0$ g/dL； 规定了治疗期间血常规的实验室检查项目，在首次给药前 7 天内，第 1 周期第 8 天（仅限剂量递增受试者）、第 15 天（仅限剂量递增受试者）、第 21 天（仅限剂量递增受试者），以后每个周期第 1 天，治疗结束/退出时及随访期的第 1 次安全性访视时进行
肝脏毒性（如 AST/ALT/血胆红素升高等）	在试验方案的入排标准中设定血生化检查值标准：入组时需达到总胆红素（total bilirubin, TBIL）$\leqslant 1.5$ 倍正常值上限（upper limit of normal value, ULN），肝癌/肝转移患者应$\leqslant 2$ 倍 ULN；谷草转氨酶（aspartate aminotransferase, AST）和谷丙转氨酶（alanine aminotransferase, ALT）水平$\leqslant 3$ 倍 ULN，肝癌/肝转移受试者$\leqslant 5$ 倍 ULN； 规定了治疗期间血生化的实验室检查项目，在首次给药前 7 天内，第 1 周期第 8 天（仅限剂量递增受试者）、第 15 天（仅限剂量递增受试者）、第 21 天（仅限剂量递增受试者），以后每个周期第 1 天，治疗结束/退出时及随访期的第 1 次安全性访视时进行
注射部位反应	通过方案培训告知研究者及操作护士皮下注射给药的注意事项，从注射部位、注射角度、注射后护理等方面规范皮下注射的技术操作流程，从而降低注射局部不良反应发生率

（续表）

安全性事件	风险最小化措施
生殖毒性/遗传毒性	在试验方案中,提示药物可能存在生殖毒性/遗传毒性; 禁止妊娠期或哺乳期女性进入临床试验。育龄期女性受试者必须在开始研究用药前3天内进行血清妊娠试验,且结果为阴性,并且愿意在研究期间和末次给予研究药物后6个月内采用一种经医学认可的高效避孕措施;对于伴侣为育龄期女性的男性受试者,应为手术绝育,或同意在研究期间和末次研究给药后3个月内采用有效的方法避孕; 在方案中提供详细的避孕方式指导; 通过知情同意告知研究药物潜在的生殖毒性,并指导受试者在临床研究期间进行充分、有效避孕,一旦受试者发生妊娠,应及时通知研究者; 临床研究期间育龄期女性受试者定期进行妊娠检测; 临床研究期间女性受试者妊娠,则受试者必须终止研究治疗,并退出研究;临床研究期间男性受试者的伴侣妊娠,则受试者继续临床研究。研究者需将妊娠事件快速上报申办者; 一旦发生妊娠,研究者需跟踪随访妊娠结局并报告申办者
药物相互作用	搜集受试者基础疾病和治疗用药,评估基础药物与研究药物之间的药物相互作用风险; 告知受试者治疗期间需慎用的合并药物种类; 研究者定期收集并评估合并用药,指导受试者合理用药; 研究者在处理AE并进行处方时,尽可能避免使用方案中的慎用药物
造血/免疫系统反应	筛选期行血液学/免疫学检查,进行基线测量; 研究治疗期间和研究结束时,定期行血液学检查进行监测; 对于研究治疗期间发生的造血/免疫系统反应,方案中给出了相应的不良事件处理原则及治疗建议; 临床试验期间定期收集相关安全性信息

二、受试者伤害案例

1. 方案中剂量设计错误导致的风险 如"大象人"事件。德国 TeGenero 公司的抗 CD28 人源化单克隆抗体"TGN1412",用于治疗白血病、风湿性关节炎和多种硬化症,起始剂量为 3500 mg。2006 年 3 月在英国某临床研究中心开展临床试验,首次注射后 90 分钟内所有 6 名给药的受试者发生严重过敏反应:注射后几分钟出现内脏器官衰竭,其中 2 人的昏迷状态持续 6～12 个月。1 位受试者的头胀到正常的 3 倍,脖子比头还要粗,鼻子扁扁的横跨整张脸,皮肤呈现深紫色。研究表明,猴长毒 NOAEL:50 mg/kg, FIH:0.1 mg/kg×70 kg=7 mg(是初始临床试验剂量的 500 倍)。

2. 研究者未能尽到职责导致死亡病例 2014 年 2 月法院判决医院赔偿 48 万元的案例。某女性受试者,23 岁,参加美国一家制药企业发起的治疗肺动脉高压新药的临床试验。在试验过程中的随访中,研究者没能及时发现该受试者已经符合退出标准,最后导致受试者死亡。上海市医学会鉴定为"对等责任":医方在诊疗过程中存在临床试验不规范的过错,根据目前送鉴材料,未见临床试验入选标准、排除标准等整体研究的具体方案;受试者死亡后未紧急揭盲,医方也未提供盲底表,因此未能确定受试者服用的药物是否为安慰剂;部分试验记录不规范;服用试验药物后,患者出现乏力、活动后心悸、月经周期异常等症状,医方未予足够重视,让患者至医院就诊的建议欠及时,医方的过错与患者死亡存在一定的因果关系。

3. **违反伦理的案例**　2018年9月10日出版的《财经》杂志,试验失败引诉讼,中国首例CAR-T疗法诉讼案:江苏省某医院血液科。受试者王××因淋巴瘤参加CAR-T疗法2周后去世。满怀希望的王××一家难以接受,"没有人告诉我CAR-T会治死人啊"。他的妻子将医院告上法院,并要求131万元的赔偿。2017年12月王××就以接受CAR-T治疗为目的住进医院,不过直到2018年2月28日,王××输入CAR-T细胞的当天才签署临床试验知情同意书,CAR-T细胞制备全部免费。

4. **瞒报受试者死亡的案例**　2021年8月14日,Sesen Bio生物注册研究涉及造假,生物制剂许可证申请(BLA)被FDA否决。FDA在完整回复函(complete response letter, CRL)上拒绝批准Sesen Bio提交膀胱癌候选药物Vicineum的上市申请资料中发现130名患者的注册研究有2 000多次不合规行为,其中215次被归类为严重违规,"使受试者面临伤害风险"。并特别指出一名患者在现场检查中发现已经在2016年死于与该药物相关的肝功能衰竭,但非常诡异的是该公司在2018年的泌尿外科会议上分享本研究数据时宣称没有发生与药物相关的死亡事件。

5. **新药研发失败的案例**　Armstrong报道,2021年9月13日,Silverback Therapeutics在欧洲肿瘤学年会上公布了免疫激动型抗体偶联药物(antibody-drug conjugate, ADC)新药SBT6050的Ⅰ/Ⅰb期临床中期数据结果,14例可评估患者中,1例PR,3例疾病稳定(stable disease, SD),10例疾病进展(progressive disease, PD),ORR仅7%。Silverback为免疫刺激ADC(immune-stimulating antibody conjugates, ISAC)的先驱之一,ImmunoTAC技术平台为抗体偶联TLR8激动剂[TLR表示Toll样受体(toll-like receptor)]。SBT6050为人表皮生长因子受体-2(human epidermal growth factor receptor 2,HER2)抗体偶联TLR8激动剂。

(李雪宁)

第 十 一 章

临床试验安全问题的判断、数据收集和管理要求

第一节 背景和研究者的职责

一、经验和教训

(一) 受试者的安全问题

临床试验存在风险。举例如下。

1. 例1　2006年,英国伦敦诺斯维克公园医院的临床药理研究室进行试验药物人源化单克隆抗体 TGN1412 的 I 期临床试验,单次静脉注射 90 分钟后,所有 6 个受试者都出现了细胞因子风暴,最终导致多器官衰竭,所有受试者最后都转入重症监护室。

2. 例2　2015年,法国开展了一项将脂肪酸酰胺水解酶抑制剂 BIA - 102474 - 101 首次用于人体的试验。2016 年 1 月 6 日开始第 5 个多次递增剂量(MAD)队列给药。1 月 10 日 1 例受试者出现严重不良事件而住院。1 月 17 日该受试者死亡,另有 5 例受试者的脑磁共振成像(magnetic resonance imaging,MRI)均显示深层脑出血和坏死的图像。法国社会事务监察局指出该试验违背了临床试验质量管理规范:①在第 1 例受试者住院(严重不良事件)后继续试验;②未在严重不良事件发生 24 小时内报告法国药管局;③发生严重不良事件后,未对试验是否继续进行重新考虑。

(二) 未发现试验目标的安全隐患

许多安全性隐患未能在新药上市前的临床试验期间发现,上市后使更多患者受到伤害。美国的一项研究显示:2001 年 1 月 1 日至 2010 年 12 月 31 日,FDA 批准了 222 个新型治疗药物(183 种化学药物和 39 种生物制剂)。在 11.7 年(8.7~13.8 年)的中位随访期间,71 个(32.0%)药物共引发了 123 次上市后安全性事件,导致 3 个撤市,共新增了 61 次黑框警告(涉及 43 个药物),59 次安全通报(涉及 44 个药物)。从获批上市到首次出现安全事件的中位数为 4.2 年(2.5~6.0 年)。

二、药物安全判断出现偏倚的原因

科学判断应该基于证据,应该独立于判断的后果。但现实生活中往往难以摆脱功利对判断的影响,从而有可能给受试者或患者带来灾难。利益冲突,对待安全性问题的态度不正确,会导致试验方案不规范、疏于观察和报告不良事件。此外,还有技术方面的局限性,如试验时间短、受试者人数少、受试者缺乏代表性(不能代表上市后所有使用者)、试验设计简单等。

三、药物临床试验安全性数据收集和判断的目的

(一) 发现和验证研究目标的安全问题

建立或完善研究目标的安全性档案,是临床试验收集安全性数据的主要目的。

安全性数据收集的一般目标:①发现和描述常见的药物不良反应;②确定其频率;③确定受试者对药物不良反应的耐受程度;④发现药物不良反应的诱发或易感因素;⑤与既有的治疗方法进行安全性比较。

安全性数据收集也可以有特定的目标,即根据动物实验的数据、药理学的或其他类似药物或前期试验的经验,寻找试验药物特定的不良作用。

(二) 贯彻试验过程中的安全预警机制

所有干预性临床研究都应该对研究的实施过程进行安全性监测。安全性数据收集的又一目的是发现研究干预损害受试者的风险信号,防范研究干预对受试者造成意外的、严重的伤害,保障受试者的生命安全,保证临床试验的顺利进行。

四、研究者是临床试验医学判断的责任者和受试者安全的负责人

我国《药物临床试验质量管理规范》(2020 年 7 月 1 日实施)规定:"研究者在临床试验过程中应当遵守试验方案,凡涉及医学判断或临床决策应当由临床医生做出。"(见第一章总则第六条);"研究者,指实施临床试验并对临床试验质量及受试者权益和安全负责的试验现场的负责人"(见第二章术语及其定义第十一条);"研究者为临床医生或者授权临床医生需要承担所有与临床试验有关的医学决策责任"(见第四章受试者第十八条)。

第二节 | 涉及安全性问题的医学判断和管理要求

一、涉及临床试验安全问题的基本概念

(一) 药物不良反应(adverse drug reaction，ADR)

"临床试验中发生的任何与试验用药品可能有关的对人体有害或者非期望的反应。试验用药品与不良事件之间的因果关系至少有一个合理的可能性，即不能排除相关性。"(见我国《药物临床试验质量管理规范》第二章术语及其定义)

这里的"反应"，指的是人体对药物作用的响应，判断为 ADR 意味着认为反应是由药物引起的。根据规则 ICH E2A，所有报告的医务人员或申办者判断有理由怀疑与试验药物有因果关系的不良事件都符合 ADR 的标准。

从循证医学的角度来看，在未设置成组对照的情况下对个例 ADR 的医学判断，其证据基础尚欠充分，因此也把通过医学判断认定为 ADR 的个例不良事件称为"可疑的 ADR"。

(二) 不良事件(adverse event，AE)

"在受试者接受试验用药品后出现的所有不良医学事件。可以表现为症状体征、疾病或者实验室检查异常，但不一定与试验用药品有因果关系。"

亦即 AE 指的是受试者在其使用了试验用药品后，其体征(包括实验室数据)、症状或疾病，出现了不利的变化。用药后究竟是否出现不利的医学变化，须与受试者用药前的医学状况对比，才能下结论。

AE 仅仅指使用试验用药品与不利的医学变化有先后关系。虽然先后关系是因果关系的必要条件，但不是充分条件，存在先后关系并非就是因果关系合理的理由，因此 AE 并不一定是 ADR。

(三) 严重不良事件(serious adverse event，SAE)

"受试者接受试验用药品后出现死亡、危及生命、永久或者严重的残疾或者功能丧失、受试者需要住院治疗或者延长住院时间，以及先天性异常或者出生缺陷等不良医学事件。"

根据 ICH 文件 ICH E2A 对严重的不良事件或严重的不良反应(serious AE/AR)的定义，"严重"除了死亡等 5 条标准外，有些重要的医学事件，如不加干预就可能导致上述 5 种情况的，也应作为"严重"考虑。例如过敏性支气管痉挛、血液恶病质、惊厥等。

此外，严重(serious)指的是性质或后果严重，注意与强度(severity)相区别。

(四) 非预期的药物不良反应(unexpected ADR)

"性质或强度与适用的产品资料(如用于尚未批准上市的，研究中的医学产品的'研究者手册')所表述的不一致的不良反应。"

预期与否,不是指从药品的药理性质出发的可预测与否,而是指以往观察到与否。以往观察到与否,不是指有否文献报道,而是指相应的产品资料中(如"研究者手册")有否描述。有文献报道但在产品资料中无描述的,也为非预期的。研究者手册虽有描述,但如果在试验中发现的 ADR 的性质或强度(包括发生频率)超出了研究者手册的描述,也构成非预期。

在产品资料修正之前,临床试验中任何一次出现与资料中的描述不一致的反应都应视为非预期的反应。

（五）可疑的非预期的严重不良反应(suspected unexpected serious adverse reaction,SUSAR)

"临床表现的性质和严重程度超出了试验药物研究手册、已上市药品的说明书或者产品特性摘要等已有资料信息的可疑的严重不良反应。"即同时包含：①与研究目标之间存在合理的因果关系的可能性；②严重；③非预期这 3 种属性的 AE。

二、管理要求

（一）AE 的管理要求

在 Ⅰ～Ⅲ 期临床试验中,所有 AE 都应收集、记录。而 Ⅳ 期临床研究可能需要有的放矢,重点关注某些 AE,兼顾信号/噪声比的问题,以及操作的成本效益问题。

在某些情况下,某些 AE(比如味觉丧失)按照通常的监管标准衡量可能并不严重,但可能是严重不良反应的前兆,或对该药物的评估或确定以后使用人群的范围具有重要意义,此类对于药品安全的评估有特殊价值的 AE 通常称为特别关注的不良事件(adverse events of special interest,AESI)。试验方案应该对研究中的 AESI 有明确的定义,研究者应遵循方案正确、及时地报告。

一丝不苟地记录 AE,是临床试验统计分析安全性问题的数据保障。

（二）SAE 的报告规定

"除试验方案或者其他文件(如研究者手册)规定不需立即报告的 SAE 外,研究者应当立即向申办者书面报告所有 SAE,随后应当及时提供详尽、书面的随访报告。"(《药物临床试验质量管理规范》第二十六条)

"涉及死亡事件的报告,研究者应当向申办者和伦理委员会提供其他需要的资料,如尸检报告和最终医学报告。"(《药物临床试验质量管理规范》第二十六条)

（三）涉及 SUSAR 的报告规定

"出现可能显著影响临床试验的实施或者增加受试者风险的情况,研究者应当尽快向申办者、伦理委员会和临床试验机构书面报告。"[《药物临床试验质量管理规范》第二十八条(二)]由于 SUSAR 显然属于"增加受试者风险的情况",因此该条款蕴涵了研究者有判断和向申办者、伦理委员会、临床试验机构书面报告 SUSAR 的责任。

"伦理委员会应当关注并明确要求研究者及时报告……所有可疑且非预期的不良反

应……"[《药物临床试验质量管理规范》第十二条(十一)]。

"研究者……并应当向伦理委员会报告由申办方提供的可疑且非预期严重不良反应"(《药物临床试验质量管理规范》第二十六条)。

三、临床试验个例不良事件因果关系的医学判断

药物临床试验的目的是通过对照,验证药物的获益和风险。虽然对个例 AE 因果关系的医学判断在循证医学中只是三类证据,但在临床试验的过程中,为了及时发现受试者安全损害的问题,还是需要研究者对受试者是否出现了疑似试验用药品引起的严重的ADR,尽早做出医学上的判断。

(一) 临床试验个例不良事件归因判断的目的

1. 监测临床试验过程中受试者的安全 落实临床试验的伦理要求,贯彻《药物临床试验质量管理规范》有关"临床试验应当权衡受试者和社会的预期风险和获益,只有当预期的获益大于风险时,方可实施或者继续临床试验"的宗旨。

2. 为试验药品安全性的统计数据提供临床的补充信息 有的试验药品的 AE 虽然严重但出现频率低,在统计分析时,囿于受试者人数少,发生例数少,与对照组比较时,数据很可能无统计学显著意义。个例 AE 归因的判断可以为此类有重要意义的药物安全问题的综合评价提供参考。

(二) 个例不良事件因果关联的若干特征

不同的药物反应由于机制不同,因果关联的特征不可能相同,因此不可能存在一个普遍适用的因果关系判断的标准。从药物反应因果关系的医学判断的视角来看,除了先因后果这一必要特征(条件)之外,具有其他因果关系的特征越多,因果关系成立的概率越大。在实际判断时,如果试验方案提供的"标准"掺杂主观动机,或者"标准"的性质不适用于所判断的药物反应类型,或者"标准"的阈值不适宜,都会导致判断结果的偏倚。

在药物上市后不良反应监测报告的体系中,为了规范报告者的思路并了解报告者考虑为 ADR 的判断依据,许多国家学术和监测部门提出了多种因果关系的特征和判断路径,根据符合因果关系特征的多寡来判断因果关系成立概率的大小,如:"肯定""很可能""可能""不大可能"等。有些临床试验方案将其复制来作为临床试验中出现的 AE 是否存在因果关联的"标准"。常见的这类"因果关系标准"有 5 条,应用时须注意以下几点。

1. 用药与 ADR 有合理的时间关系 有两层含义:①因在前果在后,先后关系是因果关系的必要条件。如果反应是由药物引起的,在时间上用药必须是在反应之前。不符合先后关系,就可以排除是因果关系。但仅仅是先后关系并不构成判断为合理的因果关系的理由;②先后的时间间隔是合理的,即时间间隔应符合反应的诱导期,即符合药物引起反应的药理和病理过程。

2. 符合该药物已知的 ADR 的类型 即该药物引起 ADR 有生物学的合理性。如果怀疑的 ADR 属于该药物或同类药品已知的类型,则为 ADR 的概率更大。但应考虑,认

知有局限性,不符合现有科学原理的并非就是不存在的,而有可能是尚未为我们所认识,尤其是当所试验的是一种完全新型的药物,其作用机制并未完全清楚时。另外,即使是符合试验药品已知的 ADR 类型的 AE,也不能排除是受试者的病理生理的进展导致。

3. 可以排除其他的原因　指不能用受试者的病理情况、其他合并用药、其他合并治疗或曾用疗法来解释的 AE,更有可能是试验用药品引起。应用该条,首先应该了解清楚用药受试者的病理情况、合并用药、合并治疗或曾用疗法的作用机制,在未了解清楚的情况下不能贸然断言可以排除。其次,找不到药物之外的可以解释事件发生的原因,应考虑文献搜索穷尽与否。第三,即使搜索不到任何文献依据,也难以断言可以排除,因为有可能是存在而尚未被人类认识的。此外,存在其他的引起该 AE 的因素并不能排除是药物引起的,因为存在其他因素与药物因素叠加的可能性。

4. 撤药反应阳性　指撤药后 AE 逆转或消失。应考虑 AE 逆转是否有受试者病理变化的原因。

(1) 撤药后 AE 未逆转:应考虑究竟是 AE 与药物无关,还是 ADR 已造成组织损伤。组织损伤比功能性损害恢复的时间要长。

(2) 未撤药 AE 就已逆转:似乎不是所疑药物引起,但应考虑下述可能性:①受试者对试验药物出现了耐受性;②对症治疗的结果;③受试者体内引起反应的致敏物逐渐耗竭。

5. 再激发试验阳性　指撤药反应阳性后在所疑药物在受试者体内完全代谢和消除后,再次使用疑似药物,AE 再次出现。"再激发"的原意是重复试验,验证原因的充分性。再激发一般仅在医疗实践中在已积累的数据能充分表明再激发试验对患者的受益超出风险的情况下,方可进行。临床试验中为获取论据,再激发受试者的 AE,以受试者的安全为代价换取判断的依据,违背伦理。因此,再激发试验一般不适用于在临床试验中判断因果关系。

药物反应一般是多种变量组合导致的结果,药物仅是其中的一种必要变量。再激发时应尽可能模拟原有的各种变量。(同样的内因和外因。如,同样批号的药品、同样的剂量和疗程、患者同样的生理病理状态,以及同样的环境,包括饮食、共用药品、用药方法等)。组成引起药物反应的变量也有可能是未被认识的,如果再激发试验时未能模拟,就会出现再激发试验阴性的结果。此外,由于再激发与前次使用,有一定的时间跨度,"时过境迁",原因组成中的某些变量(如,受试者的生理病理、药物的批号)可能有了变化,导致反应的充分条件已不复存在而出现阴性,即再激发阴性并不能排除疑似药物与前次 AE 存在因果关系。在临床试验中,对受试者实施再激发,利用"再激发阴性"来否定疑似药物与 AE 之间存在因果关系,既违背伦理又背离科学。

(三) 何谓因果关系存在合理的可能性

何谓合理? ICH E2A 此处的英文原文是"at least a reasonable possibility, i. e. ,the relationship cannot be ruled out"。

ICH 对于该问题的回答如下。

（1）"对医学产品的响应"意味着医学产品与不良事件之间的因果关系的可能性至少是合理的，亦即该关系是不能排除的。

（2）"合理的因果关系"的表述，一般来说，意味着有事实（证据）或论据提示是因果关系。

而"reasonable"，按 *Oxford Advanced Learner's Dictionary* 的解释是"acceptable and appropriate in a particular situation"。

"因果关系的可能性至少是合理的，亦即该关系不能排除"是一句完整的表述，"该关系不能排除"是对"可能性至少是合理的"的进一步说明，指的是试验用药品与 AE 之间存在因果关系的解释是可接受的和适宜的，因此其合理性是无法排除的。不能将"可能性至少是合理的"和"该关系不能排除"作为并列关系理解。"因果关系不能排除"，并不等同于因果关系合理。譬如有先后关系，就不能排除有可能是因果关系，但先后关系尚不构成为因果关系合理的充分理由。个例的因果关系的医学判断实质上是认知过程中的"推定（presumption）"，而推定本身具有理性正当性（有符合逻辑的论据）、背景敏感性（符合当时的具体情况）、可推翻性（在出现相反的证据时）等属性，因此，医学判断为 ADR 的个例，更适宜的是称为"可疑的 ADR"。

第三节 | 不良事件收集方法

一、影响安全性数据收集的原因

（一）受试者的因素

1. 受试者不知是 AE　包括①没有症状或体征（如实验室检查指标的变化，血压升高）；②主观未感觉有症状（如情感的改变，可能只有其亲戚或朋友能发现）；③出现了症状或体征，但不知是 AE（如由于缺乏知识或心理问题）。

2. 受试者未告知研究者 AE　包括①受试者认为与用药无关；②受试者以为是不得不忍受的；③怕被认为神经过敏或者怕惹研究者不高兴；④受试者遗忘。

（二）研究者的因素

（1）研究者未给予受试者交流信息的机会，或者研究者随访受试者的时间间隔过长。

（2）研究者听取了受试者的反映，但否认是 AE。

（3）研究人员未能采取积极措施发现 AE（例如，没有充分询问和/或检查受试者）。

（三）收集方法的因素

不同的收集 AE 方法的收集率差异大。例如，对替马沙星的研究。

（1）受试者自己报告仅 1.5%～5.1%，而标准化提问达 29%～49%。

（2）使用日记卡的研究达 41.5%，而不使用日记卡的研究仅 23.5%。

二、症状性的不良事件收集的方法

症状性的 AE 可以通过让受试者自己报告、研究者对受试者进行开放式的标准化提问、让受试者填写日记卡、让受试者填写问卷和根据核查表核查等方法收集。

(一) 开放式的标准化提问(standard/open questions)

亦称标准化提问和访问调查。应用时应注意问题应该明确、不模棱两可,并按照试验方案中确定的方式同样向每个受试者提问。临床研究的标准化问题的例子如下。

"在过去的一周里,你注意到身体功能有什么变化吗? 或者有什么身体上的不适吗?"

"你感觉怎么样?",然后是"你还感觉怎么样?"最后是"这种药让你感觉如何?"

"有什么问题吗?"

"自从上次检查以来,你注意到有什么症状吗?"

"自从我们上次见面以来,你有什么健康问题吗?"

不应该这样问(避免向受试者暗示试验药物有不良反应的问法):

"你有没有注意到任何可能与治疗有关的新症状?"

"你吃的药有什么让你不愉快的作用吗?"

"你现在的治疗有没有让你不舒服?"

建议这样问:

"上次来之后你有什么健康问题吗?"或者"你上次来之后有什么问题吗?"或者"上周你有什么问题吗?"

"自从上次来过以后,你有什么不同的感觉吗?"

访问调查是一种适用于所有临床试验的方法,可以单独使用,也可以与受试者填写问卷和核查表一起使用。如果问题的措辞正确,应该能收集所有与药物有关的事件,而不会引起太多与药物无关的事件。

(二) 受试者日记卡(subject diary cards)

通过受试者的日记卡同样也可以收集受试者的 AE。受试者记日记相当于每天回答一次标准化提问。在癌症研究中,化疗的不良反应因日而异,安排受试者记日记是一种适宜的收集 AE 的方式。

电子化的受试者日记已成功地应用于风湿病、泌尿学、帕金森病、精神病学和肺病等领域的药物临床试验,解决了受试者日记卡使用中的许多问题,并且可以内置警报器提醒受试者填写。

(三) 问卷调查(questionnaires)

问卷调查有两种类型:①通用问卷。适用于广泛的领域,如生活质量评分(quality of life,QOL)问卷。缺点是,如果要涵盖所有可能的 AE,涉及面很大。如果问题数量有限,则必须包括一个开放性问题,如"是否有其他不良事件";②专为某种药物试验设计的问卷。一般情况下不建议使用，除非在随机化的临床试验的早期，所试验的目标类似于既有标准治疗的药物。问卷调查不大可能发现新药的未知的不良作用。因为问卷设计的依据是既有标准治疗的既定的不良反应。

（四）核查表（checklist）

以结构化的方式将试验药物预期出现的不良反应列为 AE 的核查项，研究结束时统计各项目与安慰剂组中出现的项目数的差异，验证差异是否可以用试验药物的使用来解释，从而确定试验药物的安全问题。

上述 4 种方法各有利弊和适用场合。问卷调查和核查表以结构化的提问的方式收集信息，宜在访问调查之后使用。与核查表相比，带开放式问题的访问调查获取的症状性 AE 的比例较低，且往往只能收集较严重的症状。与开放式问题相比，在多问题的问卷调查中，受试者列出的 AE 要多 5~10 倍，但不相关的比例较高。主动提问可以记录到更多的已知的不良作用，而受试者的自动报告，可以获知更多非预期的 AE。Ⅰ期和Ⅱ期临床试验，在药物的不良作用还少为人知时，更适宜于应用开放式问题。而在大规模的Ⅲ期和Ⅳ期临床研究中，多问题的问卷调查更有可能获取试验新药的常见 AE 的数据，从而通过与安慰剂组的数据的比较，达到验证 AE 是否为 ADR 的目的。

三、收集 AE 的频率

对小事件的记忆会随时间的推移下降，老年受试者的这种情况可能更严重，宜增加访视频率。

使用核查单或者问卷调查，每次访视的间隔时间应该相同。间隔时间一般不应该超过两周。1~2 周后再继续相同的访问调查、问卷调查或核查单核查。

大多数 ADR 发生在试验开始实施后的第一周，第一次访视应在试验开始后的一周左右。首次用于人体（FIH）的临床试验应制订更为严格的访视规则。

┃第四节┃ 小结

安全问题数据的收集和评估，是贯彻"人民至上，生命至上"理念的实践。

药品的安全性是药品能否立足的"头等大事"，涉及研发单位、生产企业、患者、社会多方的切身利益，务必加强识别与报告，务必实事求是，避免留下隐患，不要让世人耻笑。

利益冲突可以潜意识地影响研究的问题和方法的选择、受试者的招募和保留、数据的记录和解释（包括安全问题的判断、记录和报告），以及研究的伦理审查。

对药物安全基本概念的误解和误导，不但可能导致研究的风险被掩盖，而且可能破坏对受试者的保护机制，无论是从伦理还是从科学上都无法容忍。

"没有比较，就没有鉴别"。AE 是否 ADR，归根到底要通过对临床试验结局的比较才能确定。完整、不遗漏地收集 AE,是建立试验药品安全性档案的基础。但在试验过程中,研究者一刻也不能放松对试验药品可能导致受试者损害的警惕,要根据掌握的知识,监测 AE 有否可能是 ADR,如果在医学上判断,怀疑是试验药品的 ADR,且是严重的和非预期的,应立即向有关机构和部门报告。

（王大猷）

第三篇

临床药理学基本理论及应用

第十二章 药代动力学和药效动力学概论

第一节 药物的体内过程

药物体内过程是药物通过不同给药途径进入机体后,在体内吸收(absorption)、分布(distribution)、代谢(metabolism)及排泄(excretion)的过程(简称 ADME)。药物的体内过程可以决定药物在机体各组织器官中的浓度,进而影响药物的有效性和安全性。因此,理解机体对不同药物的处置过程及影响因素,对制定合理的临床给药方案至关重要。

一、药物跨膜转运

药物在体内完成 ADME 过程或者产生药物效应均需通过体内的生物膜,这个过程称为药物的跨膜转运。药物的跨膜转运方式呈多样性,可分为被动扩散(passive diffusion)、载体媒介转运(carrier-mediated membrane transport)及膜动转运(membrane mobile transport)等。被动扩散是指药物以顺浓度梯度、不消耗细胞代谢能的方式进行的跨膜运输。载体媒介转运指通过膜表面载体完成的转运过程。此过程存在饱和现象及竞争抑制现象。膜动转运指通过细胞膜的主动变形将物质摄入细胞内(胞饮和吞噬),或从细胞内释放到细胞外(胞吐)的转运过程。

二、药物吸收

吸收是指药物从给药部位进入血液循环的过程。除了经动脉或静脉的直接给药途径外,其余给药途径均存在吸收过程。药物吸收的速度、程度与给药途径、药物的理化性质、吸收环境等密切相关。以下列举几种常见的给药途径及影响其药物吸收的因素。

(一) 口服给药

口服给药的主要吸收部位为胃肠道。口服的药物会通过胃肠道上皮细胞吸收,透过胃肠壁,经门静脉进入肝脏,再由肝脏处理后进入血液。一些药物在进入体循环之前,会首先被肠黏膜或肝脏中的酶所代谢，导致最终进入体循环的药量减少，这种现象称为首过效应（first pass effect）。除了首过效应，影响口服给药吸收的因素还有以下几个。

1. 生理因素　胃肠道中的酸碱度（pondus hydrogenii，pH）、胃排空的速度和肠蠕动、胃肠内容物等。

2. 疾病因素　由疾病引起的胃肠道 pH、胃排空速度、肠蠕动改变等。

3. 药物因素　药物的解离度、脂溶性、溶出速度、稳定性等理化性质。

（二）注射给药

注射给药的途径有多种，如静脉注射（静脉滴注和静脉推注）、皮下、皮内、肌内、关节腔、鞘内等。影响注射给药吸收的因素有注射部位的血流量、药物理化性质等。静脉注射通常认为是完全吸收，并且吸收速度很快。对于皮下或肌内注射来说，药物会先通过结缔组织扩散，而后通过毛细血管或淋巴管吸收进入体循环。由于肌肉血流比皮下丰富，药物在肌肉部位的吸收速度往往较快，在皮下部位的吸收则较缓慢。

（三）吸入给药

吸入给药的主要吸收部位为支气管或肺泡。药物被吸入后首先会在肺部沉积，然后溶出发挥局部治疗作用或进入体循环。由于人体的肺泡表面积巨大、含有丰富的毛细血管，且肺泡向毛细血管转运的距离极小，所以吸入给药的吸收速度快，而且吸收后的药物可以直接进入血液循环，而不受肝脏首过效应的影响。

覆盖在呼吸道黏膜上的黏液层是药物的吸收屏障之一，因此药物的脂溶性、油水分配系数及粒子大小等理化性质会影响吸入药物的吸收。此外，患者的肺通气参数、呼吸道生理构造、呼吸频率和类型、给药装置和装置的使用熟练程度均可影响吸入药物的吸收。

（四）经皮给药

药物的经皮吸收主要以被动扩散的方式进行。药物主要透过皮肤的角质层和表皮进入真皮，再扩散入毛细血管，并最终进入体循环。少量药物也可以通过毛囊、皮脂腺和汗腺等附属器官吸收。皮肤的状态、角质层的厚度及血流量、患者的个体差异、药物分子的理化性质及油水分配系数等均会影响经皮吸收的速度与程度。

三、药物分布

药物从吸收部位进入血浆后，在血液和组织之间的转运过程，称为药物的分布。药物的理化性质、器官组织的生理病理情况等是决定药物分布的主要因素。这些因素会导致药物在体内分布的差异，从而影响药物疗效，以及药物的体内蓄积和毒副作用等安全性问题。

（一）血浆蛋白结合率

血浆蛋白结合率是指药物在血浆内与血浆蛋白结合的比例。进入体循环的药物或多或少都会与血浆蛋白结合，弱酸性药物主要与血浆白蛋白结合，而弱碱性药物除了与白蛋白结合外,还会与α1-酸性糖蛋白或脂蛋白结合。药物在机体的药理效应与游离态药物浓度相关,处于结合态的药物没有药理活性且不能跨膜。

药物血浆蛋白结合率的变化,会直接影响药物的组织分布,并最终决定药理效应或毒性的强度与持续时间。影响药物血浆蛋白结合的因素有:药物因素,如血浆蛋白结合常数,外源性或内源性物质在血浆蛋白结合位点的竞争等;生理因素,如年龄、性别等;疾病因素,如组织病变或病理改变影响血浆蛋白的合成与代谢等。

（二）组织亲和力

药物和组织的亲和力也是影响体内分布的重要因素之一。药物能与组织中或细胞内存在的蛋白、脂肪、核酸、酶及黏多糖等发生非特异性结合,从而使药物在某些组织中产生蓄积。药物对不同组织的亲和力差异会导致药物在体内的选择性分布与蓄积,如果蓄积部位是药理作用的部位,就可能延长药物的作用时间。

（三）其他影响因素

药物的分布还受器官组织血液灌注量的影响。对于肝脏、肾脏等血流量大的器官,药物分布较快;而对于血液灌注差的组织,如皮肤、脂肪等,药物分布则较慢。除此以外,机体中的生理屏障及细胞膜屏障,如血脑屏障、血眼屏障等,也会使药物在某些组织中难以达到有效浓度。

四、药物代谢

药物被吸收后,可以在体内各种酶及体液环境的作用下,发生化学结构的改变,这一过程即为药物代谢（drug metabolism）,又称生物转化（biotransformation）。代谢可以使绝大多数药物失去活性或活性降低,但也可以使一部分药物活性增强或激活,甚至产生毒性代谢物。药物代谢主要发生在肝脏,也有可能发生在肠、肾脏、肺脏、血液、皮肤等器官中。

药物的代谢过程一般分为两相。Ⅰ相反应是由肝微粒体混合功能氧化酶（细胞色素P450）催化的氧化、还原及水解过程;Ⅱ相反应是药物分子的极性基团和体内的化学成分如葡糖醛酸、硫酸、甘氨酸、谷胱甘肽等的结合反应,通过反应生成极性高的代谢产物,以利于排出体外。影响代谢酶活性的因素包括生理因素（如年龄、性别等）、遗传因素（如酶的遗传多态性）及环境因素（如生活习惯、药物或食物对酶的诱导或抑制等）。

五、药物排泄

药物在体内经吸收、分布、代谢后,最终以原形或代谢产物经不同途径排出体外的过程称为排泄。肾脏排泄是药物排泄的主要途径之一,主要方式为肾小球滤过、肾小管主动分泌和肾小管重吸收。肾小球滤过率、药物与血浆蛋白结合程度、尿液pH值及药物的理化性质可以影响药物的肾脏排泄。胆汁排泄是药物排泄的另一条主要途径,药物可以经肝脏转化为极性强的代谢产物，从而由胆汁排入十二指肠，再通过粪便排出体外。除此以外，某些药物也可以从肠、乳腺、唾液腺及汗腺排泄，挥发性药物及气体也可从呼吸道排出。

第二节 | 药代动力学基本概念及模型

药代动力学(PK)，简称药动学，是研究机体对药物处置过程的科学，即研究药物在体内的吸收、分布、代谢及排泄的过程及其动态变化规律。药动学研究通常应用数学模型计算药动学参数，来定量描述体内药物的动力学过程。药动学参数对制定合理的给药方案、指导临床合理用药有重大意义。

一、药动学房室模型

房室模型(compartment model)，是为了方便数学建模，把机体中药物转运速率相近的组织、器官及体液合并成一个抽象的房室(compartment)，再通过动力学方程将这些房室联系起来，构成的一种足以反映药物代谢动力学特征的数学模型。房室仅是按药物转运动力学特征划分的抽象模型，并不代表解剖或生理上的固定结构或成分。同一房室内的药物浓度处于动态平衡的状态。

如果药物被转运进入全身各组织部位的速率相同或相似，并且能够在体内迅速达到动态平衡，则可把机体视为一个单室模型。如果不同组织部位的转运速率差异较大，则可将机体划分为药物分布均匀但浓度不同的两个独立房室，即中央室（central compartment）和外周室（peripheral compartment），且药物只从中央室消除。中央室由血流丰富的组织、器官(如心脏、肝脏、脾脏、肺脏、肾脏等)与血液组成，药物在中央室中分布较快，能够迅速达到分布平衡。外周室由血流灌注较差的组织、器官(如肌肉、骨骼、皮下脂肪等)或体液构成。药物在外周室分布较慢，需要较长时间才能达到分布平衡。基于以上理论，某些药物的周边室可被进一步分为第一外周室、第二外周室等，来更好地模拟药物的体内动力学过程，此即多室模型。

二、药物消除动力学

药物的消除(elimination)指药物进入血液循环后，由于分布、代谢和排泄，其血药浓度不断随时间衰减的过程。以最简单的静脉注射，单房室模型的药物为例，其动力学过程可用下列微分方程表示：

$$\frac{dC}{dt} = -K_e \times C^n$$

式中 C 为药物浓度，t 为时间，K_e 为消除速率常数，n 代表消除动力学级数。当 $n=1$ 时即为一级消除动力学，$n=0$ 时则为零级消除动力学。

（一）一级动力学

将上述方程 $\dfrac{dC}{dt} = -K_e \times C$ 进行积分，可得到其一级消除动力学的药浓度对时间表达式：

$$C_t = C_0 \times e^{-K_e t}$$

式中，C_0 为起始药物浓度，C_t 为在时间 t 时的药物浓度。

一级动力学的特点为药物的消除速率与血药浓度成正比，单位时间内实际消除的药量随时间递减。药物的被动扩散过程符合一级动力学特征，多数药物在体内都符合一级动力学消除的特征。

（二）零级动力学

将上述方程 $\dfrac{dC}{dt} = -K_e$ 进行积分，可得到零级动力学的表达式：

$$C_t = C_0 - K_e t$$

零级动力学的特点为单位时间内消除的药量是恒定的，消除速率与药量或血药浓度无关。药物产生零级动力学过程的主要原因为药物的转运体、跨膜载体、代谢酶或血浆白蛋白等物质被药物饱和，导致药物的消除速率不能因药量的增加而增加，从而出现限速。药物的主动转运过程或经载体的转运过程符合零级动力学特征。

（三）混合动力学

混合消除动力学指药物在低剂量时符合一级动力学过程，而在高剂量时符合零级动力学过程。因此描述这类药物的消除动力学需要将两种速率类型结合起来，通常以米-曼氏（Michaelis-Menten）方程式描述，因而也称为米氏动力学过程。可用以下公式描述：

$$\frac{dC}{dt} = -\frac{V_{max} \times C}{K_m + C}$$

式中，C 为药物浓度，V_{max} 为该过程的最大速率，K_m 为米-曼氏常数，等同于达到最大速率一半时的药物浓度。

三、药动学基本参数

（一）吸收动力学参数

1. 吸收速率常数（K_a）　指药物从体外进入体循环的一级速率常数。

2. 峰浓度（C_{max}）　指给药后出现的血药浓度最高值。

3. 达峰时间（T_{max}）　指给药后达到峰浓度所需的时间。

4. 血药浓度-时间曲线下面积（AUC）　指血药浓度曲线对时间作图，所得曲线下面积,表示一段时间内药物在血浆中的相对累积量。

5. 生物利用度(bioavailability, F) 指药物经血管外途径给药后吸收进入全身血液循环的相对量。

（二）分布动力学参数

1. 表观分布容积（V_d） 指理论上药物均匀分布应占有的体液容积,是用来描述药物在体内分布程度的假想的容积,表示房室内药量与药物浓度间的比例关系。

2. 血浆蛋白结合率(plasma protein binding rate, PPB) 指药物在血浆内与血浆蛋白结合的比例。

（三）消除动力学参数

1. 消除速率常数（K_e） 指单位时间内药物从机体内消除的速率常数。K_e 是体内各种途径消除药物的总和。对于正常人来说,K_e 基本恒定,反映药物在体内消除的快慢。K_e 的高低变化只依赖于药物本身的理化性质和消除器官的功能,与剂型无关。

2. 消除半衰期(half-life, $t_{1/2}$) 指血浆中药物浓度下降一半所需的时间。半衰期可用消除速率常数计算。上文例子中的药物在一级动力学及零级动力学过程中的半衰期可用以下公式表达：

$$一级动力学：t_{1/2} = \frac{0.693}{K_e}$$

$$零级动力学：t_{1/2} = \frac{0.5\,C_0}{K_e}$$

上式表明,一级动力学过程的药物半衰期与给药剂量或药物浓度无关,零级动力学过程的药物半衰期与给药剂量或药物初始浓度成正比。

3. 血浆清除率(plasma clearance, CL_p) 指静脉给药后单位时间内血浆中的药物被清除的血浆容积。CL_p 是肝清除率、肾清除率(renal clearance, CL_r)和其他消除途径清除率的总和。其计算公式为：

$$CL_p = V \times K_e \ \text{或} \ CL_p = \frac{Dose}{AUC}$$

对于非血管给药途径来说,血浆清除率通常用 CL_p/F 表示,其中 F 指的是该给药途径的绝对生物利用度。其计算公式为：

$$CL_p/F = V/F \times K_e \ \text{或} \ CL_p/F = \frac{Dose}{AUC}$$

第三节 | 药效动力学基本概念及研究方法

药效学(pharmaco dynamics, PD)研究药物对机体生理生化功能的影响、作用机制及临床效应,即药物对机体的影响。药效学研究有助于明确药物的剂量、暴露量与效应之间的关系,为制定药物给药方案、指导药物有效性及安全性监测提供科学指导。

一、药物的基本作用

药物对机体的基本作用是调节机体原有的生理、生化功能水平。使机体原有功能增强的称为兴奋作用(stimulation 或 excitation),反之称为抑制作用(depression 或 inhibition)。

药物作用具有选择性。选择性高的药物只影响少数或某种功能,针对性强。选择性低的药物可广泛地影响机体的多种组织器官的功能,针对性弱,不良反应较多。药物作用也具有双重性,可以带来符合临床用药目的、防治疾病的治疗作用,也可以导致与防治疾病目的无关、甚至对人体有害的不良反应。

二、药物的作用机制

(一) 非特异性及特异性药物的作用机制

药物的作用机制可分为特异性和非特异性两种。药物的非特异性作用机制通常与药物的理化性质有关,可以通过改变细胞周围的理化条件,如渗透压、酸碱中和、吸附作用或络合反应等来发挥非特异性作用。药物的特异性作用与药物的化学结构有关,通过自身结构的特异性,与机体生物大分子的特定功能基团结合,从而引发一系列生理、生化效应。药物特异性作用的靶点主要包括受体、酶、离子通道、核酸、载体、基因等。受体(receptor)是药物特异性作用的主要靶点。

(二) 药物作用的受体学说

1. 受体的概念　受体是药物特异性作用的主要靶点。它是位于细胞膜、胞质或细胞核上的一类功能蛋白,可以识别并特异地与细胞外信号分子(配体)结合,从而激活或启动细胞内一系列生物化学反应,最后产生特定的生物效应。药物作为配体,只能和相应的受体结合,引发一系列细胞内变化,最终产生药理学效应。

2. 受体的特性与分类　受体与其对应配体的结合具有特异性、高亲和力、饱和性及可逆性等特性。根据受体的位置可分为细胞膜受体及胞内受体。前者位于细胞膜上,主要负责与胞外信号分子结合并将其转导为胞内信号分子,引发生物效应,如配体门控离子通道受体(ligand-gated ion channels)、G 蛋白偶联受体(G-protein-coupled receptors)、受体酪氨酸激酶(receptor tyrosine kinase,RTK)等。后者位于胞质或细胞核内,其配体通常是胞内的第二信使或能穿过质膜的亲脂性分子,如一氧化氮、类固醇激素和甲状腺激素等。

3. 药物与受体的相互作用　评价药物和受体作用的指标是亲和力(affinity)和内在活性(intrinsic affinity)。亲和力是药物与受体的结合能力。内在活性指药物与受体结合时产生效应的能力。一般认为，受体需要与药物相结合才能被激活并产生效应。效应强度与药物占领的受体数成正比，受体占领得越多效应越大。

根据物质与受体的相互作用，可分为受体激动剂（agonist）及受体拮抗剂（antagonist）。受体激动剂是既有亲和力又有内在活性的物质，根据其亲和力和内在活性的不同又可以分为完全激动剂（full agonist）及部分激动剂（partial agonist）。受体拮抗剂是有受体亲和性，但不具备内在活性的一类物质。根据其与受体作用的可逆性，可分为竞争性拮抗剂（competitive antagonist）及非竞争性拮抗剂（non-competitive antagonist）。

三、药物作用的量效关系

在一定范围内药物剂量（或药物浓度）增加或减少时，药物的效应随之增强或减弱，药物的这种药物剂量（或药物浓度）与药物效应之间的关系称为量效关系（dose-effect relationship）。以药物效应为纵坐标，药物剂量或浓度为横坐标作图，即为量效曲线。

药物的量效关系可分为量反应（graded response）和质反应（quantal response 或 all-or-none response）。量反应是指药物效应的强弱呈连续增减的变化，可用具体数量或最大反应的百分率表示，如平滑肌的舒缩、血糖的降低、心率的变化等。如果药理效应不随药物剂量或浓度的增减呈连续性的量的变化，而表现为性质的变化，则称为质反应。质反应以阳性或阴性、全或无的方式表现，如死亡、生存，惊厥、不惊厥等。

根据药物量反应及质反应的量效曲线，可以得到以下药效学参数用于药效学研究。

1. 最小有效量（minimum effective dose）及最小有效浓度（minimum effective concentration）　又称阈剂量及阈浓度。指药物产生效应的最小剂量及浓度。

2. 最大效应（maximum efficacy）　或称效能。指药物产生最大效应的能力，常与药物的内在活性有关。

3. 效价强度（potency）　能引起等效反应的药物相对浓度或剂量。在同类药物中，达到同样效应所用剂量越小，效价强度越大。它常与药物亲和力有关。

4. 半数有效量（median effective dose，ED_{50}）及半数有效浓度（concentration for 50% of maximum effect）　引起群体中半数试验个体出现某一效应的药物剂量及浓度。如果效应为中毒或死亡，则称为半数中毒量（median toxic dose，TD_{50}）或半数致死量（LD_{50}）。

5. 治疗指数（therapeutic index，TI）　即半数致死量与半数有效量之间的比值。一般来说，治疗指数越大，药物越安全。

四、常用的药效学模型

在药效学的实际应用中，经常需要建立药物浓度与药效之间的数学模型，也就是药物的"量效关系"。常见的药效学模型可以分为直接效应模型和间接效应模型。

在直接效应模型中,药物与靶点的结合能够直接产生药效,中间不存在延迟。具有这类药效模型的药物的代表是各类抗菌药物对微生物的抑制作用。而因为有机体内的靶点都是有限的,所以最适合用来描述直接药效的数学模型是最大效应(E_{max})模型,它可以描述在靶点有限的情况下,药物浓度与药效之间的关系,其数学形式为:

$$E = \frac{E_{max} \cdot C}{EC_{50} + C}$$

其中,C 表示靶点处等药物浓度,E 表示产生的药效,E_{max} 代表在靶点有限的情况下所能达到的最大药效,EC_{50} 则是指达到 E_{max} 一半所需要的药物浓度。

最大效应模型还可以进行扩展以适应不同的药物情况,比如带有基线的最大效应模型:

$$E = B \pm \frac{E_{max} \cdot C}{EC_{50} + C}$$

公式中,B 指的是不存在药物的情况下,药效所对应的生理指标强度,这一类药效的例子有胰岛素调节血糖的过程。

在间接效应模型中,药物与靶点的结合并不会直接产生药效,而是通过影响或者调节其他生化反应通路间接产生药效,间接药效的药物代表有华法林,它通过抑制凝血酶原的生成而间接产生抗凝血效果。在间接药效的实验中经常可以观察到药物浓度-药效曲线出现如图 12 - 1 所示的"迟滞环"现象,这是药效的产生与药物和靶点的结合之间存在延迟而导致的特殊现象。

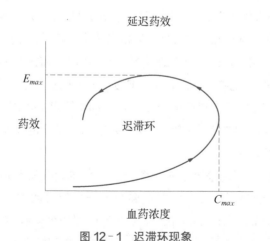

图 12 - 1 迟滞环现象

注:Della Paschoa,1998。

间接药效的数学模型较为庞杂,其中比较常用的一类称为间接作用(indirect effect)模型,它将此类药效抽象成一个如图 12 - 2 所示的简单房室模型,而药物则通过影响药效的生成(K_{in})或消除(K_{out})速率常数来间接改变药效房室内的浓度,最终利用微分方程组来描述间接药效的产生。

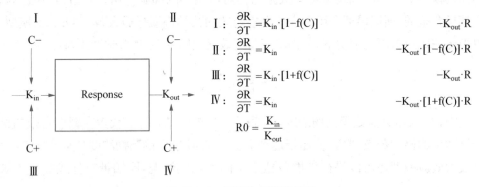

$$I:\ \frac{\partial R}{\partial T} = K_{in} \cdot [1-f(C)] \qquad\qquad\qquad -K_{out} \cdot R$$

$$II:\ \frac{\partial R}{\partial T} = K_{in} \qquad\qquad\qquad\qquad -K_{out} \cdot [1-f(C)] \cdot R$$

$$III:\ \frac{\partial R}{\partial T} = K_{in} \cdot [1+f(C)] \qquad\qquad\qquad -K_{out} \cdot R$$

$$IV:\ \frac{\partial R}{\partial T} = K_{in} \qquad\qquad\qquad\qquad -K_{out} \cdot [1+f(C)] \cdot R$$

$$R0 = \frac{K_{in}}{K_{out}}$$

图 12‑2　间接作用模型示意

注:模型按照药物对 K_{in} 或 K_{out} 的影响类型可以分为 4 类:1 型抑制 K_{in},2 型抑制 K_{out},3 型增强 K_{in},4 型增强 K_{out}。模型的微分方程组如图所示,其中 R 代表药效强度,T 为时间,f(C)为描述药物与靶点结合的数学函数。

第四节 | 药代动力学和药效动力学的发展近况

一、治疗药物监测

随着液相色谱质谱联用(LC‑MS)、气相色谱质谱联用(GC‑MS)、酶放大免疫测定技术等分析化学相关的检测技术的涌现和普及,治疗药物监测(therapeutic drug monitoring,TDM)也得到了前所未有的发展。TDM 旨在监测患者体内,主要是血液内的药物及与治疗相关的标记物(biomarker)浓度,以此为患者提供个性化的更加精准的给药方案,尤其是"治疗窗"较为狭窄的药物。由 TDM 的定义可以看出,它结合了药代动力学、药效学、分析化学、生物信息学等相关学科,是名副其实的交叉学科技术。

(一) TDM 的主要功能

(1) 判断患者体内的药物是否处在一个安全的范围,也就是高于起效浓度低于毒性浓度。由于每个个体的特殊性,在判断时需要结合群体药代动力学及药效学(population pharmacokinetic/pharmacodynamic,pop PK/PD)模型为个体制定个性化的安全范围。

(2) 结合药物的临床药效学研究,通常是剂量-效应模型,为临床治疗制定科学定量的药效终点。

(3) 当患者体内的药物浓度偏离设定目标时,利用 TDM 积累的数据和药代动力学模型为患者制定科学合理的用药计划,使药物浓度重新回到正常范围。

（二）适合进行 TDM 的临床场景的特征

（1）药效模型简单的药物,使得我们可以从血药浓度推断其药效大小,比如大多数抗菌药物。

（2）具有较大个体间变异的药物,此类药物的药代动力学与药效学在人群中差异较大,需要配合 TDM 进行个性化给药以保证其临床药效。

（3）治疗窗较窄的药物,也就是最低起效剂量与最高安全剂量相差较小的药物,此类药物需要配合 TDM 以防止药物毒性反应的产生。

（4）药效的临床指征不明显的药物,此类药物在临床上不易通过患者的反应调整药量,此时需要 TDM 的血药浓度数据制定个性化给药方案。

二、群体药代动力学及药效学

传统的药代动力学及药效学的研究对象都集中在个体数据上,但在药物研发的过程中,尤其是临床试验阶段,药物的药代动力学及药效学性质在人群中的分布则更具有指导意义。因为人群中的每个个体都具有独一无二的生理特征,进而使得每个人都具有独一无二的药代动力学及药效学特征,所以针对个体的药代动力学及药效学模型是无法扩展应用到整个人群的。考虑到这个事实,群体药代动力学（pop PK）/PD 应运而生,它将研究对象从个体升级为群体,将药物的药代动力学及药效学模型的统计学性质作为目标,进而更高效地总结药物的临床试验,并提供群体角度的指导。

pop PK/PD 研究主要聚焦于同一药物在不同个体间 PK/PD 特性的"差异",并尝试用诸如体重、肌酐清除率（creatinine clearance，CLcr）、代谢类型等基于个体生理特征的因素对"差异"进行描述,比如,对于某些通过肾脏进行代谢的药物,人群中肾清除功能强的个体总是会有更小的半衰期。当然,并不是所有的"差异"都能通过以上方法解释,此时 pop PK/PD 则会利用统计学模型对这类"随机"差异进行研究,从而最大限度地挖掘临床试验数据的科学价值。一个典型的 pop PK/PD 的研究成果可以表达为某药物在指定人群中的 PK/PD 性质呈现出特定的统计学分布。例如,对于庆大霉素在新生儿群体中的药代动力学研究就给出了庆大霉素的药代动力学参数在敏感的新生儿群体中的具体分布情况,从而为临床上为新生儿制定庆大霉素安全有效的给药方案提供了科学的依据。又如,对于中枢神经阻断类麻醉剂的群体模型研究,通过建立群体药效模型,揭示了麻醉效果与人体各项生理指标的内在关系,从而使得麻醉师有能力为患者单独制定麻醉方案以防止极端事故的出现。

三、生理机制化的 PK/PD 研究

众所周知,细胞分子生物学是近年发展最迅猛、成果最多样的生物学领域,PK/PD研究同样不会缺席。目前的成果之一就是利用"血流""器官组织构成""药效的微观机

制"等具体的生物学实体去替代传统 PK/PD 模型中的"中央室""效应室"等完全的抽象概念。虽然最早在 1937 年便有科学家提出了这种研究思路，但直到近年，得益于细胞分子生物学及高性能计算机的发展，才使之成为可能。

由于原先的抽象性质如药物的清除率等变成了药物分子在人体内的各种"微观分子通路"，机制化的 PK/PD 研究可以为研究者提供一个前所未有的直观角度来研究 PK/PD 性质，甚至为药物"设计"出最佳的 PK/PD 性质。机制化 PK/PD 协助药物开发的一个例子是研究药物在孕妇体内的 PK/PD 性质，因为对于孕妇的临床试验受到非常严格的限制，所以需要在实验设计和实施的过程中完全评估其中的风险。在药物的细胞分子生物学研究成果的基础上，孕妇对于某药物代谢能力可以被细化为孕妇体内诸如 P450 等代谢酶的表达量和活性，再据此建立基于机制的 PK/PD 模型。通过这类定量化研究，便可以减少孕妇临床试验的样本需求量，提高临床试验的安全性。

四、对于 PK/PD 研究的监管工作

PK/PD 模型，尤其是 pop PK/PD 模型在药物研发领域是一种全新的科学工具，它最大的作用是能够大幅度减少药物研发成本，尤其是临床试验阶段的支出。为此，作为药物研发的主要力量，各国制药企业都在 PK/PD 相关领域进行了大量研发工作以推动其进一步发展。而技术的进步同样需要更完善的监管，早在 2003 年，FDA 便刊发了初步的 PK/PD 临床试验技术指南。近年来，随着 pop PK/PD 的兴起和广泛使用，FDA 也颁布了关于 pop PK/PD 的技术指南，并且将 pop PK/PD 模型相关的材料作为药物注册申请的必须材料之一。我国的 PK/PD 研究监管工作与发达国家几乎同步展开，中国食品药品监督管理局也在 FDA 之后颁布了具有中国特色的 pop PK 研究技术指南，推动了我国药企研发工作规范化的进程。

对于 PK/PD 研究的监管工作，本质是对 PK/PD 研究成果的质量控制，这是与 PK/PD 研究地位相同的重要工作。以 pop PK/PD 研究技术指南为例，其中包括数据质量控制、pop PK/PD 建模指导、pop PK/PD 研究结果报告格式等部分。其中，数据质量控制规定了实验对象的数量、实验对象的分组、与建模有关的协变量种类、PK/PD 相关指标的采样方案等有关数据采集的部分。pop PK/PD 建模指导包括有效数据清理、模型的必要组成部分、模型估算结果的质量控制、数据中特殊事件的处置等与建模相关的部分。而研究报告格式则是将前两者的结果以严格的报告格式加以固定，以便监管机构审阅。

（郭仪臻、王世俊、相小强）

第十三章 定量药理学基本概念及应用

第一节 定量药理学概述

一、定义

利用建模与模拟技术对药动学、药效学、机体功能、疾病进程和试验过程等信息进行模型化研究的一门学科。

二、基本概念

1. 模型 通过主观意识构成客观阐述形态结构的一种表达目的的物件,一般通过实体或者虚拟表现。数学模型是指运用数理逻辑方法和数学语言构建的科学或工程模型,是用数学符号刻画出来的数学结构,用于描述系统的纯粹关系。

2. 建模 建立模型,为了理解事物而对事物做出的抽象,是一种书面描述。特点是由数据至模型,将观察数据用数学模型概括表达(图13-1)。

3. 拟合 采用某种方法,将平面上一系列的点用光滑曲线连接起来。特点是已知数据点及其排列,建立曲线,从整体上靠近它们(图13-2)。

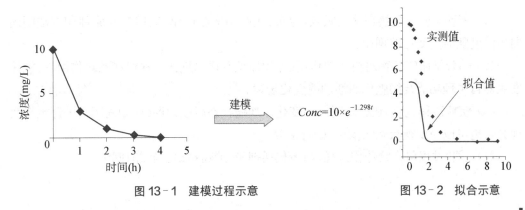

图 13-1　建模过程示意

图 13-2　拟合示意

$$Conc=10 \times e^{-1.298t}$$

曲线拟合：选择适当的曲线类型拟合观测数据，并用方程分析两变量之间的关系。

4. 模拟　对真实事物或过程的虚拟，从而表现出物理系统或抽象系统关键特性（图13-3）。特点是由模型至数据。可以考察模型组成部分对输出结果的影响。

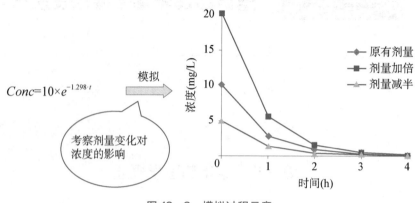

图 13-3　模拟过程示意

5. 外推　根据过去和现在发展趋势推断未来，将现有结果或结论推广到未知领域。

6. 数据集　由数据组成的集合，通常以表格形式出现。每一列代表一个变量（例如身高），每一行对应某成员数据（表13-1）。

表 13-1　数据集示意

ID	TIME	AMT	EVID	DV	MDV	FOOD	AGE
1	0	250	1	\	1	0	25
1	0.5	\	0	1.997	0	0	25

7. 代码　按照一定的程序设计语言规范书写的文本文件，是一种可读的计算机语言指令。常见的计算机语言包括：C、C++、BASIC、R、FORTRAN 和 PYTHON 等。

三、研究范围

（1）药动学研究药物在体内吸收、分布、代谢和排泄规律，运用数学原理和方法阐述血药浓度随时间变化的规律。

（2）药效学研究药物对机体的作用、作用原理及作用规律。探讨在药物作用下，机体发生器官生理功能及细胞代谢活动的变化规律。

（3）疾病进程，疾病状态随时间的变化。疾病状态可以为评分（如简明精神评定量表评分），也可以为反映状态的指标（如骨密度）。

（4）试验过程包含给药和采样，前者包括剂量、给药频率、滴注时间等。

四、发展历史

定量药理学前身叫数学药理学,在国内和国外的发展历史分别如图 13 - 4、13 - 5 所示。

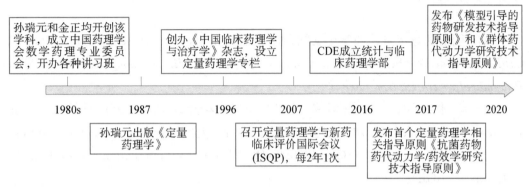

图 13 - 4　定量药理学在国内的发展历史

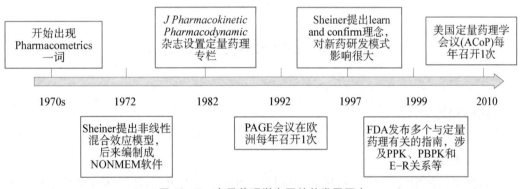

图 13 - 5　定量药理学在国外的发展历史

五、研究手段

主要包括:①群体药动学(pop PK),其基础是房室模型;②药动学/药效学(PK/PD);③生理药动学(PBPK);④基于模型的荟萃分析(model-based meta analysis,MBMA);⑤定量系统药理学(quantitative systems pharmacology,QSP)。

六、硬件和软件

开展定量药理学研究时,普通电脑可以承担绝大部分研究任务。以 pop PK 研究为例,耗时较长的计算任务,如协变量筛选和自举法验证等能用服务器就用服务器做,它可以全天工作,具有"软件安装一次,多人使用"的特点,节约耗费。

用于定量药理学分析的软件分为两类。可独立运行的主要包括 NONMEM、Phoenix NLME 和 Monolix 等;辅助软件主要包括 PsN、Xpose 4 和 MaS Studio 等。

七、相关研究资源

(1) 期刊,刊登定量药理学论文的杂志主要有 *J Pharmacokinet Pharmacodyn* 和 *CPT Pharmacometrics Syst Pharmacol*,此外还有 *Clin Pharmacokinet*、*J Clin Pharmacol*、*Clin Pharm Ther* 等。

(2) 学术会议,主要包括美国定量药理学会议(American conference on pharmacometrics,ACoP)、定量药理学与新药评价国际会议(international symposium of quantitative pharmacology,ISQP)和欧洲群体方法研究小组(population approach group in Europe,PAGE)。

(3) 网站,NONMEM User Archive 网站经常有关于定量药理学分析的帖子(NONMEM 软件为主),其次是定量药理学会议/培训和工作招聘帖。

第二节 定量药理学基本理论

一、房室模型

(一) 简介

将整个机体视为一个系统,按动力学特性划分为若干房室,把机体看成若干房室组成的完整系统。从速度论出发建立数学模型来模拟机体。

(二) 房室模型的种类

(1) 按照房室数目,分为一房室模型、二房室模型和三房室模型。

(2) 按照处置过程,分为线性药动学模型和非线性药动学模型。后者包括延迟吸收(T_{lag})、零级吸收、转移房室模型和米-曼氏消除模型。靶标介导的药物分布模型和生理药动学模型在广义上也属于房室模型。

一房室模型和二房室模型介绍详见第十二章第二节,本节不再详述。三房室模型结构包括中央室(X_1)、浅外周室(X_2)和深外周室(X_3),药物在中央室与深外周室之间转运速率低于浅外周室(图 13-6)。

非线性药动学模型指药物吸收、分布或消除具有非线性特征(图 13-7)。PK 特点:①高浓度时为零级过程,低浓度时近似为一级过程;②消除速率和半衰期不是常数;

③AUC 与剂量不成比例。

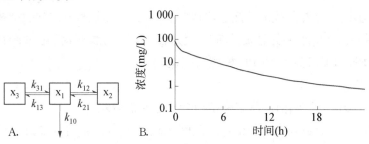

图 13-6　三房室模型结构(A)及中央室药时曲线(B)(静脉注射给药)

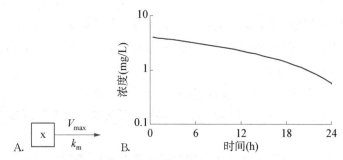

图 13-7　消除符合米-曼氏方程的一室模型

注:模型结构(A),药时曲线(B)。

延迟吸收模型:分为 T_{lag} 模型和渐进吸收模型。前者指时间小于 T_{lag} 时,药物不吸收,中央室药量为零;时间高于 T_{lag} 时,药物开始吸收;后者指转移房室($a_0 - a_n$)参与吸收,转移房室数目(N)增加时,T_{max} 增加,T_{lag} 也随之上升(图 13-8)。

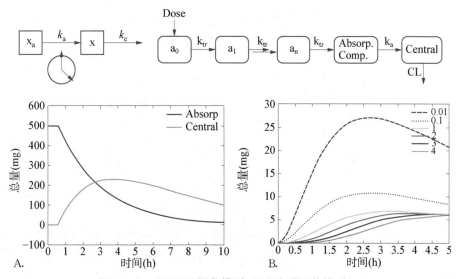

图 13-8　T_{lag} 延迟吸收模型(A)和渐进吸收模型(B)

注:第 1 行为模型结构,第 2 行为药时曲线。

（三）房室模型特点

特点为：①提供药时曲线细节描述，特别是吸收和分布过程；②模型结构反映机体对药物的处置特点；③通过模型做外推比较方便，模拟曲线光滑，可精准计算 AUC 和 C_{max}；④pop PK、PK/PD 和 PBPK 模型研究基础。

（四）基本概念

1. 初值　参数的初始值。房室模型拟合具有初值依赖性。

2. 寻优范围　参数寻优时数值可取区间上限和下限。需结合参数生理意义及初值大小设置寻优范围。寻优范围太宽容易导致各 PK 参数数值组合明显增多；寻优范围过窄容易引起寻优碰界。

3. 权重　浓度数值高低对拟合结果的影响程度。权重系数包括：1，$1/C$，$1/C^2$，C 为浓度。根据模型拟合效果图、赤池信息量准则（Akaike information criterion，AIC）及参数估算结果综合确定权重系数。

4. PK 参数　一房室模型 PK 参数包括 K_a、V、K_e 和 CL。二房室模型 PK 参数包括 K_{01}、K_{12}、K_{21}、K_{10}、V_1、V_2、Q 和 CL。其中，K 开头的参数为微观参数，CL 和 Q 为宏观参数。

5. 拟合效果图　同时包含实测值和预测值的药时曲线（图 13-9）。

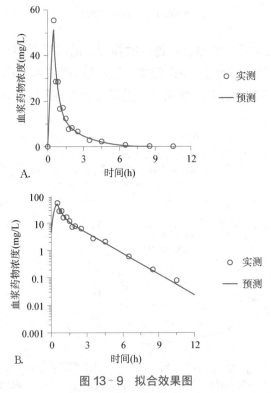

图 13-9　拟合效果图

注：常数坐标图（A）和半对数坐标图（B）。

6. 诊断图 诊断拟合效果好坏的图形,如图 13-10 所示。

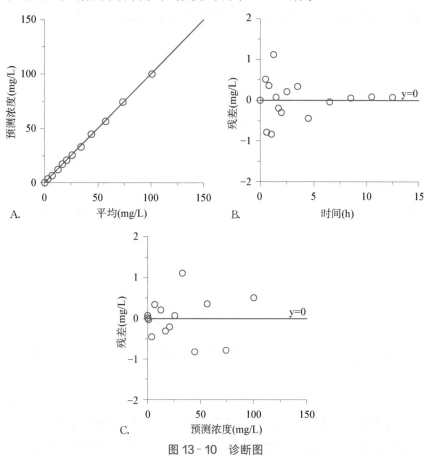

图 13-10 诊断图

注:相关性分析图(A)、残差按时间展开图(B)和残差按预测浓度展开图(C)。

(五) 模型判别和选择

首先,用半对数药物浓度-时间曲线图初步判断:药时曲线下降段为直线时,可判为一室模型;药时曲线下降段有 1 处或 2 处折点时,应选择二房室或三房室模型;药时曲线下降段呈上凸状时,提示消除具有非线性。

其次,采用下列标准评价拟合效果:

1. 残差平方和(Re) 见公式(13-1),c_i 为实测浓度,$\hat{c}_i$ 为拟合浓度,W_i 为权重系数,n 为数据点个数。Re 为大于零的正值,数值越低,拟合越好。

$$R_e = \sum_{i=1}^{n} W_i (c_i - \hat{c}_i)^2 \tag{13-1}$$

2. 拟合度 (r^2) 见公式(13-2)。r^2 越接近 1,拟合效果越好。

$$r^2 = \frac{\sum_{i=1}^{n} c_i^2 - \sum_{i=1}^{n} (c_i - \hat{c}_i)^2}{\sum_{i=1}^{n} c_i^2} \tag{13-2}$$

3. AIC 见公式(13-3)，N 为实验数据个数，Re 为加权残差平方和，n 为指数项个数。AIC 值越小，模型拟合效果越好。不同权重下 AIC 不能直接比较，因为 Re 计算公式不同。

$$\begin{cases} AIC = N \cdot \ln \mathrm{Re} + 2P \\ \mathrm{Re} = \sum_{i=1}^{n} W_i (c_i - \hat{c}_i)^2 \\ P = 2n \end{cases} \qquad (13-3)$$

（六）计算软件

国产软件有 BAPP、DAS、3p87(3p97)，国外软件主要有 WinNonlin、Matlab 和 Kinetica。

二、群体药代动力学

（一）简介

经典 PK 模型与统计学模型相结合的产物，主要研究药物体内过程的群体规律、PK 参数统计分布及其影响因素。

（二）研究目的

包括：①观测患者群体药代动力学整体特征；②观察相关因素（包括生理因素和病理因素）对药动学的影响；③评估随机因素的影响：随机因素指未知的，难以测量的影响因素。

（三）计算方法和研究对象

1. 计算方法　主要采用非线性混合效应模型法(non-linear mixed effect model，NONMEM)。参数估算方法分为三类。

（1）参数法：主要包括一阶估算法(first-order，FO)、一阶条件估算法(first-order conditional estimation，FOCE)、含个体间变异-残差变异交互作用的一阶条件估算法(first-order conditional estimation with interaction，FOCEI)和拉普拉斯法，此外还有最大期望算法（包括蒙特卡洛重要抽样法、基于后验估计的重要抽样法、随机渐进最大期望法和迭代两步法）。FOCE 和 FOCEI 算法最为常用。

（2）非参数法：主要包括最大似然法、非参数最大期望法和半参数法。

（3）贝叶斯法：根据某一事件以往发生的概率特征，预测今后的事件发生可能性。此外还有马尔可夫链蒙特卡罗贝叶斯法。

2. 研究对象　主要包括固定效应因素和随机效应因素。前者通过影响 PK 参数，造成 PK 参数个体差异。后者包括个体间变异(inter-individual variability，IIV)、个体内变异和试验间变异，又称场合间变异(interoccasion variability，IOV)。这些变异综合在一起,使个体药物浓度-时间曲线存在波动。

(四) 特点

特点包括:①富集数据与稀疏数据均可以分析;②可用于临床前研究,进行种属之间外推;③对不同期或不同次试验结果进行同时分析;④对相关因素的分析为未来实验设计、剂量选择提供指南;⑤为临床试验计划仿真提供基础;⑥有助于临床各期试验中PK/PD 相关关系研究。

(五) 数据集构建

包括浓度数据集和协变量数据集的构建(表 13‐1)。排数据原则:数据为纵向排列,每列为一个变量,一行写一个事件(给药事件、观察事件等)。同时有给药和观察时,第一行写观察事件,第二行写给药事件。

1. 浓度数据集 默认变量包括 ID(受试者编号)、TIME(时间)、AMT(剂量)、DV(浓度)、MDV(是否缺失)、EVID(事件编号),其余包括:RATE(滴注速率)、Ⅱ(给药间隔)、ADDL(额外给药次数)、SS(是否稳态)。

2. 协变量数据集 协变量是独立变量,不为试验者所操纵,但仍影响试验结果,例如性别和年龄。协变量数据通常取基线值(筛选期或 Day‐1 结果)。观察时间较长时,各观察时间点协变量取最邻近的测量结果。协变量数据来源包括人口统计学、生命体征、血常规、血生化,基础疾病、病史/手术史、合并用药、试验中心等。对于分类协变量,内容要全部数字化(1 表示 Yes,0 表示 No);对于连续变量,单位需统一。

(六) 基础模型

描述浓度随时间变化的 PK 模型,包括:①模型母核:为房室模型,分为线性和非线性 PK 模型;②统计学模型:描述个体"离群"现象的数学模型,分为个体间随机效应(即IIV)模型和残留随机效应模型。残留随机效应包括个体内变异(intra-individual variability)和试验间变异(IOV)。

1. 个体间随机效应模型 有 3 种形式:①加法模型:$P_i = P_{pop} + \eta$;②比例模型:$P_i = P_{pop} \times (1 + \eta)$;③指数模型:$P_i = P_{pop} \times e^{\eta}$ 或 $\ln(P_i) = Ln(P_{pop}) + \eta$。其中,$P_i$ 为参数个体值,P_{pop} 为参数典型值;η 为个体间随机效应,符合均值为零,方差为 ω^2 的正态分布(图13‐11)。通常 PK 参数符合对数正态分布,因而指数模型应用最多。加法模型应用较少。

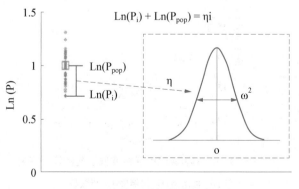

图 13‐11 个体间随机效应的图形解释

2. 残留随机效应模型　模型形式包括：①加法模型：Obs＝Pred＋ε；②比例模型：Obs＝Pred×(1＋ε)；③指数模型：Obs＝Pred×e^ε；④混合模型：Obs＝Pred×(1＋ε₁)＋ε₂。其中，Obs 为实测值，Pred 为预测值，ε 为残留随机效应，符合均值为零，方差为 σ² 的正态分布(图 13-12)。建模时，首先考虑混合型误差，然后再考虑比例型误差和加法型误差。

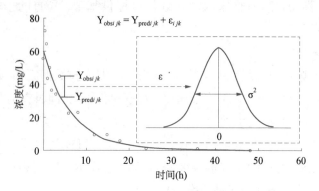

$$Y_{obs\,ijk} = Y_{pred\,ijk} + \varepsilon_{ijk}$$

图 13-12　个体内/实验间随机变异的图形解释

注：i 亚群体序号，j 个体序号，k 浓度值序号；Y_{obs} 观测值，Y_{pred} 预测值，ε 模型误差。

加法型、比例型和指数型随机变异给药时曲线带来的误差如图 13-13 所示。加法型和比例型(或指数型)可以混合，形成混合误差。

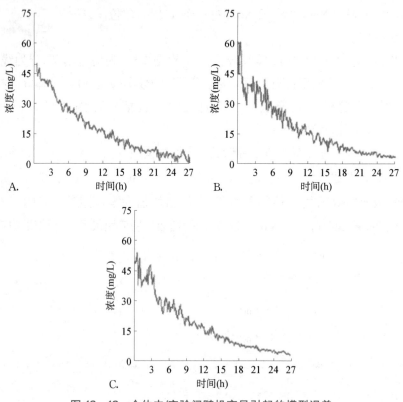

图 13-13　个体内/实验间随机变异引起的模型误差

注：A. 加法型；B. 比例型；C. 指数型。

（七）固定效应模型

固定效应因素为可测定、可衡量的因素，如年龄、体重、性别、民族、生理病理状态和场所等。建模时考虑这些因素，将加强模型拟合效果，增加预测准确度。

1. 协变量为连续变量模型　形式包括：①线性模型：$P_i = P_{pop} + \theta * Cov$ 或 $P_i = P_{pop} + \theta * (Cov - Cov_{median})$；②分段线性模型：$P_i = P_{pop} + (COV < 40) * \theta_1 * COV + (COV \geqslant 40) * \theta_2 * Cov$；③幂模型：$P_i = P_{pop} * Cov^{\theta}$ 或 $P_i = P_{pop} * (Cov/Cov_{median})^{\theta}$；④指数模型：$P_i = P_{pop} * \exp[\theta * (Cov - Cov_{median})]$。其中，$P_i$ 为个体参数，P_{pop} 为参数典型值，θ 为系数；Cov 为协变量，Cov_{median} 为协变量中位数。线性模型和幂模型比较常用，优先考虑后者。Cov_{median} 也可用 Cov_{mean}（协变量平均值）代替。

2. 协变量为离散变量模型　形式包括：①线性模型：$P_i = P_{pop} + \theta * Cov$；②比例模型：$P_i = P_{pop} * (1 + \theta * Cov)$；③幂模型：$P_i = P_{pop} * \theta^{Cov}$；④指数模型：$P_i = P_{pop} * \exp(\theta * Cov)$。实践中，优先考虑幂模型。

3. 协变量筛选　通常采用逐步法，先向前纳入，然后逆向剔除。前者指协变量逐个添加至模型中，每次只添加一个，且仅在一个参数上尝试；后者是将协变量从模型中剔除，每次剔除一个变量，且仅在一个参数上尝试。对于向前纳入，P 值至少为 0.05，目标函数值（objective function value，OBJ）至少下降 3.84 才有显著统计学意义。对于逆向剔除，P 值应低于向前纳入（例如，$P > 0.01$：OBJ 上升未超过 6.63 时将被剔除）。

（八）模型验证

测定最终 pop PK 模型对未来数据预测能力的过程，分为外部验证和内部验证。

1. 外部验证　采用独立于研究的数据进行验证，根据外部数据获得预测值后，与实测值比较，计算平均预测误差、平均绝对误差、平均相对偏差等来评估模型预测效果。

2. 内部验证　主要包括自举法（bootstrap）和可视化预测检查（visual predictive check，VPC）。

（1）自举法：在容量为 n 的原始样本中重复抽取一系列容量也是 n 的随机样本，并保证每次抽样中每一样本观察值被抽取的概率都是 $1/n$。该法用于检验参数估算结果是否稳定可靠：基于抽样数据集的参数均值（或 95% 置信区间）与基于原始数据集计算结果是否接近。一般通过调用命令［如 bootstrap（PsN 软件）］执行自举法验证。

（2）可视化预测检查：pop PK 模型实施模拟，观察各时间点模拟浓度 95% 置信区间是否包含相应时间点实测浓度中位数，对 5% 分位数和 95% 分位数也作同样观察。结果用图形表示。VPC 分为：预测值校正 VPC，标准化 VPC，量化 VPC，自举法 VPC。PsN 软件画出的 VPC 图（图 13-14）。

（九）计算软件

主要包括 NONMEM、PsN、Xpose4、Pirana、MaS Studio 和 PdxPop。

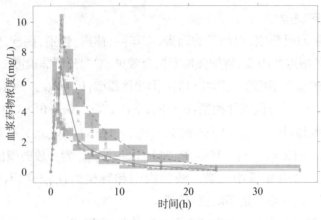

图 13-14　可视化预测检查

注：圆圈：实测值，实线和虚线分别为实测值平均值及 95％置信区间；色块：针对模拟值的相应统计量 95％置信区间；线条落在相应色块中提示预测结果良好。

三、药代动力学/药效学

(一) 简介

借助传统的 PK 和 PD 模型，通过效应室将两者有机结合，用数学方法定量表述浓度（或剂量）、时间和效应三者之间关系，揭示血药浓度与效应之间的联系（图 13-15）。

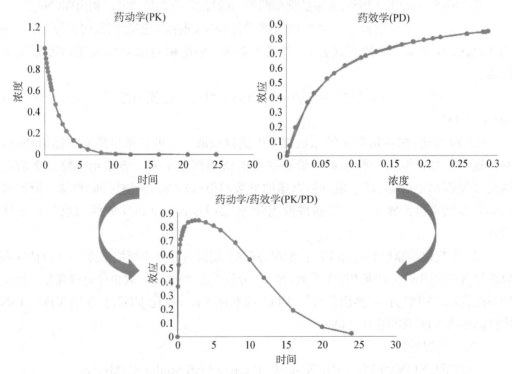

图 13-15　药动学、药效学和 PK/PD 之间的关系

PK/PD 研究意义：①阐述机体和药物之间相互作用规律；②了解药物在体内作用部位的动力学特征，推论出作用部位及药物在作用部位浓度；③根据药效学参数了解药物效应在体内动态变化规律。

PK/PD 应用广泛(图 13-16)。

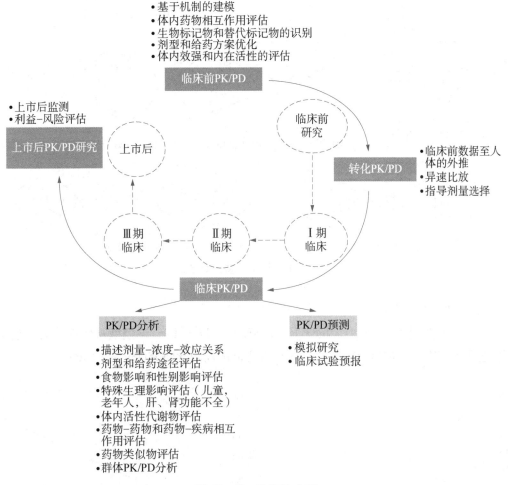

图 13-16　PK/PD 应用

(二) PK/PD 数学模型

药效学模型形式多样(图 13-17)，根据药理作用机制分为直接效应模型和间接效应模型，这两种模型含义见第三篇第十二章第三节。前者进一步分为经典药效学模型(线性、E_{max} 模型等)、生物相分布模型和慢靶标结合模型；后者包括经典间接效应模型、细胞生长和消亡模型、周转(turnover)和灭活模型，以及转导模型。

1. 经典药效学模型

(1) 线性模型：$E = s * c + E_0$，s 为斜率，c 为浓度，E_0 为基础效应，E 表示效应。一定浓度范围内药物效应与浓度呈线性相关；能预报给药前基础效应是否为零，但不能预报

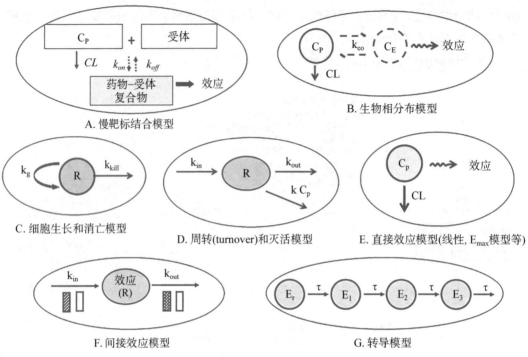

图 13‐17 常见的药效学模型

最大效应(图 13‐18A)。

(2) 对数线性模型:E=s * lgc+E_0 或 lgE=s * lgc+E_0。该模型从体外药效实验得出,适合于药物效应在最大效应 20%～80%之间的药效学研究(图 13‐18B)。

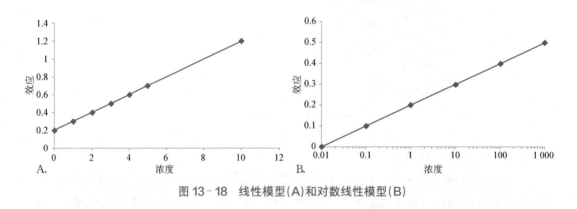

图 13‐18 线性模型(A)和对数线性模型(B)

(3) E_{max} 模型:详见本书第三篇第十二章第三节,效应‐浓度(effect-concentration, E‐C)曲线(图 13‐19)。

(4) S形 E_{max} 模型:E= E_{max} * c^s/(EC_{50}^s+c^s),s 为 Hill 系数。用于药物效应随浓度呈 S形曲线变化时的药效学研究(图 13‐19)。s 越大,E‐C 曲线斜率越陡,药效变化越剧烈。

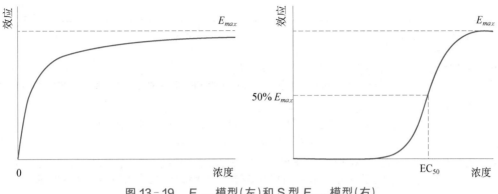

图 13‑19 E_{max} 模型(左)和 S 型 E_{max} 模型(右)

2. 间接效应模型 分为 4 种类型:效应产生抑制/促进型,效应消除抑制/促进型,详见本书第三篇第十二章。

本章相关参考文献描述了较多的基于作用机制的药效学模型,读者可进一步学习。

(三) PK/PD 模型选择

根据药物作用机制选择最能反映 PK 和 PD 联系的模型。如果研究药物为新药,可借鉴同类药物 PK/PD 研究报道建立 PK/PD 模型。研究药物为全新靶点药物,无相关报道时,先根据 E‑C 关系初选合适的模型,然后对数据进行拟合(可尝试不同结构 PK/PD 模型),选择 AIC 值最低、参数值有生理意义且能被合理解释的模型作为最终 PK/PD 模型。

(四) 研究流程

排布数据,构建符合软件要求的数据库。计算平均值,以该数据为分析对象进行 PK/PD 处理。然后对个体数据进行 PK/PD 分析。最好采用序贯法,先处理 PK 数据得到 PK 参数,然后处理 PD 数据得到 PD 参数。

(五) 计算软件

主要包括 Phoenix WinNonlin、Matlab、NONMEM、R、Excel、Berkeley Madonna 和 ADAPT。

四、定量药理学在新药临床研究中的应用价值

定量药理学在新药临床研究中的应用价值如表 13‑2 所示。

表 13‑2 定量药理学在各阶段临床研究中的应用价值

阶段	应 用 价 值
Ⅰ期临床试验	① 预测最小期望生物学效应,推荐最大起始剂量 ② 如果数据允许,预测发挥疗效所需剂量 ③ 血药浓度‑QTc 模型分析可发现心脏毒性潜在风险 ④ pop PK 分析可找出浓度变异来源 ⑤ 有 PD 数据时,建立的 PK/PD 模型用于初步评价给药方案

（续表）

阶 段	应 用 价 值
Ⅱ期临床试验	① 确定和调整临床试验重要决策 ② PK/PD/疾病关系模型用于优化Ⅲ期 PK/PD 采样点、确定患者入排标准
Ⅲ期临床试验	① 开展暴露-效应关系研究，确定最终推荐剂量 ② 疾病进程模型和模型化荟萃分析（MBMA）可提供标准疗效尺度 ③ MBMA 用于确认新药疗效特点和研发价值
桥接和外推研究	桥接：早期多中心试验数据定量药理学研究用于发现和量化种族差异是否存在 外推：利用成人 PK 和 PD 数据预测特殊人群 PK/PD，支持剂量选择和临床设计
申请上市	确定说明书内容，为剂量优化提供数据支持
Ⅳ期临床研究	① 评估使用-利益风险关系 ② 不良反应建模和模拟 ③ 用 PK/PD 或 PBPK 研究药物相互作用

第三节 | 临床应用实例

研究案例：康替唑胺在复杂性皮肤及软组织感染患者中的群体药动学研究

一、背景

康替唑胺是一种新型的噁唑烷酮类抗菌药。它对甲氧西林耐药金黄色葡萄球菌和万古霉素耐药肠球菌有较好的抗菌活性。与利奈唑胺相比，康替唑胺给药后骨髓抑制的发生率更低，安全性更好；对感染小鼠的疗效与利奈唑胺类似或者更佳。

群体药动学是临床药理学关键技术之一，贯穿于新药Ⅰ～Ⅲ期临床研究，用于支持给药方案制订。原来曾经收集Ⅰ期和Ⅱ期数据开展群体 PK/PD 分析，由于受试者数据相对较少，该分析未能确认康替唑胺剂量-效应关系。本节纳入了更多复杂性皮肤及软组织感染（complex skin and soft tissue infections，cSSTIs）患者数据（综合Ⅰ～Ⅲ期数据），建立了非线性混合效应模型，评估了肝肾功能、年龄等因素对康替唑胺药动学的影响。

二、研究方法

1. 本研究纳入 5 项临床试验数据 其中，健康人Ⅰ期临床试验 3 项，cSSTIs 患者Ⅱ期或Ⅲ期临床试验 2 项。给药剂量、受试者类型和 PK 采样信息如表 13-3 所示。

表 13-3 康替唑胺片 I~III期临床试验设计及血标本采集方案

受试者类型	研究编号	制剂规格	阶段	剂量(mg)	受试者例数	浓度点数	BLQn(%)	采样点
	MRX-I-01	100 mg	Part A	200	6	60	18(30)	0, 0.5, 1, 2, 4, 6, 8, 12, 24 和 48 h
				400	6	60	14(23)	
				800	6	60	13(22)	
				1200	6	60	12(20)	
			Part B*	300	12	180	45(25)	0, 0.5, 0.75, 1, 1.5, 2, 3, 4, 6, 8, 12, 16, 24, 36 和 48h
				600	12	180	29(16)	
				900	23	525	91(17)	
			Part C	600	12	492	18(4)	第 1 天首剂:0, 0.5, 0.75, 1, 2, 3, 4, 6, 8, 12和16h 第 2, 3, 4, 8, 12 天:给药前即刻(0h),给药后 1.5 h
				800	12	475	17(4)	第 13 和 14 天:给药前 6 h,第二剂给药后 1.5 h 第 15 天末剂:0, 0.75, 1, 1.5, 2, 3, 4, 6, 8, 12, 16, 24, 36 和 48h
健康受试者	MRX-I-07	400 mg	Part 2*	800	52	676	119(18)	给药前 3 h 内,给药后 0.25, 0.5, 1, 1.5, 2, 3, 4, 6, 8, 12, 16 和 23.5 h
				1600	52	676	75(11)	
	MRX-I-09	400 mg	—	800	12	360	28(8)	第 1 天首剂:给药前 2 h 内,给药后 0.5, 1, 1.5, 2, 3, 4, 6, 8, 12, 16 和 24 h(Day2)、第 1 剂给药前 10 min 第 3, 5, 7 天:谷浓度(首剂给药前 10 min)、峰浓度(给药后 2 h) 第 8 天末剂:给药前 10 min,给药后 0.5, 1, 1.5, 2, 3, 4, 6, 8, 12, 16 和 24 h
小计	—	—	—	—	136	3804	479(13)	

（续表）

受试者类型	研究编号	制剂规格	阶段	剂量（mg）	受试者例数	浓度点数	BLQn（%）	采样点
患者	MRX-I-04	300 mg 400 mg	Part 1	600	11	55	1(2)	随访2a当天首剂：给药前1h内，给药后0.5~1、3~4和6~8h 随访3：采集时间点与实验室检查相同
				800	17	85	1(1)	
	MRX-I-06	400 mg	Part 2	600	8	64	3(5)	治疗后第3天：首剂给药后0.5、1、2、4、6、8、12h 随访3：采集时间点同实验室检查
				800	8	64	3(5)	
			Part 2	800	42	150	49(33)	随访1、2a和3：首剂给药后1.5~4h 如果治疗10~14天，在随访2a增加1个PK采样点
	小计				86	418	57(14)	
	总计				222	4 222	536(13)	

注：只有服用康替唑胺的受试者才被纳入；BLQ低于定量下限（0.005 mg/L）；*表示每个周期的首次给药。

2. 基础模型建立　采用非线性混合效应模型法建立 pop PK 模型,算法为 FOCE-I。pop PK 基础模型尝试了一室模型和二室模型,其中,吸收部分尝试了含吸收延迟(T_{lag})的一级吸收、渐进吸收、非线性吸收及双相一级吸收。PK 参数个体间变异采用指数模型,个体内变异采用混合模型。

3. 固定效应模型建立　引入协变量时,根据目标函数值(OBJ)的变化、参数估算精度,是否收敛,协变量影响因子估算值、IIV 降低、个体内变异,以及诊断图等综合确定。采用向前纳入法和向后剔除法筛选协变量,前者标准是 OBJ 下降超过 3.84($P<0.05$),后者标准是 OBJ 上升小于 6.63($P>0.01$)。根据参数估算精度、诊断图和 OFV 值确定最终模型。

4. 最终模型评估　评估协变量对 PK 的影响,所评估的协变量包括年龄、体重、性别、肝肾功能、白蛋白、剂量和受试者类型。采用非参数自举法评估 pop PK 模型稳定性,采用可视化预测检查评估模型预测能力。

根据最终模型,采用贝叶斯估计获得个体 PK 参数。结合每名受试者给药方案记录,模拟出个体血药浓度-时间曲线。针对密集采样受试者,采用非房室模型法计算 PK 参数,然后与基于实测数据算出来的 PK 参数进行比较。

三、研究结果

1. 数据库　本研究纳入 218 名受试者,共 3 677 个血药浓度数据。其中 3 325 个数据来自 136 名健康受试者,352 个数据来自 82 名 cSSTIs 患者。康替唑胺剂量为 200～1 600 mg,制剂规格包括 100、300 和 400 mg/片。

2. 最终模型　最终 pop PK 结构模型为二房室模型,其中吸收过程分段,每段均为一级吸收。PK 参数 CL、V2、V3 和 K_a 有个体间变异,K_a 有场合间变异,这两种变异均符合指数模型。个体内变异符合比例模型。入选 pop PK 最终模型的协变量包括:制剂规格(DS)、体重(body weight,BW)、受试者类型(type)和食物(food)。Pop PK 最终模型方程如下:

$$CL(L/h) = 8.04 \times \left(\frac{BW}{63.75}\right)^{0.729} \times e^{\eta_1} \tag{13-4}$$

$$V_2(L) = 16.0 \times \left(\frac{BW}{63.75}\right)^{1.46} \times 1.318^{Type} \times 1.663^{DS} \times e^{\eta_2} \tag{13-5}$$

$$V_3(L) = 2.09 \times 1.633^{DS} \times e^{\eta_4} \tag{13-6}$$

$$K_a(L/h) = K_a \times e^{\eta_5} \tag{13-7}$$

其中,η 表示 PK 参数个体间变异。63.75 为体重中位数,type=0 表示健康受试者,type=1 表示患者。制剂规格为 300 或 400 mg/片时,DS 为 0;制剂规格为 100 mg/片时,DS 为 1。房室间清除率 Q 为 0.472 L/h。制剂规格为 100 mg/片时,吸收速率 K_a=

$3\,h^{-1}$；制剂规格为 300 或 400 mg/片时，给药后相对时间（time after dose，TAD）$<1.5\,h$ 时，$K_a=0.171\,h^{-1}$，TAD$\geqslant1.5\,h$ 时，$K_a=2.89\,h^{-1}$。在 MRX-I-07 试验中（受试者为健康人），TAD$<2.05\,h$ 时，K_a 为 $0.028\,h^{-1}$，TAD$\geqslant2.05\,h$ 时，K_a 升至 $13.9\,h^{-1}$。空腹状态下，生物利用度 F1$=0.557$，进普通餐时，F1 为 0.816，进高脂餐时，F1 为 1。

康替唑胺最终模型参数估计结果如表 13-4 所示。

表 13-4 康替唑胺最终 pop PK 模型的参数估计结果

参数类型		最终模型			自举法验证	
典型值 (θ)	描述 （单位）	估计值 （变异系数，%）	标准误	相对标准误% （收缩，%）	估计值	95% 置信区间
$\theta1$	CL(L/h)	8.04	0.611	7.6	7.95	7.07, 8.97
$\theta2$	V_2 (L)	16.0	1.59	9.9	15.8	13.5, 18.5
$\theta3$	Q(L/h)	0.472	0.0384	8.1	0.464	0.318, 1.01
$\theta4$	V_3 (L)	2.09	0.229	11.0	2.12	1.57, 2.96
$\theta5$	K_{a1} (1/h)	3.00	0.864	28.8	2.94	2.03, 5.22
$\theta6$	K_{a2} (1/h)	0.028	0.0045	16.2	0.0275	0.0176, 0.0466
$\theta7$	K_{a3} (1/h)	13.9	2.38	17.1	13.7	7.54, 31.2
$\theta8$	K_{a4} (1/h)	0.171	0.0371	21.7	0.185	0.108, 0.289
$\theta9$	K_{a5} (1/h)	2.89	0.703	24.3	2.97	1.40, 12.8
$\theta10$	普通餐对 F1 影响指数	0.816	0.0578	7.1	0.808	0.710, 0.931
$\theta11$	空腹对 F1 影响指数	0.557	0.0332	6.0	0.556	0.491, 0.625
$\theta12$	体重对清除率影响指数	0.729	0.156	21.4	0.705	0.430, 1.01
$\theta13$	体重对 V_2 影响指数	1.46	0.182	12.5	1.44	0.967, 1.92
$\theta14$	制剂规格对 V_2 影响指数	0.663	0.145	21.9	0.660	0.409, 0.912
$\theta15$	受试者类型对 V_2 影响指数	0.318	0.122	38.4	0.325	0.0887, 0.555
$\theta16$	制剂规格对 V_3 影响指数	0.633	0.275	43.4	0.628	0.224, 1.27
个体间变异和场合间变异（η）						
$\eta1$	ω^2_{CL}	0.0626(25.0)	0.0066	10.6(13.7)	0.0588	0.0386, 0.110
$\eta2$	ω^2_{V2}	0.0572(23.9)	0.0147	25.7(32.8)	0.0517	0.0244, 0.0902
$\eta3$	ω^2_{Q}	0（固定）	—	—	—	—
$\eta4$	ω^2_{V3}	0.441(66.4)	0.0863	19.6(28.5)	0.421	0.268, 0.658
$\eta5$	ω^2_{Ka}	1.06(103)	0.258	24.3(35.5)	1.07	0.429, 1.73
$\eta6\sim\eta8$	$\omega^2_{IOV\ on\ Ka}$	1.38	0.142	10.3	1.34	0.732, 2.16
残差变异（ϵ）						
$\epsilon1$	比例型误差	0.290	0.0071	2.5(5.4)	0.289	0.262, 0.317

注：CL 清除率，V_2 中央室分布容积，V_3 外周室分布容积，F1 生物利用度，K_{a1} 100 mg/片的吸收速率（MRX-I-01），K_{a2} TAD$<2.05\,h$ 时的吸收速率（MRX-I-07），K_{a3} TAD$\geqslant2.05\,h$ 时的吸收速率（MRX-I-07），K_{a4} TAD$<1.5\,h$ 时的吸收速率（其他临床试验），K_{a5} TAD$\geqslant1.5\,h$ 时的吸收速率（其他临床试验）。

3. 模型评估　诊断图显示，模型预测值与实测值相关性很好。条件加权残差（conditional weighted residuals，CWRES）分布图近似于正态分布，提示模型拟合理想。VPC 做了 1 000 次模拟。如图 13-20 所示，最终模型能够充分描述康替唑胺浓度随时间的变化，可预测性良好。

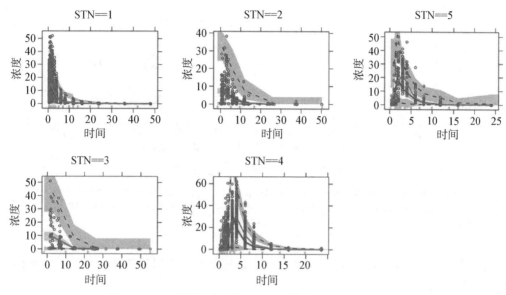

图 13-20　康替唑胺最终 pop PK 模型的可视化预测检查

注：实线表示实测值中位数。从上到下，虚线依次表示预测值 95%、50% 和 5% 分位数，色块表示预测分位数的 90% 置信区间。STN 表示临床试验编号，1：MICU0001，2：MICU0001-2，3：MRX-I-06，4：MRX-I-07，5：MRX-I-09。

针对密集采样受试者，根据经验贝叶斯反馈得到的 PK 参数与根据实测浓度值得到的 PK 参数接近，提示模型拟合效果理想。

4. 协变量分析　制剂规格对康替唑胺吸收有轻度影响。100 mg 片剂的吸收相对更快，且没有延迟。对于 300 mg 和 400 mg 规格的片剂，达峰时间（T_{max}）相对更长。然而，不论何种制剂规格，健康人服用相同剂量康替唑胺后，其暴露水平（AUCss 和 $C_{max, ss}$）没有显著差异。

食物对康替唑胺药动学存在影响。与空腹相比，高脂餐使康替唑胺口服生物利用度增加 80%，普通餐也使得生物利用度增加 45%。因此推荐康替唑胺与食物同服，以提高生物利用度。

受试者类型（健康人或患者）显著影响 V_2，而对 CL 无显著影响。健康人和患者口服 800 mg 康替唑胺后，按体重校正的暴露量（AUCss 和 $C_{max, ss}$）无显著差异。患者体内 AUCss 水平虽然比健康人高，但差距低于 10%（$P > 0.05$）。

体重是影响 CL 和 V_2 的协变量（图 13-21）。随着体重增加，康替唑胺清除率增加，而 AUC_{ss} 和 $C_{max, ss}$ 下降。口服 800 mg 康替唑胺后，在体重高于 75 kg（此为中位数）者体内 AUC_{ss} 比体重低于 75 kg 者低 25%。由于后续 PK/PD 研究显示体重高于 75 kg 者可

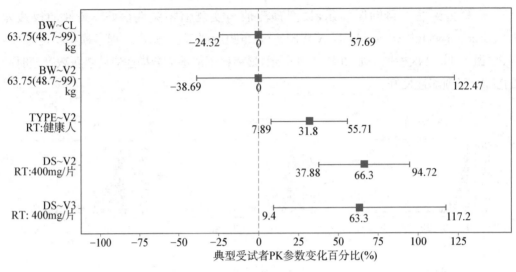

图 13-21　协变量对 PK 参数影响

注:方块表示中位数。评估分类协变量对 PK 参数影响时,95％信区间根据比例误差项的标准误进行计算。评估连续型协变量对 PK 参数影响时,根据参数的标准误,还计算了参数差异(实际个体 *vs* 典型个体,协变量取 5％ 和 95％ 分位数)的 95％ 置信区间。

以达到靶值,因此体重高于 75 kg 者的 AUC_{ss} 出现降低没有显著临床意义。不需要根据体重调节药物剂量。

5. 小结　康替唑胺药动学符合二房室模型,消除为一级动力学,吸收为分段且每段均符合一级过程。个体间变异和体内变异分别符合指数模型和比例模型。制剂规格和食物对康替唑胺吸收有影响,体重和受试者类型对中央室分布容积有影响。随着体重增加,中央室分布容积增加,AUC 下降。协变量分析结果提示,不需要根据这些因素调整康替唑胺使用剂量。

第四节　其他定量药理学分析方法

生理药动学(PBPK)模型是以解剖学、生理学、生物化学和物理化学为基础,由血液循环连接一系列具有明确生理意义的组织室构成的能够模拟药物在体内处置过程的数学模型。PBPK 模型根据质量守恒定律构建,由三部分组成:数学机制模型、机体生理学参数和药物相关的性质参数。

基于模型的荟萃分析(MBMA)是指在综合广泛数据的基础上,建立药效学模型,精确描述剂量-效应关系、时间-效应关系,同时考察多种因素(基线、人口统计学和试验特征)对药效(安全性)参数的影响。特点:从统计学角度考虑随机效应的影响,并引入协变量因素,最终形成预测模型,能模拟不同结果以解决争议问题。MBMA 可以开展间接多药比较(例如,A 与 B 比较,B 与 C 比较,采用 MBMA 可以间接比较 A 和 C)。

定量系统药理学(QSP)是一门专注于识别和验证药物靶标的新学科,理解现有疗法并发现新疗法。目标:以精确预测的方式理解药物在时空上如何调控细胞网络,以及它们如何影响人体病理生理学。目的:开发数学和计算机模型,将多个时间和空间尺度的数据相结合,聚焦于多个元素(生物分子、细胞和组织等)之间相互作用,用于理解和预测药物治疗作用和毒性。

(陈渊成)

第十四章 特殊人群药代动力学

临床用药特殊人群包括特殊生理状态及特殊病理状态下的患者,特殊生理状态又包括新生儿、婴幼儿、儿童、妊娠期和哺乳期女性、老年人等,特殊病理状态包括肝损伤和肾损伤者等。药物研发过程中,获得的完整的 PK 数据除外患者中开展 I 期临床试验,多数来自经过严格筛选的均质健康人群。而特殊人群由于生理状态或者病理状态不同于健康人群,药物的体内过程会发生改变而影响药物在体内的暴露量,进而影响药物疗效及安全性。因此,特殊人群药代动力学研究对指导临床合理用药具有重要意义,也是药品说明书中的重要内容。本章介绍不同生理和病理状态对药代动力学的影响,以及特殊人群药代动力学研究的临床试验设计。

第一节 特殊人群药代动力学

一、老年人

根据"国家人口发展规划(2016 年至 2030 年)",世界多数国家已经或正在步入老龄化社会,中国老龄化水平及增长速度将明显高于世界平均水平。到 2030 年,老年人口占比将达到 25% 左右,其中 80 岁及以上高龄老年人口总量不断增加。随着年龄增加,人体器官和功能均有所下降。另外,老年人合并用药比例增加,更容易发生药物不良反应。老年人发生年龄相关认知功能障碍的比例增加,用药依从性下降导致的不良反应也增多。上述多种因素可以改变许多药物的药代动力学和药效学。

(一) 吸收

老年人由于胃黏膜萎缩、胃酸分泌减少引起胃液 pH 值增加,可能改变药物离子化和溶解度,进而改变药物吸收,如胃内 pH 增加会降低氨苄西林酯、头孢呋辛酯的吸收。胃肠道血流量下降、黏膜表面功能细胞数下降、局部神经控制下降均会影响经胃肠道的药物吸收。另外,老年人组织血液灌注和肌肉重量下降,肌肉或皮下给药的药物吸收会减慢;气道顺应性和肺泡表面积下降也会减少药物通过吸入途径的吸收。

（二）分布

药物分布受到药物与蛋白及组织结合水平、药物理化性质如酸碱度、脂溶性、解离度、电荷大小、分子大小等的影响。

老年人体内组成部分发生改变：全身及细胞内含水量从约 61％降至约 53％，去脂肪组织（如肌肉）比例从约 19％降至约 12％，脂肪含量从约 20％升高至约 38％。水溶性药物（如地高辛、锂和茶碱）血浆浓度升高，而脂溶性药物可在脂肪组织中沉积（如苯二氮䓬类）导致体内消除减慢。体内两种主要的药物结合蛋白是 α1-酸性糖蛋白和白蛋白，与蛋白结合的药物没有活性，游离药物才有活性。酸性化合物（如地西泮、苯妥英钠）主要与白蛋白结合，而碱性药物（如利多卡因、氯氮平）则与 α1-酸性糖蛋白结合。虽然没有观察到两种蛋白浓度与年龄相关的显著变化，但在营养不良、恶病质或急性疾病患者中白蛋白通常降低，而 α1-酸性糖蛋白在炎症疾病和癌症患者中增加。因此，α1-酸性糖蛋白的增加可能导致可与其结合药物的游离部分减少。

P-糖蛋白（P-gp）主要位于肠肾和血脑屏障，其主要功能是作为外排泵。一项 P-gp 底物维拉帕米的研究表明，老年人血脑屏障中 P-gp 活性降低，这可能意味着老年人大脑中药物暴露风险增加，特别是 P-gp 主动泵出大脑的药物，如多潘立酮、洛普胺、紫杉醇、昂丹司琼和环孢菌素 A。

（三）代谢

肝脏是药物代谢的主要器官，肝脏酶将药物转化成水溶性化合物，然后从体内排出。Ⅰ相代谢主要为细胞色素 P450 酶的氧化、还原和水解反应，Ⅱ相代谢主要为结合反应，如葡萄糖醛酸化、硫酸化或乙酰化。老年人肝脏体积、肝脏血流（30 岁后每年减少约 1％）减少可致药物肝内代谢、清除减少（Ⅰ相代谢受影响为主），65 岁较 25 岁者肝脏代谢减少 40％～45％。肝内药物代谢的速率取决于肝脏从全身循环中清除药物的能力（即肝摄取率）。

另外，肝脏代谢能力下降可致首过效应减少，有首过效应药物的生物利用度会增加，窄治疗窗药物应考虑降低剂量或改变给药途径。如果药物通过首过效应活化为活性药物（如血管紧张素转换酶抑制剂依那普利和培哚普利），可能导致活性药物系统浓度降低。

（四）排泄

排泄指药物或代谢产物通过尿液、粪便、胆汁或肺从体内排除的过程。最重要的途径是肾脏排泄。80 岁和 30 岁比较肾脏体积减小 20％～30％，且肾脏纤维化和肾小管萎缩增加。正常人肾小球滤过率（glomerular filtration rate，GFR）随年龄增加而下降，20～50 岁每年降低约 0.4ml/min，50 岁以上下降约 1.0ml/min，90 岁较 20 岁下降 50％以上，影响水溶性抗生素、利尿剂、地高辛、水溶性 β 受体阻滞剂等排泄，毒性风险取决于治疗窗。

目前有多种评估肾功能的方法。外源性标记物［如菊粉、异烟酰胺、乙二胺四乙酸（ethylene diamine tetraacetic acid，EDTA）、二乙三胺五乙酸和碘海醇］测定 GFR，此方法比公式估算更为准确。也可采用特定时间尿液样品测得的肌酐清除率（creatinine clearance，CLCr）评估肾功能。但上述方法非临床实践常规使用。临床常规评估肾功能改变可通过慢性肾脏病流行病学协作公式（the chronic kidney disease epidemiology collaboration equation，CKD‑EPI 公式）（表 14‑1）、肾脏病饮食改良研究公式（the modification of diet in renal disease equation，MDRD 公式）、Cockcroft-Gault（CG）公式计算。一般来说，Cockcroft-Gault、MDRD 和 CKD‑EPI 公式可以很好地估计老年人的平均肾小球滤过率，但在个别情况下，所有公式都可能误估肾功能达 $30 \text{ ml}/(\text{min} \cdot 1.73 \text{ m}^2)^{-1}$。Flamant 在对 CG 与 MDRD 和 CKD‑EPI 进行比较的综述中得出结论，老年人应首选 MDRD 和 CKD‑EPI。应充分认识与年龄增长相关的病理生理学变化，以及引起的药代动力学和药效学的改变。

表 14‑1 CKD‑EPI 估算公式

性别	Scr	Scys	GFR 计算公式
CKD‑EPI 肌酐方程			
女性	≤0.7 mg/dl(62 μmol/L)		$144 \times (\text{Scr}/0.7)^{-0.329} \times 0.993^{\text{Age}}[\times 1.159(黑人)]$
	>0.7 mg/dl(62 μmol/L)		$144 \times (\text{Scr}/0.7)^{-1.209} \times 0.993^{\text{Age}}[\times 1.159(黑人)]$
男性	≤0.9 mg/dl(80 μmol/L)		$144 \times (\text{Scr}/0.9)^{-0.411} \times 0.993^{\text{Age}}[\times 1.159(黑人)]$
	>0.9 mg/dl(80 μmol/L)		$144 \times (\text{Scr}/0.9)^{-1.209} \times 0.993^{\text{Age}}[\times 1.159(黑人)]$
CKD‑EPI CystatinC 方程			
		≤0.8 mg/L	$133 \times (\text{Scys}/0.8)^{-0.499} \times 0.996^{\text{Age}}[\times 0.932(女性)]$
		>0.8 mg/L	$133 \times (\text{Scys}/0.8)^{-1.328} \times 0.996^{\text{Age}}[\times 0.932(女性)]$
CKD‑EPI 肌酐和 CystatinC 方程			
女性	≤0.7 mg/dl(62 μmol/L)	≤0.8 mg/L	$130 \times (\text{Scr}/0.7)^{-0.248} \times (\text{Scys}/0.8)^{-0.375} \times 0.995^{\text{Age}}$ $[\times 1.08(黑人)]$
		>0.8 mg/L	$130 \times (\text{Scr}/0.7)^{-0.248} \times (\text{Scys}/0.8)^{-0.711} \times 0.995^{\text{Age}}$ $[\times 1.08(黑人)]$
女性	>0.7 mg/dl(62 μmol/L)	≤0.8 mg/L	$130 \times (\text{Scr}/0.7)^{-0.601} \times (\text{Scys}/0.8)^{-0.375} \times 0.995^{\text{Age}}$ $[\times 1.08(黑人)]$
		>0.8 mg/L	$130 \times (\text{Scr}/0.7)^{-0.601} \times (\text{Scys}/0.8)^{-0.711} \times 0.995^{\text{Age}}$ $[\times 1.08(黑人)]$
男性	≤0.9 mg/dl(80 μmol/L)	≤0.8 mg/L	$135 \times (\text{Scr}/0.7)^{-0.207} \times (\text{Scys}/0.8)^{-0.375} \times 0.995^{\text{Age}}$ $[\times 1.08(黑人)]$
		>0.8 mg/L	$135 \times (\text{Scr}/0.7)^{-0.207} \times (\text{Scys}/0.8)^{-0.711} \times 0.995^{\text{Age}}$ $[\times 1.08(黑人)]$
男性	>0.9 mg/dl(80 μmol/L)	≤0.8 mg/L	$135 \times (\text{Scr}/0.7)^{-0.601} \times (\text{Scys}/0.8)^{-0.375} \times 0.995^{\text{Age}}$ $[\times 1.08(黑人)]$
		>0.8 mg/L	$135 \times (\text{Scr}/0.7)^{-0.601} \times (\text{Scys}/0.8)^{-0.711} \times 0.995^{\text{Age}}$ $[\times 1.08(黑人)]$

注：CystatinC：胱抑素 C；Age：年龄。

Cockcroft-Gault 公式：男性 $\text{Ccr} = [(140 - 年龄) \times 体重(\text{kg})]/[0.818 \times 血肌酐$

$(\mu mol/L)$]。

女性计算结果×0.85。

血肌酐单位换算：1 mg/dl＝88.41 $\mu mol/L$。

MDRD 公式：eGFR＝[186×Scr(mg/dl)]－(1.154×年龄)－0.203×(如果是女性，0.742)[eGFR 为估计肾小球滤过率(estimated glomerular filtration rate)，Scr 为血肌酐(serum creatinine)]。

c‐aGFR＝[186×Scr(mg/dl)]－(1.154×年龄)－1.154×(如果是女性，0.742)

中国人修正：×1.233。

血肌酐单位换算：1 mg/dl＝88.41 $\mu mol/L$。

二、妊娠期

妊娠期女性可能是治疗用药最无助的一个群体，由于伦理、医学、法律、胎儿安全等各种问题，很少在妊娠期女性中开展临床试验，因此妊娠期女性中药物的药代动力学数据匮乏。妊娠期患者用药很常见，有报道 62.5% 的孕妇使用各种药物，平均每人用药 3 种。但很多药物在妊娠期患者中的安全性、剂量和长期效应并不清楚，因而妊娠期常用的治疗方案往往未经临床试验证明，剂量未进行优化。

（一）吸收

早孕期早孕反应可能减少口服药物的吸收。孕中晚期子宫对胃肠道的压迫可能减慢药物吸收速度，但对生物利用度改变不明显。胃肠道 pH 增加可能影响口服药物的吸收。

（二）分布

妊娠期女性体液和血容量明显增加，较正常人增加约 50%，致水溶性药物分布明显增加，因此临床常规剂量给药后血药浓度较正常人低。血浆蛋白减少，高蛋白结合率的药物游离浓度会增加，可能导致更多药物进入胎儿体内引起毒性反应。

（三）代谢

妊娠期女性肝脏负荷增加，高雌激素水平可能引起胆汁淤积甚至肝损害。如果药物本身具有肝毒性，使用时应慎重。如静滴四环素>2 g/天时，严重肝脂肪变性致死；依托红霉素(酯化物)，肝损害发生率增高，服用 3 周以上血清转氨酶升高者达 10%，亚临床肝毒性者达 10%～15%，因此应尽可能避免应用具有肝毒性的药物。妊娠期女性 CYP450 和尿苷二磷酸葡萄糖醛酸转移酶(uridine diphosphate-glucuronosyl transferase，UGT)活性增加，经肝酶代谢的药物代谢可能增加。

（四）排泄

妊娠期女性血流量增加 25%～30%，肾小球滤过率增加 25%～50%，因此主要通过肾脏排除的药物清除加快导致血药浓度降低。

基于妊娠期女性体内药物分布和消除的特点，妊娠期间用药剂量可略高于临床常规使用剂量。妊娠期用药需考虑母体及胎儿，根据药物在孕妇和胎儿中的药理学特点用药，遵循有效、安全的原则。目前绝大多数药物未能明确致畸风险和对流产的影响，药物使用也可能会高估药物致畸风险，使妊娠期女性无法得到充分治疗。

三、哺乳期

哺乳期女性患者用药应考虑药物是否可以通过乳汁进入乳儿体内引起毒性反应。影响乳汁药物浓度的因素主要包括：药物与母体血浆蛋白结合、药物与乳汁中蛋白结合、乳汁中脂质含量，药物理化性质等。哺乳期女性药物使用对乳儿的影响取决于药物进入乳汁的量及乳儿可自乳汁中摄入的药物量。通常乳汁中药物浓度低于血药浓度，脂溶性、弱碱性及分子量小的药物在乳汁中浓度较高。如果药物可进入乳汁，应停止哺乳。通常妊娠期安全的药物多数在哺乳期也被认为是安全的，应避免使用对胎儿发育有影响的药物。

四、儿科人群

儿科人群生长发育为动态变化的过程，解剖、生理结构和脏器功能与成人差异较大，不同年龄阶段（新生儿期、婴幼儿期、儿童期、青少年期）对药物在体内的处置有很大影响。因此，同一药物在儿科人群体内的吸收、分布、代谢及排泄过程不仅与成人不同，而且在各年龄阶段也可能有所不同。

儿科人群随日龄、月龄或年龄的增长机体器官发育变化迅速，需要根据日龄、月龄或年龄调整给药方案。新生儿、婴幼儿和儿童用药方案是以成人用药的安全性、有效性及药理学数据为基础的。根据成人剂量，以婴幼儿或儿童与成人之间体重或体表面积间比例关系得到婴幼儿剂量，但忽略了影响药物代谢的发育差异因素，以及靶器官对药物敏感性差异。应独立进行针对患儿的药物临床试验和药理学试验。

灰婴综合征：20世纪50年代氯霉素曾广泛应用于治疗包括新生儿感染在内的各种感染，参考成人剂量，按照婴儿体重折算剂量治疗，发生不明原因死亡报告。科学家当时开展了临床试验，将患儿分不同给药组发现氯霉素组近2/3新生儿死亡。进一步研究发现，早产儿和新生儿肝脏缺乏尿苷二磷酸葡萄糖醛酸（uridine diphosphate glucuronic acid，UDPGA）转移酶，肾排泄功能不完善，对氯霉素解毒能力差。此后开始通过药理学研究发现影响药代动力学的发育差异，如齐多夫定，同样是通过UDPGA转移酶代谢，在氯霉素研究的经验基础上避免了同类情况再次发生。

（一）吸收

新生儿胃pH升高、肠动力降低、胃排空延迟、胆汁酸合成减少。角质层薄、血管收缩未成熟导致皮肤灌注增加，水含量增加，体表面积重量比高。肌肉含量低，肌肉灌注减少，收缩力下降。由于肌肉含水量高，水溶性药物在新生儿往往吸收大于儿童或成人。

与儿童和成人相比,新生儿对药物的直肠吸收通常增加。

（二）分布

新生儿的细胞外液和全身水含量较高,脂肪组织比例较低,肌肉含量下降,早产儿较足月新生儿脂肪含量低,水分含量高。新生儿与儿童和成人相比,白蛋白和 $\alpha1$-酸性糖蛋白浓度降低（1岁前）,药物蛋白结合亲和力降低,导致游离药物浓度升高。相对脑重量比,血流量比增加,大脑药物浓度高的可能性大。血脑屏障不成熟,P-糖蛋白表达和活性随年龄而增加,渗透更强。

（三）代谢

药物在儿科人群体内通过氧化、还原、水解等代谢途径可能会形成与在成人体内相同的活性代谢物,但肝脏药物代谢能力受代谢酶发育的影响,随年龄增加酶的量和活性增加。

饮食和特殊治疗也可以改变新生儿的药物代谢。如,与母乳喂养的新生儿相比,配方奶粉喂养的新生儿表现出更快的成熟和更高的 CYP1A2 活性表达。

（四）排泄

由于儿科各年龄段人群的上述相关脏器细胞的成熟度不同,因此在肾脏排泄作为药物清除主要途径的情况下,年龄可能影响药物全身暴露水平,尤其是新生儿。同时,还应对其他排泄器官,如胆道和肺等的成熟度进行判定。药物的肾清除率随着胎龄、产后和体重的增加而增加。与儿童和成人相比,新生儿肾小球滤过低,出生后前2周迅速增加,6～12个月 GFR 稳步上升至成人值。肾小管分泌和肾小管再吸收不成熟,仅有成人的0～20%。儿科患者中两岁以下的儿科患者多使用 Schwartz 公式（表14-2）估算儿科 eGFR,但该公式被认为会高估新生儿 eGFR。

表 14-2 Schwartz 公式

Schwartz 公式 （0～16岁）	$CL_{cr}(ml/min/1.73m^2) = k \times$ 身高/血清肌酐 或 $CL_{cr}(ml/min) = k \times$ 身高/血清肌酐 $\times$（体重/70）$^{0.75}$ 早产儿～1岁,k=0.33;足月儿～1岁,k=0.43;儿童,k=0.55;青少年女孩,k=0.55;青少年男孩,k=0.70;身高(cm);体重(kg);血清肌酐(mg/dl)

五、肝功能不全患者药代动力学

肝脏是药物的主要代谢器官,肝脏清除分为肝脏代谢和胆汁排泄两种方式。肝脏损害可能影响经肝脏代谢药物的药代动力学过程。药动学的改变由下述因素引起:①肝脏自身代谢和清除能力的降低,常见于严重的病毒性肝炎伴肝实质明显损害时;②肝硬化门脉高压侧支循环的建立,减少了药物经肝脏的代谢和解毒作用;③肝病时药物与蛋白质的亲和力减低,以及肝损害时血浆蛋白合成减少均使具有药理活性的游离药物增加;

④肝硬化大量腹水时细胞外液量增加,致药物的分布容积增大;⑤肝硬化门脉高压时胃肠道淤血、水肿、并常伴炎症,尚可因食管、胃底静脉曲张破裂等情况均明显影响口服药物的吸收过程。

肝脏损害部位的不同对药物代谢的影响程度亦不同。如病变累及肝小叶,则影响明显。在原发性胆汁肝硬化的早期,病变主要累及门脉区,对药物肝内代谢的影响并不明显,至终末期肝实质受损时才表现为肝脏代谢药物能力的减退。

某些药物对肝脏药酶有诱导或抑制作用,如利福平在治疗过程中血药浓度可由于药物肝内代谢加速而降低,但在肝功能损害者体内,对肝药酶的诱导作用减少,致血药浓度较正常人明显为高。

如果药物主要经肝脏或相当量经肝脏代谢或清除,肝功能损害可能使药物代谢和清除减少,原形药物暴露量增加可能增加毒性反应时应考虑调整给药方案。由于肝功能损害早期肝脏的代偿作用,肝功能实验室检查指标不能及时反映肝功能损伤程度,故不能作为调整给药方案的依据。

肝功能评价方法包括生化检查、组合肝功能指标的半定量分级方法和影像学检查等。

生化检查:谷丙转氨酶(ALT),谷草转氨酶(AST)、总胆红素(TBIL)和碱性磷酸酶(alkaline phosphatase,ALP)是最常用的指标。

Child-Pugh 评分:是 Pugh 于 1973 年提出的对 Child-Turcotte 评分方法进行改良得到的结果(表 14-3)。根据各项评分将肝功能分为三级:A 级(5～6 分)为轻度肝功能不全;B 级(7～9 分)为中度肝功能不全;C 级(10～15 分)为重度肝功能不全。

表 14-3　肝脏疾病严重程度 Child-Pugh 评分系统

评价指标	异常程度积分		
	1	2	3
脑病*	0	1 或 2	3 或 4
腹水	无	轻度	中度以上
血清胆红素(mg/dl)	<2	2～3	>3
血清白蛋白(g/dl)	>3.5	2.8～3.5	<2.8
凝血酶原时间延长(秒)	<4	4～6	>6

注:＊0 级:正常的意识、人格、神经系统检查正常,脑电图无异常;1 级:不安定,睡眠障碍,易激怒,震颤,书写障碍,脑电图有 5cps 波;2 级:昏睡,时间错乱,扑翼样震颤,共济失调,脑电图慢三相波;3 级:嗜睡,空间定向障碍,反射亢进,僵直,脑电图见更慢的脑电波;4 级:昏迷,无神志、行为,不能唤醒,脑电图出现缓慢的 2～3cps δ 波。

由于 Child-Pugh 评分对预测药物在肝功能不全患者 PK 行为中具有良好相关性,已被 FDA 和欧洲药品评价局(European Medicines Evaluation Agency,EMEA)推荐用于肝功能不全患者 PK 研究。

Mayo 评分:该评分于 1989 年提出,主要用于原发性胆汁性肝硬化患者的短期预后评估。计算公式为：R＝0.871×ln[0.058×胆红素(μmol/L)]－2.53×ln[0.1×白蛋白(g/L)]＋0.039×年龄＋2.38×ln[凝血酶原时间(s)]＋0.859×水肿积分(0 为无水肿，0.5 分为水肿可控制，1 分为水肿难控制)。Mayo 评分越高，提示肝功能越差。

MELD 评分[MELD 表示终末期肝病模型(model for end-stage liver disease)]：该评分于 2000 年提出，适用于判断终末期肝病病情，以及预后和确定肝移植顺序。计算公式为：MELD＝9.57×ln[肌酐(mg/dl)]＋3.78×ln[胆红素(mg/dl)]＋1.12×ln(国际标准化比值)＋6.43×病因(酒精性和淤胆性肝硬化取 0，其他取 1)。MELD 评分越高，说明患者病情越严重，预后越差。

六、肾功能不全患者药代动力学

多种药物通过小肠代谢和转运，肝脏代谢和转运，以及肾脏清除等途径清除。肾功能不全时，肾小球滤过、肾小管主动分泌与被动重吸收均可能受到影响，从而导致主要经肾排泄药物清除减少，可能对临床用药安全性和有效性产生影响。此外，还与药物吸收、血浆蛋白结合、跨膜转运、组织分布等的改变有关。研究显示，肾功能不全可改变某些药物在肝脏和肠道中的代谢和转运途径，这些变化在肾功能严重受损的患者中尤为突出，即使药物清除的主要途径不是肾排泄时也可能观察到这些变化。

肾功能损伤患者由于水肿引起的细胞外液增加、小肠对氨基酸吸收障碍、血浆蛋白减少引起的药物游离部分增加等因素导致分布容积增加，血药浓度略低。如果药物代谢产物具有毒性，肾功能损伤时代谢产物排出减少可引起毒性反应发生概率增加。

第二节 | 特殊人群临床试验设计

本节内容主要介绍肝功能不全及肾功能不全患者药代动力学研究临床试验设计要点，儿童临床试验设计相关内容在第十五章中详细描述，不在本节中介绍。

一、肝功能不全患者的药代动力学研究

当肝脏代谢和/或排泄的量占原型药物或活性代谢产物清除量的相当大部分(大于所吸收药物的 20%)时，或者药物为窄治疗窗时，建议在肝功能损害患者中进行 PK 研究。如下情况可能不需要开展肝功能损害患者 PK 研究：药物完全通过肾脏清除途径排泄；小部分药物(<20%)在肝脏代谢且药物治疗窗宽，肝功能损害不会直接或与其他药物相互作用而产生毒性；药物为气态或挥发性且药物及活性代谢产物主要通过肺部清除；单剂量使用的药物。研究设计可包括基本全面研究设计、简化研究设计、pop PK 方法。

（一）基本全面研究设计

应当在 3 个 Child-Pugh 分级（轻度、中度和重度）的患者和对照组中进行研究。为使研究设计能够提供可评价的数据，每个组中至少应有 6 例可评价的受试者。

（二）简化研究设计

采用 Child-Pugh 分类为中度患者及对照受试者开展 PK 研究，分级为中度患者的研究结果也适用于 Child-Pugh 分级为轻度的患者，但不适用于重度患者。研究目的为明确肝功能受损患者中，药物及其活性代谢产物 PK 和/或 PD 的变化是否会达到需要调整该药剂量的程度。肝功能正常对照组的受试者应来自目标治疗患者，而不是年轻、健康志愿者。在可能的情况下，在年龄、体重和性别方面，对照组人群需要与患者相似。对照组和中度肝损害组至少各有 8 名受试者，以提供可评价的数据。

试验设计应考虑其他可能显著影响所研究药物 PK 的因素（如：饮食、吸烟、饮酒、合并用药、种族、代谢酶基因多态性等）。在入选前，除标准临床实验室检查外，还应采用合适的指标对肝脏血流量和/或内在清除率进行评估。

给药方案可为单剂量或多剂量给药，预计患者体内的药物及其活性代谢物的浓度呈现线性和非时间依赖性的 PK 特征时，可仅进行单剂量研究，否则需要开展多剂量研究，在稳态时评估 PK。

（三）pop PK 研究方法

当 Ⅱ 期和 Ⅲ 期临床试验中包括了肝功能改变的患者并采集了足够的 PK 信息时，可采用群体 PK 的研究方法，将 Ⅱ 期和 Ⅲ 期临床试验中肝功能改变受试者进行 Child-Pugh 分级及相似的一组进行评估。应选择置信区间方法评估肝功能损害是否影响 PK，通常 AUC 和血 C_{max} 90% 置信区间落入标准的 80%～125% 范围，未发现不等效的其他信息时可得出肝损害对药物 PK 无影响结论。若超出此范围，如果临床上可以找到支持更宽范围的证据，也可能得出不需要进行剂量调整的结论。

二、肾功能不全患者的药代动力学研究

当研究药物和/或活性代谢产物主要经肾排泄［例如尿排泄分数（fractional excretion，fe）≥0.3］，应在肾功能不全不同分级的患者中进行独立 PK 研究。一般来说，建议分子量小于 69 kDa 的治疗性蛋白质和肽类药物在肾功能不全患者中开展 PK 研究。主要经过非肾途径清除的药物，探讨肾功能不全对 PK 的影响通常也很重要，可考虑开展简化 PK 研究。药物可能用于肾病末期（end stage renal disease，ESRD）并需进行透析的患者，则需在透析和非透析情况下进行 PK 研究，以确定透析对药物及其可能的活性代谢产物清除产生的影响。

下述情况通常无须开展独立 PK 研究：①主要通过肺清除的气态或者挥发性药物和/或活性代谢产物；②仅需单次/偶尔给药的药物，并且药物和/或主要活性代谢产物的清除时间延长不会造成安全性风险；③分子量大于 69 kDa 的治疗性蛋白质药物，但对抗

体偶联药物或其他与小分子偶联的大分子蛋白可能需要特殊考虑;④全身吸收有限的局部作用药物(如局部用药);⑤主要通过肝清除的药物,并且安全性数据显示即使明显增加药物暴露量也无须调整用法用量;⑥主要通过肝清除的药物且由肾功能不全可能导致的药物暴露增加可在临床实践中进行处理,例如某些药物可通过监测与有效性和/或安全性相关的标志物进行剂量滴定。研究设计分为完整 PK 研究设计、简化 PK 研究、群体 PK 研究方法。

(一) 完整 PK 研究设计

为充分研究肾功能不全对研究药物 PK 特征的影响,纳入的受试者通常应包括正常肾功能和肾功能不全不同分级(基于 GFR 评估)的受试者,其中肾功能不全受试者应为患有慢性肾脏病(chronic kidney disease,CKD),存在任何肾损伤的指标或 GFR 小于 60 ml/min 持续 3 个月以上)和/或具有稳定肾功能的个体。肾功能不全受试者应保持血流动力学稳定。

临床实践中常用的肾小球滤过率的分级如表 14-4 所示。

表 14-4 肾小球滤过率的分级

分级	说明	肾小球滤过率功能指数(ml/min)
1	对照(正常肾功能)	≥90,且<130
2	轻度下降	60~89
3	中度下降[b]	30~59
4	重度下降	15~29
5	终末期肾功能衰竭[c]	<15 未进行透析
		<15 需要透析

注:a:eGFR:统一以根据估算公式估算 GFR 为分级标准,以 ml/min 表示。将 ml/(min·1.73m²)⁻¹ 转换为 ml/min 乘以使用适当公式计算得出的个人体表面积(body surface area,BSA),然后除以 1.73。公式:绝对 $eGFR = EPI$ 或 $MDRD$ 计算出的 $eGFR \times BSA/1.73$。

b:根据临床实际情况和研究具体需求,有时可以考虑在中度肾功能不全患者中再按照 eGFR 分为两组(45~59 ml/min 和 30~44 ml/min)开展研究。

c:肾衰竭:这种分级是为了进行专门的肾功能损伤研究,不应用于对肾脏疾病进行分级。

为评估肾功能不全对宽治疗窗药物 PK 的影响,可考虑根据≥60 ml/min(正常或者轻度肾功能不全)、15~59 ml/min(中度~重度肾功能不全)、<15 ml/min 或需要透析的患者在非透析日的分类,对受试者进行分层。其他可能影响药物 PK 的因素在肾功能不全组与对照组需保持一致,同时,不应纳入服用可能影响药物 PK 的合并用药的受试者。

当在目标适应证人群中进行的研究结果显示,药物和/或主要活性代谢产物呈线性和非时间依赖性 PK 特征时,可考虑进行单剂量给药研究,否则需要进行多剂量给药研究,在稳态下评估 PK,可考虑采用负荷剂量缩短达稳时间。为减少药物及代谢产物的蓄积,可考虑降低剂量或减少给药频率的设计。

肾功能不全患者中,药物血浆蛋白结合率常会发生改变。当药物的蛋白结合率表现为浓度依赖和/或受代谢产物或其他随时间变化的因素影响等情形时,建议同时测定总药物浓度和游离药物浓度。

（二）简化 PK 研究

简化 PK 研究通常首先考察重度肾功能不全（eGFR：15～29 ml/min）时对药物 PK 的影响。若简化 PK 研究结果显示，重度肾功能不全不明显改变药物的 PK 特征，可考虑不开展进一步的独立 PK 研究；若简化 PK 研究表明，研究药物在重度肾功能不全的受试者中，其 PK 特征的改变具有临床相关影响，则无法排除其他肾功能不全分级患者的临床风险，应开展完整 PK 研究，也可在Ⅱ期或Ⅲ期临床试验中进行 pop PK 研究。

（三）采用 pop PK 的方法

采用Ⅱ期和/或Ⅲ期临床研究数据进行 pop PK 分析时，需具有充足样本量的、不同分级的肾功能不全患者，并有足够的数据描述肾功能不全对药物 PK 的影响，此时需将肾功能指标作为暴露-效应关系的独立影响因素，考察肾功能对药物暴露的影响。

对血药浓度数据和尿液排泄数据进行分析，获得 PK 参数估算结果。建立肾功能和 PK 参数关系的数学模型，将肾功能和 PK 参数作为连续变量考察两者间的定量相关性。将肾功能作为分类变量处理，考察可能影响药物 PK 差异的基线协变量（如年龄、性别、体重和种族）。

（四）提供肾功能不全患者的用法用量建议

肾功能不全患者的用法用量应基于肾功能、药物暴露、效应（有效性和安全性）之间的关系，以及可接受的药物获益风险的总体认知来确定。对于具有宽治疗窗的研究药物，基于肾功能对药物 PK 的改变，不一定需要针对肾功能不全患者调整用法用量。否则在肾功能正常人群用法用量下的效应相匹配的暴露的基础上，可根据暴露-效应关系研究，推荐肾功能不全患者的用法用量（包括给药剂量和给药频率等）。

对于肾功能不全患者，目前有多种研究方法推荐用法用量。例如，对于独立的肾功能不全患者 PK 研究结果，可进行与对照组比值的描述性统计；也可使用模型模拟预测研究药物在肾功能不全患者的暴露的 90％区间与对照组暴露的 5％～95％分位数区间相似；也可以首先确定无效应边界，即在一定区间内的暴露变化不足以产生临床意义。可采用建模与模拟方法来确定调整用法用量的肾功能界值，低于此界值水平时，建议给予不同用法用量。

第三节 │ 案例介绍：Sinbaglustat（ACT‐519276）在肾功能不全患者中的药动学

Sinbaglustat（ACT‐519276）是葡萄糖神经酰胺合成酶和非溶酶体葡萄糖神经酰胺酶的脑穿透抑制剂，是一种治疗溶酶体储存障碍的新疗法。Sinbaglustat 主要通过尿液排泄。研究人员开展了一项旨在评估轻度、中度和重度肾功能不全对 sinbaglustat 的安全性、耐受性和药代动力学的临床试验。32 名受试者（按 Cockcroft-Gault 公式评估，每个肾功能组8名受试者,以及8名健康受试者)单次口服200 mg sinbaglustat。与健康受试者相比,肾功能受损受试者的 C_{max} 没有临床相关性差异,但中重度肾功能受损受试者的 t_{max} 中位数略长(图14-1)。总的来说,与健康受试者相比,在轻度、中度和重度肾功能不全受试者中,基于 sinbaglustat 暴露量 AUC_{0-t}(几何平均值和90%置信区间)分别增加了1.2倍(1.08～1.36倍)、1.8倍(1.47～2.17倍)和2.6倍(2.23～3.00倍)。安全性数据显示所有组均能耐受200 mg sinbaglustat,安全性良好。因此研究结论显示中度和重度肾功能不全患者需要分别减少至1/2和1/3的推荐剂量。

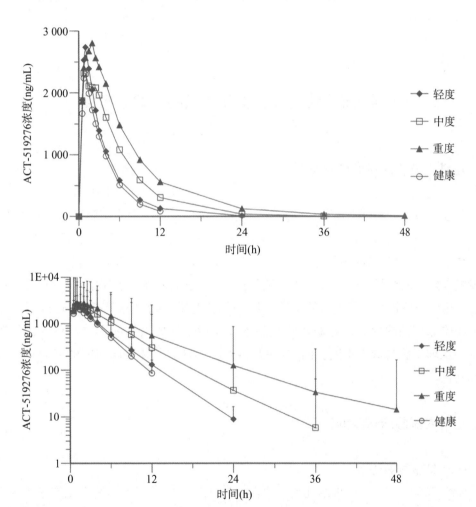

图14-1　轻度、中度和重度肾功能不全患者和健康受试者单次口服200 mg sinbaglustat后药时曲线(各组 $n = 8$)

(武晓捷)

第十五章 儿科人群临床试验设计要点和实施要点

第一节 儿科人群临床试验的目的与特点

一、儿科人群临床试验的必要性

儿童健康事关家庭幸福和民族未来。随着二胎、三胎政策的实施及城镇化的发展，儿童人口数量持续增加，儿童用药需求越来越大，对专用儿童药物开发的要求越来越高。

数据表明，目前国内市场上 90％以上药品没有儿童剂型，儿童专用药品不到 2％。大量成人药品的说明书里没有标注儿童用药信息，医生在临床治疗中，经常只能根据成年患者用药方案推测儿科患者的用药剂量，所谓"剂量靠猜、用药靠掰"，这就导致了儿科人群临床用药的疗效无依据和安全隐患。儿童不是成人的缩影。儿科人群的脏器结构和生理功能与成人不同。因此，在儿科人群中开展药物临床研究的必要性已成为全球共识。

二、儿科人群临床试验的特点

(一) 知情同意困难

新版 2020 年 GCP 法规给儿科人群药物临床试验的受试者知情同意带来了很大的挑战。

(1) 儿科人群药物临床试验必须获得儿童受试者法定监护人的知情同意。法定监护人的认定及是否可履行其职责就可能成为问题。在我国，大量的儿童和父母分离并长期由祖父母抚养，这些儿童就很难作为药物临床试验的知情同意对象。

(2) 作为监护人，家长有保护孩子的本能和责任感。他们害怕孩子会作为"试验小白鼠"受到伤害。因此，除非是无有效治疗手段的严重疾病，家长很难理解让孩子参加临床试验的必要性，他们更无法接受让孩子应用安慰剂的可能性。

（3）如果儿童具有知情同意能力，还必须征得其本人同意。不同年龄儿童的心理认知发育水平存在差异，造成知情同意方面的困难。

（二）开展儿科人群临床试验的时间选择

鉴于儿童的生理特殊性，必须努力降低已知的伤害，一般应首先在动物中进行安全性研究，然后按照成人、年长儿童、年幼儿童的顺序进行研究。

（1）主要或专门用于儿童的药物。此类药物需要在成人中获得初步耐受性/安全性证据后，才能进入儿童研究。判断成人研究是否已足够的标准视具体情况而定，可以参考的一般原则是：成人研究几乎不能再提供更多有用的信息，或可能给成人受试者带来不可接受的安全性风险。举例：治疗早产儿呼吸窘迫综合征的表面活性剂及针对儿科人群特有的代谢性/遗传性疾病的治疗。

（2）用于严重或危及生命，且缺乏有效治疗手段的成人及儿童共患病的药物。此类药物临床需求在成人及儿童中同样迫切，通常需要考虑尽早启动且相对快速地开展儿童研究。把握的基本原则：在获得初步安全性数据和潜在获益的合理证据后，尽早启动儿童研究。通常，儿童研究结果会作为注册上市申请数据的一部分，支持共患病治疗的批准。

（3）除前两种类型之外的用于治疗其他疾病/症状的药物。此类药物的临床需求迫切性较低，儿童研究通常在整体临床研究的后期阶段开始（成人Ⅱ期或Ⅲ期临床试验阶段），或者在成人适应证获得批准后再进行。

（三）儿科人群临床试验的设计原则

儿科人群临床试验方案并不是成人试验方案的简单重复。在设计儿科人群药物临床试验时，在满足评价要求的前提下，尽可能遵循"样本量最小、标本最少、痛苦最小"的原则，如必须采用侵入性检测时，应对操作方法和频率进行严格规定，尽量减少重复的有创性检测步骤。

由于儿童的生理和心理不成熟，儿童样本难以获得，尤其是血样采集，属于侵入性检测，更难以获得足够样本量，对检测方法的灵敏度要求很高。

儿童年龄范围跨度大，不同年龄段的生理、功能代谢和心理特点都不一样。儿童的表达能力较差，不能像成人一样描述自己的感知和认识，给疗效评估带来很大困难，需要根据儿童的特点设计不同的疗效评估方法，并且多采用客观评价指标。

儿童的长期生长发育是一个重要问题，关系其一生。药物临床试验是否会对其长期生长发育带来负面影响，是一个必须考量又很难确定的问题。

第二节　儿科人群临床试验设计的关键

儿科人群药物临床试验尽可能遵循"样本量最小、标本最少、痛苦最小"的原则。此外，剂型优化等利于给药便利性及依从性的考虑也是特殊的重要原则。

(一) 受试者年龄分层

参与药物临床试验的儿科人群如何按年龄分层目前并没有统一的规定,较为公认的是 ICH E11 中的年龄分层建议,分为早产新生儿、足月新生儿(0～27 天)、婴幼儿(28 天～23 个月)、儿童(2～11 周岁)和青少年(12～16/18 周岁,取决于不同地区)。在我国《儿科学》临床教材中,基于我国儿科人群生长发育变化特点划分了年龄分期,分为 7 个阶段:胎儿期、新生儿期、婴儿期(28 天～12 个月)、幼儿期(1～3 周岁)、学龄前期(3～6 周岁)、学龄期(6～12 周岁)和少年期(12～18 周岁),也可以作为我国儿科人群药物临床试验受试者年龄分层的参考。

选择受试者年龄段时,可以遵循以下几个基本考虑:如果生长发育及器官成熟度较为明确,提示某个年龄为机体功能(如血浆清除率)显著变化的"转折点",则可以考虑将该年龄定为划分点;如果试验中用到的主要疗效评估工具和评估标准,在不同年龄段有差异,则可以根据评估工具和评估标准的年龄界限划分受试者年龄段;如果药物的目标治疗人群的年龄跨度较大(如 0～18 岁),且没有其他可能影响研究质量或结果评价的因素时,可以考虑在全年龄段或尽量广的年龄范围收集研究数据。若对于研究目的没有特殊要求,不推荐在一项研究中将儿童受试者按年龄划分出过多组别,这可能导致不必要的样本量增加,也可能增加结果分析难度。在长期研究中,儿童受试者可能会从低年龄组转到高年龄组,试验方案中需要预先对此进行考虑,包括统计计划的调整策略。

(二) 已有知识和数据的应用

1. 成人临床试验数据的使用

(1) 合理使用成人临床试验数据可以避免不必要的儿科人群临床试验。目前,成人临床试验数据向儿科人群的外推限于疗效数据。儿科人群安全性数据仍需要在儿科人群中开展研究。

(2) 决策(或推断)成人临床试验疗效数据能否外推及如何外推是基于科学基础的。需要对不同年龄段人群器官功能的差异及对药理学特征的影响、疾病知识、流行病学情况、非临床实验数据、相同或类似机制药物在成人及儿科人群间的药动学、药效学、临床有效性和安全性差异等进行综合分析。然后,从以下两个方面进行决策(或推断)(图 15 - 1)。

1) 目标适应证的疾病进程和治疗反应在成人和儿科人群间是否相似。

2) 药物的体内暴露效应关系在成人和儿科人群间是否相似。

如果结论支持 1)和 2)均相似,那么,可选择合适的儿科人群开展多剂量的单次给药的药代动力学(PK)试验,通过药物体内暴露(PK 数据)的桥接,从成人剂量外推拟用于儿科人群的剂量。然后,再采用拟定的剂量在特定的儿科人群中开展随机对照试验,获得该人群的安全性数据及验证拟定剂量的合理性。

如果 1)和 2)均相似,但药物仅通过局部暴露发挥药效作用且有充分的证据支持拟用于儿科人群的剂量与成人剂量相同时(如局部外用药物),可以不再开展儿科人群的 PK 试验来探索剂量,仅采用拟定的剂量在特定的儿科人群开展随机对照试验,获得该人群的安全性数据及验证拟定剂量的合理性。

如果结论支持1)相似,2)不相似或难以确定,那么,可以选择合适的儿科人群开展PK/PD试验,用以揭示该药物在儿科人群的体内暴露效应关系,并与成人的体内暴露效应关系进行比较。如果证明可以外推,则采用拟定的剂量在特定的儿科人群开展随机对照试验,获得该人群的安全性数据及验证拟定剂量的合理性。如果比较结果提示不具备外推成人疗效数据的条件,那么,需开展全面系统的儿科人群药物临床试验。

如果结论支持1)和2)均不相似或难以确定,不具备外推成人疗效数据的条件,那么,需开展全面系统的儿科人群药物临床试验。

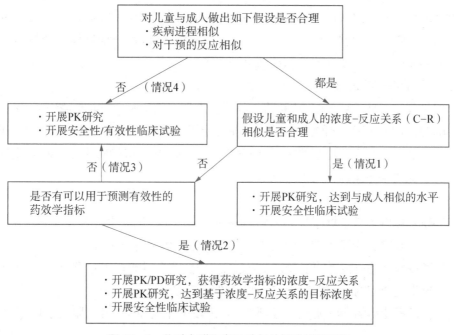

图 15-1　儿科人群研究设计与外推决策流程图

2. 国外儿科人群药物临床试验数据的使用　在国外已有儿科人群药物临床试验数据的情况下,首先应评价不同国家或地区的疾病流行病学、病因、发病机制、疾病进展及预后等是否存在差异。在此基础上,评价国内外成年患者试验数据中,重点针对种族差异进行评价,包括是否存在临床药理学和治疗学(医疗实践、安全有效性数据)等方面的差异,如在上述各方面差异性比较中有充分证据表明不存在显著差异,可以沿用国外儿科人群药物临床试验数据。

（三）药代动力学研究方法

在儿科人群中开展药代动力学研究的目的在于通过给予不同年龄阶段儿科人群相应剂量的药物,了解其体内过程,重点明确全身暴露水平,从而尽可能依据现有的成人或其他种族、其他国家或地区的儿科人群研究数据,推导出拟用于该目标人群的用药剂量。

通常有两种药代动力学评价的方法:标准药代动力学研究方法和群体药代动力学

（pop PK）研究方法。

1. 标准药代动力学研究　每个年龄组每个剂量纳入 6～12 名受试者。采用单剂量或多剂量给药的方法给予试验药物，在事先设计的采血点和确定的时间段内收集血样本，必要时收集尿样。样本收集的时间段依据药物的吸收和消除半衰期，或生理药代动力学（PBPK）模型预测的药时曲线特征确定。随后对收集的样本中药物及相关活性代谢物的总浓度和/或游离物浓度进行测定。计算 AUC、C_{max}、CL、V_d、$t_{1/2}$ 等参数，用于描述药物浓度随时间的变化过程。

2. pop PK 研究　pop PK 方法采用较足够样本量的受试者、每名受试者较少的采血点（稀疏采样）来测定药代动力学指标，更符合儿科特点。稀疏采样方案应仔细考虑和设计准确的采样时间段，每位受试患儿可在不同时间点取样，次数多为 2～4 次，也可获得同一名受试者多个数据。通过合理的 pop PK 研究设计，可获得群体及个体的平均值和受试者间及受试者内变异的估算数据。

（四）评价指标的选择

受到生理和心理发育程度不同的影响，儿科人群对病症和治疗的理解程度及主观体验是不同的。常用于成人药物临床试验的评价指标可能并不适用于儿科人群，特别是那些需要良好的配合和充分理解的指标，如疼痛评估、肺功能检查等。因此，需要针对目标受试者的认知水平采用适宜的评价方法。

（五）安慰剂对照的设立

当受试药物的有效性处于探索和待确认时，在合理的试验设计前提下，使用安慰剂对照不会将受试者置于额外的风险之中。使用安慰剂包括以下情况。

（1）当没有其他可接受的治疗方法，受试药物是首个可能有效的药物时。

（2）当常规使用的治疗方法的有效性未得到确证时。

（3）当常规使用的治疗方法伴随严重的、高发的不良反应，且风险可能明显大于获益时。

（4）当用于证明一种已被确证疗效的治疗附加另一种新的治疗后的有效性时。

（5）疾病的进程具有不确定性时，例如自发恶化或缓解。

（6）需要明确药物的绝对疗效。

（六）生长发育的监测

儿科人群药物临床试验的随访时间通常较成人试验长，用以观察对生长发育的影响。应在方案中对可能受到影响的目标器官或功能及随访时间和方法进行明确规定。鼓励建立儿科受试者试验数据库，利于长期的追踪随访。

（七）儿科剂型的选择

不同年龄段的儿科人群对同种剂型的接受程度存在差别，目前还没有单一剂型能够满足所有年龄段儿科人群的应用需求。

对儿科人群的接受程度产生影响的药品特点包括：药片大小和形状；给药前儿科人群和/或看护者处理药品的复杂程度；剂量，如药片的数量；给药频率；给药装置；相关不适感,例如疼痛。

(八) 儿科人群罕见病临床试验

罕见病在儿科人群疾病中占较高比例,尤其是一些遗传性疾病,多在儿童阶段出现并进展。罕见病的非临床药代动力学数据可以为剂量和给药途径的选择提供依据。

对于罕见病临床试验,对照试验同样是被优先选择的试验方法。应结合疾病的流行病学、试验评价方法和统计学假设确定合理的试验样本量。

对于主要疗效终点的选择,在一些情况下,"最合适的"临床终点可能未知。替代终点是可以被接受的,但必须在方案中说明其合理性,以及与临床疗效之间的明确关系。在替代终点无法确定时,可以收集所有合理的终点,以获得更多的信息,然后在最终研究报告中呈现所有的数据,尽量确定终点的评价优先级。

第三节 | 儿科人群临床试验设计中的社会/伦理问题

一、试验依据

儿童与成人在机体、组织功能等方面的差异,使得相当一部分适用于成人的药物不一定适用于儿童,为了获得更充分的研究药物在儿童中使用的信息,儿童应该被纳入临床试验,除非有充分的科学理由证明研究产品在儿童中没有应用前景。但儿童参与临床试验的依据必须充分,避免将儿童暴露于不必要的临床试验风险之中。

1. 试验目的适当　必须有足够的证据证明只能以儿童作为受试者的科学价值,即:①试验目的针对儿童特有的疾病或健康问题,且为儿童需要优先关注的健康问题;②试验不能以成人或其他更能表达知情同意意愿的人群代替,唯有以儿童作为受试者,试验才能很好地进行。

2. 前期研究基础充分　必须建立在对科学文献和其他相关信息充分了解的基础上,包括:①有前期实验结果;②有研究相关的既往儿科文献资料和临床经验;③避免重复的类似试验;④有成人研究安全性及有效性数据,如同时在成人与儿童中开展试验,则应对"同时在儿童中开展试验的必要性"进行充分论证。

二、试验设计

儿科人群临床试验的设计,应以保障儿童受试者的安全和权益为前提,根据不同的试验目的,科学选择试验设计方法。

(1) 观察指标的选择应能够在儿童中实现;如需儿童受试者充分理解并配合才能实现的,应增加对儿童受试者理解力及配合程度客观评估的合理标准。

（2）随机对照试验和非随机对照试验的选择应以风险最小化、受益最大化为原则，做出最优选择。

（3）安慰剂对照的设置原则，应以当前临床实践中被广泛应用的最佳治疗方式/药物作为对照。安慰剂对照的设计应严格遵守《赫尔辛基宣言》的相关原则。

（4）涉及剂量的试验在确定剂量的研究中，如已经有成人剂量，则剂量设计须依据成人剂量的外推数据，并将体外实验剂量推测依据作为重要标准。在关于剂量递增的耐受性研究中，试验方案应明确规定进行下一剂量组研究前，已获得上一剂量组的结果，并有详细、可操作的方案。

（5）涉及射线、侵入性检测的试验遵循"标本最少、痛苦最小"的原则，必须：①明确所有涉及的射线、侵入性检测手段；②严格限定射线、侵入性检测手段的操作方法；③射线、侵入性检测手段的操作频率与常规诊疗方案相比未显著增加；④涉及较高风险的射线、侵入性检测手段，需有操作者资质规定和风险防控预案。

（6）样本量的确定遵循"样本量最小"的原则，使用满足统计学要求的最小受试者样本量，大样本设计须有充分的理论依据与前期研究基础。

三、年龄分层

广义的儿科疾病或健康问题并不简单等同于所选年龄段儿童受试者的疾病或健康问题。儿童受试者的招募涉及年龄分层选择。儿童受试者的年龄分层选择应从年长儿童到低龄儿童循序进行，除非能充分证明试验目的针对某低龄分层儿童特有的疾病，对该年龄分层儿童疾病诊治有益，且试验以高于该低龄分层儿童为受试者无法得到有效结果。

四、知情同意

（一）知情同意书

儿科人群临床试验应面向儿童受试者及其父母或法定监护人设计不同版本知情同意书：①父母或法定监护人版知情同意书；②儿童版知情同意书（书面赞同版）；③儿童版知情同意书（口头告知版）。不同版本知情同意书的内容在做到完全告知的同时，应：①语言表述符合征询对象的阅读特点和理解能力，避免使用专业术语，儿童版知情同意书可采用图文结合的形式；②额外考虑试验对儿童生长发育近远期可能的影响、对儿童最佳治疗期的影响、可能增加儿童身心不适的诊疗过程、试验结束后的药物获取，以及后续治疗可能带来的家庭负担。

（二）知情同意的获取

（1）父母或法定监护人的知情同意。儿童参加临床试验，必须获得其父母或法定监护人的书面知情同意。通常建议，仅涉及最小风险的或超过最小风险但儿童受试者有直接受益的试验,且该受益与可替代的医疗措施相当,经伦理委员会审查同意,可以由父母中一方签署知情同意书;高于最小风险且受试者没有直接受益的试验,如试验有助于了解或未来预期改善儿童受试者的疾病或健康问题,且风险略有增加,试验的干预风险与儿童受试者所接受或即将接受的医疗措施风险相当,经伦理委员会审查同意,应由父母双方签署知情同意书。

(2) 儿童的赞同通常建议:6~8 周岁的儿童受试者,提供儿童口头告知版知情同意书;8 周岁及以上且能做出书面赞同的儿童受试者,提供儿童书面赞同版知情同意书。上述年龄段的划分不是绝对的,在具体实践过程中,应综合评估儿童受试者的理解力。儿童既没有表示反对,也没有给予肯定性同意,不应该被解释为赞同。

知情同意贯穿整个试验,任何可能影响儿童受试者继续参加意愿的信息都应及时提供给其父母或法定监护人;持续时间较长的试验应在实施过程中对儿童受试者的"赞同"能力开展动态评估,当儿童受试者成长为能够表达赞同时,应征求他们继续参加试验的意愿并尊重他们的决定。

五、隐私保护

我国《个人信息保护法》将不满 14 周岁未成年人的个人信息界定为敏感个人信息,明确要求:只有在具有特定的目的和充分的必要性,并采取严格保护措施的情形下,个人信息处理者方可处理敏感个人信息;个人信息处理者处理不满十四周岁未成年人个人信息的,应当取得未成年人的父母或者其他监护人的同意。儿科人群临床试验应有足够的措施保护儿童受试者的隐私及其个人相关信息。

六、风险受益评估

(一) 合理的风险受益比

优先选择儿童直接受益且研究风险不高于最小风险的研究是国际伦理相关指南的基本原则。依据我国《儿科人群药物临床试验技术指导原则》的规定,儿科人群临床试验应基于下述风险控制程序开展:①试验风险没有超过最小风险,则试验可以开展;②试验风险虽然超过最小风险,但儿童受试者具有可预见的直接受益,且该试验风险与儿童受试者的受益平衡,该受益至少与可替代的医疗措施相当,则试验可以开展;③试验风险超过最小风险,儿童受试者没有直接受益,但试验有助于获得该儿童受试者人群疾病相关的重要健康信息,儿童受试者人群未来预期可能从试验中受益,且风险略有增加,试验的干预风险与儿童受试者所接受或即将接受的医疗措施风险相当,则试验可以开展。

(二) 最小风险评估

儿科人群临床试验的最小风险评估应考虑以下因素:①潜在儿童受试者的年龄、健康状况;②伤害或不适发生可能的严重程度、概率、持续时间;③研究者的经验;④受试者的选择和/或受试者年龄分层的选择；⑤隐私保护和风险最小化的措施。

第四节 | 儿科人群药物非临床安全性评价考虑要点

与成人相比，儿童的各系统组织器官尚处于发育阶段，具有各自的生理特征，对药物的敏感性、耐受性也有明显差异。儿童毒性并不总是能够通过成人研究进行预测。因此，为了保证儿童的用药安全，需要进行幼年动物的非临床安全性评价。

（一）成熟机体和未成熟机体间药物安全性特征的差异

由于儿童生长发育迅速，许多细胞、组织和器官系统的结构和功能特点在儿童和成人间有很大差异。这些发育的差异可能对药物的吸收、分布、代谢和排泄均产生不同的结果，影响药物的毒性和疗效。例如，由于新生儿期的基础胃酸排出量和胃液分泌物量较低，胃液的 pH 值（>4）高于年龄较大的儿童和成人，给新生儿口服遇酸分解的化合物则可产生更高的生物利用度。相反，弱酸性药物在新生儿可能需要更高的剂量，以达到在大龄儿童或成人中的治疗水平。儿科人群缺乏完全成熟的免疫系统，至 5~12 岁时免疫球蛋白 G(immunoglobulin G，IgG)和免疫球蛋白 A(immunoglobulin A，IgA)的应答水平才达到成人水平。儿童给药后免疫系统的不良反应比成人表现得更严重或持续时间更长。

某些药物的代谢方式在儿科人群与成人有所差异，不能简单地从成人的经验来推断儿科人群的不良反应。儿科人群和成人间酶活性和/或浓度成熟程度的差异导致由成人剂量推算到幼儿，给药剂量不会是按比例降低的，即相同或较轻的暴露程度下，儿科人群可能更加敏感。如<1 月龄新生儿给予氯霉素导致的"灰婴综合征"，此毒性作用可能是致命的，它所引起的循环衰竭，可能与过度和持续的非结合血药浓度过高有关。新生儿由于缺乏 Ⅱ 相酶，无法通过结合反应，将活性药物转变成无生物活性的水溶性化合物，因而新生儿对氯霉素更加敏感。由于属于剂量依赖性毒性，因此新生儿给予氯霉素的剂量要比婴儿及成年更低。

（二）幼龄动物毒理学实验的必要性

若一个药物拟开发用于儿科人群，首先需考虑是否需要进行幼龄动物毒理学试验。进行幼龄动物毒理学实验必要性分析时，需考虑以下因素（但不仅限于）：药理学作用（对安全性评估至关重要的药效学）；药代动力学；器官系统起始发育；现有的非临床和临床安全性数据；风险评估。

可以不需要幼龄动物毒性实验的情况有：①同一类别的相似治疗药物的数据已经发现了特定的危害，更多的信息可能不会改变该预期；②已经获得了充足的临床数据，在临床试验过程中未观察到担忧的不良事件；③毒性靶器官在成年人和儿童患者之间无差异，是由于毒性靶器官在儿童患者中功能已发育成熟，而功能未成熟的年龄较小的儿童患者不会服用该药物；④一般来说，在短期的儿童药动学研究之前（比如 1~3 次给药），幼龄动物毒性实验可以不要求。

（三）何种情况下要求进行幼龄动物实验

要求进行幼龄动物实验时需要考虑的关键因素包括：化合物类别/靶点作用机制/适应证；患者人群，是否专门针对儿童；在成年动物/人中已明确的毒性靶器官。

需要进行幼龄动物实验的情况：①毒理学数据不充分时，包括：根据药效/靶点作用机制特别关注点；一般毒理学试验中发现对发育系统有毒性影响；②临床安全性数据不充分时，包括：仅有成人数据；从儿科患者中很难得到信息/发现，即不能充分地、符合伦理地或安全地在儿科临床试验中评估；不同年龄儿童亚群；③幼年动物实验可以用于研究在儿科人群临床试验中的发现，包括那些在儿科人群临床试验中不能充分地、符合伦理地或安全地进行的研究；④研究儿童患者中发现的毒性的可逆性和严重性研究，以确定安全窗。

第五节 | 儿科人群临床试验的展望

儿童作为特殊群体，保障其健康成长对于全人类来说具有非常重要的意义，但目前儿童用药远不能满足治疗需求。儿科人群临床试验是儿童用药上市前的重要环节，鼓励儿童用药研发、鼓励开展儿科人群临床试验、推动儿童药物上市旨在从根本解决儿童用药短缺的问题。

一、颁布鼓励和支持企业开展儿童用药研发相关政策

2019年版《药品管理法》首次把鼓励儿童用药提升到法律高度，并将鼓励儿童药物研制和创新作为单列条款，为下一步鼓励儿童药物政策的制定和实施提供了法律依据。

针对儿童用新药、新剂型延长专利保护期。知识产权保护可以促进创新与研发，药品上市许可持有人制度将对药品研发成果和管理的权利不仅授予企业，同时也授予高校和科研院所，提升研发动力。延长专利保护期可以提高药品可获得的潜在利润，促进相关机构开展针对儿科人群的新药、新剂型研发。为从事儿童用新药、新剂型研发的相关企业提供财政优惠或支持政策。新药研发具有高成本、高风险的特点，为鼓励企业开展儿童用药的研发工作，需要给予其经济支持，根据研发方向和研发成果制定相关政策，包括但不限于：提供贷款优惠、税后减免、直接给予经济补偿等。将儿童用药的研究与开发列入重大专项科研项目，鼓励高校、科研院所、药品研发企业研发儿童新药，包括但不限于适用于儿童的高端给药剂型、适用于儿童的化合物和生物制品等。

二、加强儿科人群临床试验的宣传和教育

让更多的公众正确理解儿科人群临床试验的必要性和重要性，明白开展儿科人群临

床试验是对儿童安全用药的保障,获得受试儿童和家长的理解与配合。

三、鼓励医疗机构开展儿科人群临床试验

2019 年版《药品管理法》规定,我国药物临床试验机构由资质认定改为备案管理。简化了监管流程,更注重对临床试验项目质量进行全过程监管。

将开展儿科人群临床试验的情况纳入科研能力考核范围。医疗卫生部门制定相关政策,鼓励医疗机构开展儿科人群临床试验,并对临床试验质量进行考核,对积极、高质量地开展相关工作的临床试验机构进行奖励。医疗机构对积极参加儿科人群临床试验的相关人员制定相应的奖励政策,将临床试验成果纳入科研成果并给予奖励,鼓励相关技术人员参与临床试验。加强各级研究者的研究能力培训,并加快实施临床试验相关人员在职务、职称晋升方面的鼓励政策。

四、建立儿科人群临床试验专家委员会和专门的注册平台

成立由儿科专家组成的儿科人群临床试验专家委员会,赋予其规划儿童用药研发方向、协助相关优惠政策落地实施、为儿科人群临床试验设计提出改进意见的职责,提高我国儿科人群临床试验设计和实践能力。在专家委员会下设社会协调部门,负责撰写与临床试验基本政策法规、受试者权益与保护、临床试验的意义相关的科普文章,并通过官方媒体向社会公众发布。另外,该部门还可与药品研发企业合作,建立招募信息发布平台,协助儿童受试者招募,推动儿科人群临床试验发展。

中国已经成立了"儿科人群药物临床试验协作网",建议成立儿科医学、药学、伦理和统计学专家团队等,加强国际合作,不断提升方案设计和临床试验实践水平,给予儿童药物研发企业更多的支撑。

五、开展上市后综合评价

儿科人群临床试验开展困难,导致大量成人药品用于儿童,因此需要对其进行科学评价,促使合理用药。为此有必要建立儿童临床用药综合评价体系,对当前儿童用药开展综合评价,以弥补上市前研究的不足。

(一) 上市后循证评价

儿童用药综合评价是对上市后药品内在临床价值确定的过程,其内涵是采用科学合理的评价指标体系和评价方法,对同一类别药品不同通用名、同一通用名药品不同剂型、规格和生产企业间的临床价值进行综合性比较。应用循证医学方法,收集二次文献数据对儿童药物的安全性、有效性、经济性及合理用药进行系统评价,这是目前儿童药物上市后评价的常用方法。

（二）基于大数据的上市后评价

当前，随着以电子病历为核心的医院信息化建设逐步完善，越来越多的医院建立了基于医院信息系统的电子病历、实验室信息系统等临床应用系统，为临床工作提供了强有力的技术支持，同时也积累了海量的临床诊疗大数据，给儿童用药临床评价带来了重大机遇，对于解决儿童用药临床评价困难具有里程碑意义。

（黄敏、曾娜、奚益群、唐燕）

第 十 六 章　生物样本检测及实验室管理

第一节 | 生物样本检测方法的建立

一、概述

药物临床研究是一门依据药动学、药效学指标来评判药物安全性、有效性的循证科学,是否能对生物样本中的药物或生物标志物浓度进行准确、可靠的检测是研究的关键因素之一。

临床研究的生物样本通常是体液,包括全血、血浆、血清、尿液等。生物样本大多存在取样量少、目标分析物浓度低、基质干扰等特点,需要根据目标分析物的理化性质和预期的浓度范围对其采用净化、浓缩等预处理手段,然后用适当的仪器进行定量分析。

生物样本中的小分子化学药物定量分析应用最广泛的是液相色谱-串联质谱技术(LC-MS/MS),该技术将色谱的高效分离能力和质谱的特异、灵敏、多组分检测能力有机结合,可以适应大部分小分子药物临床研究的需求。

大分子药物类型多样,结构复杂且大多与内源性物质相似,在生物基质中稳定性差,易降解,因此检测难度较大。通常大分子药物的评价需求涉及药动学、药效学、免疫原性等多个研究领域,可以采用的检测手段也较多,如酶联免疫、电化学发光、荧光免疫、流式细胞、实时荧光定量聚合酶链式反应等方法。

二、小分子化学药定量分析方法

本节主要介绍 LC-MS/MS 的基本原理与检测步骤。在建立检测方法之前,应查阅文献资料,了解目标分析物的极性、酸碱性、稳定性等理化性质及所需的定量范围,为设定起始条件提供基础信息。以下按一般 LC-MS/MS 方法的 3 个重要步骤作详细介绍。

（一）样品预处理

生物样本中含有大量的蛋白质、脂类、糖类、氨基酸、有机酸、无机盐等物质,而目标分析物相对含量极低。样品预处理可以除去分析系统的干扰物质,浓缩被测定的痕量目标分析物,提高方法灵敏度,是分析检测过程中的关键环节。样品预处理手段多样,以下列举了最常用的方法。

1. 蛋白沉淀法（protein precipitation，PP）　该方法操作最为简便,其原理是有机溶剂与蛋白质表面的水层互溶后降低了表面水层的介电常数,从而造成蛋白质脱水并相互聚集而沉淀。常用的蛋白沉淀剂为乙腈、甲醇。蛋白沉淀法可以去除绝大部分的蛋白质,但无法去除引起基质效应的主要物质——磷脂,相对净化效果较差,因此常与去磷脂板配合使用。

2. 液液萃取法（liquid liquid extraction，LLE）　基于相似相溶的原则,在生物样本中加入与水不互溶且与目标分析物极性相似的萃取溶剂,经反复涡旋震荡后离心,将目标分析物转移至萃取溶剂的同时使尽量多的杂质留于原基质中,然后将萃取溶剂吸出吹干,并用洁净溶剂重组,从而实现样品的净化。该方法的优点是净化程度较高,缺点是操作复杂。

3. 固相萃取法（solid phase extraction，SPE）　将样品溶液注入并通过吸附剂,目标分析物保留其中,再选用适当强度的溶剂冲去杂质,然后用少量溶剂洗脱目标分析物,从而达到快速分离净化与浓缩的目的。该方法的优点是适用性广,净化程度较高,可实现自动化操作;缺点是操作复杂,成本高。

4. 介质液液萃取法（supported liquid extraction，SLE）　其本质为先用多孔性硅藻土吸附液体生物样本,然后加入与水不互溶的萃取溶剂直接流过硅藻土进行液液萃取,该过程无须涡旋震荡、离心等步骤,因此操作简便,亦可实现自动化操作。

在复杂的样本预处理过程中,经常会出现由于操作变化引起测定结果的误差,该误差可以通过内标法进行校正,即在样品预处理的第一步加入等量的内标。在 LC-MS/MS 法中应尽可能地使用同位素内标,消除操作误差的同时还可以降低基质效应的影响。

（二）色谱分离

生物样本虽然经过预处理,但仍存在很多杂质,可能干扰后期的质谱检测,因此需要使用色谱技术,对目标分析物与干扰杂质进行有效分离。

色谱分离的基本原理是:溶于流动相中的各组分经过固定相时,由于与固定相发生作用的强弱不同,所以在固定相中滞留时间不同,从固定相中先后流出。色谱条件的关键是流动相及固定相——色谱柱的选择。

1. 流动相　分水相和有机相,其中有机相常为甲醇或乙腈;通常在两相中添加甲酸、乙酸铵等添加剂以提高分离效率、稳定分离效果。在 LC-MS/MS 法中,必须使用挥发性流动相,否则会引起质谱严重的放电现象,有可能造成不可逆的灵敏度下降。

2. 色谱柱　常用的色谱柱填料多为以硅胶为基质的 C18、氨基、苯基等化学键合相。应根据目标分析物的结构特征、极性等选择适合的色谱柱,同时要注意填料的 pH 适用范围,选择适宜的流动相,以免填料被破坏。

(三) 质谱检测与定量

质谱检测的基本原理是:分析物转化为离子后按质荷比的不同被分离及检测。定量用的串联质谱一般是指三重四级杆质谱仪,主要由离子源、质量分析器(第一组四级杆,Q1)、碰撞室(第二组四级杆,Q2)、质量分析器(第三组四级杆,Q3)及检测器构成,常用的离子源有电喷雾(electro spray ionization,ESI)和大气压化学电离(atmospheric pressure chemical ionization,APCI)两种。

三重四级杆质谱仪采用的定量检测模式为多反应监测(multiple reaction monitoring,MRM),其检测过程为:①离子化。经色谱柱分离的带有各组分的流动相进入离子源,在高温下液体迅速蒸发,各组分在高电压下形成带电离子。②选择母离子,带电离子在电场牵引下进入 Q1;通过参数的设置,仅有符合设定质荷比的带电离子能通过 Q1,以筛选目标分析物的分子离子(母离子)。③碎裂。通过 Q1 的带电离子在电场的牵引下继续进入 Q2,在 Q2 中引入氮气或氩气等惰性气体,将带电离子碰撞碎裂形成一系列的碎片离子。④选择子离子。所有碎片离子均进入 Q3;同样通过参数的设置,仅有符合设定质荷比的碎片离子(子离子)能通过 Q3,从而实现对目标分析物特征碎片离子的筛选。⑤检测。经筛选的碎片离子进入检测器形成电信号,通过软件显示并记录信号强度。

以上步骤检测到的一对母离子和子离子称为一个检测通道。在检测过程中,仪器参数可以实现非常快速的切换,实现对多个检测通道的多组分进行同步测定。

分析物由色谱柱流出后通过质谱所产生的响应信号在时间轴上显示的微分曲线称为色谱峰。分析物的浓度和分析物与内标的峰面积比呈线性相关,因此可以通过建立标准曲线方程对未知样品的浓度进行定量分析。

三、大分子生物药定量分析方法

(一) 大分子生物分析中常用的反应类型

大分子生物分析主要基于抗原-抗体反应,即配体结合反应。待测物与检测抗体的特异性结合,并通过检测抗体上标记的示踪剂,得到浓度与信号的对应关系,进而计算出未知样品中待测物的浓度。常见的大分子生物分析中常用的反应类型有 4 种,包括直接法、间接法、夹心法和竞争法。

1. 直接法　将待测物或样品直接与 96 孔板孵育,使待测物与其他蛋白一起结合在孔板上,然后用酶标记抗体直接检测待测物的方法。该方法的优点是实验步骤少,检测速度快;但待测物与孔板的结合属于非特异性反应,因此实验结果的背景较高,测定灵敏度较低。

2. 间接法　先将抗原结合到 96 孔板上,随后加入检测抗体与抗原特异性结合,再加入酶标检测抗体,最后利用底物显色。与直接法相比,间接法一定程度上提高了特异性和灵敏度,但仍可能存在交叉反应而增加背景信号,且实验步骤较多、实验周期较长。

3. 夹心法　利用捕获抗体和检测抗体进行检测。捕获抗体先固定于 96 孔板孔中,然后分步加入待测样本、检测抗体。如果检测抗体是酶标抗体,可称为直接夹心法;如果检测抗体不带有标记,则需要使用酶标二抗与检测抗体结合,即为间接夹心法。夹心法的灵敏度高,同时由于采用两种特异性抗体与分析物结合,具有很高的特异性。不过,夹心法使用的抗体对需结合在待测物的不同表位,故制备难度较大,导致检测方法的开发周期较长。

4. 竞争法　也称为阻断法,实验体系中已有抗原、抗体和显色信号,通过样品中的抗原或抗体竞争性地与实验体系中的抗原或抗体结合,使原有实验体系中的检测信号减弱,这种检测信号与样品浓度或活性成反比。

(二) 大分子生物分析的检测方法

由于抗原-抗体反应一般不直接产生检测信号,不能直接用于定量分析,因此科学家们努力使检测试剂带上能发出检测信号的标记。常用的检测方法包括放射免疫法、酶联免疫法、化学发光免疫法和荧光免疫法。

1. 放射免疫法　是以放射性元素标记检测抗体的免疫分析法,用于定量测定受检标本中的抗原。当检测抗体标记放射性元素时,可通过抗原抗体反应和液闪仪,完成大分子生物分析。该方法的灵敏度高达纳克(ng)甚至皮克(pg)水平,但放射性材料的半衰期长、处置要求高,因此该方法应用范围有限。

2. 酶联免疫法(enzyme linked immunosorbent assay, ELISA)　是将酶标记在检测抗体上的免疫分析法,目前常用于标记的酶有辣根过氧化物酶(horseradish peroxidase, HRP)和碱性磷酸酶(ALP)。HRP 催化 $3,3',5,5'$-四甲基联苯胺(TMB)产生蓝色产物,最大吸收峰在 650 nm,被浓硫酸或磷酸终止反应后,最大吸收峰在 450 nm。HRP - TMB 体系是目前酶联免疫法中应用较广的检测方法。碱性磷酸酶(ALP)催化对硝基苯磷酸酯(P-nitrobenzene phosphate, pNPP)形成对硝基苯酚的深黄色溶液,最大吸收峰在 405 nm。酶联免疫法是大分子生物分析的常用方法,有检测方便、成本低等优点;但该方法的灵敏度大多在 ng/ml 级别,不能满足低浓度蛋白的检测需求,另外,信号值的动态范围仅为 40 倍左右。

3. 化学发光法(chemi-luminescence, CL)　是指利用伴随化学反应过程可产生光的发射现象的原理而进行检测的方法。近年来,电化学发光法(electro-chemi-luminescence,ECL)已广泛应用到大分子生物分析中,包括大分子血药浓度和抗药抗体的生物分析。ECL 是通过工作电极上阳极的电压能量作用,使三联吡啶钌发生氧化反应,同时,电极表面的三丙胺(tripropylamine, TPA)也释放电子发生氧化反应而成为阳离子自由基 TPA^+,并迅速自发脱去一个质子而形成三丙胺自由基 TPA。具有强氧化性的三联吡啶钌 3^+ 和具有强还原性的三丙胺自由基 TPA 发生氧化还原反应,以荧光机制衰变并以释放出一个波长为 620 nm 光子的方式释放能量。化学发光法的优点是灵敏度高、信号值的动态范围广,在低浓度的样品分析中优势较大。但是,标记三联吡啶钌的实验操作给检测方法的稳定性带来影响,且较高的仪器设备和试剂耗材成本也阻碍了其广泛应用。

4. 荧光免疫法 将荧光素标记在相应的抗体上,直接与相应抗原反应。其优点是方法简便、特异性高,非特异性荧光染色少,缺点是灵敏度偏低。通过荧光显微镜或流式细胞仪观察荧光信号的变化。常用的标记荧光素包括 AlexaFluor488、AlexaFluor594、4′,6-二脒基-2-苯基吲哚(4′,6-diamidino-2-phenylindole,DAPI)等。荧光免疫法可同时检测多个蛋白在细胞膜表面或胞内的表达情况,具有实时、快速、可视化等优点;但需要新鲜分离的细胞,且通常只能提供定性或半定量结果。

(三) 大分子生物分析常用的仪器设备

1. 液闪仪 液闪仪是放射免疫法检测中的主要仪器,它根据射线与物质相互作用产生荧光效应。闪烁溶剂分子吸收射线能量成为激发态,再回到基态时将能量传递给闪烁体分子,闪烁体分子由激发态回到基态时,发出荧光光子,荧光光子被光电倍增管接收转换为光电子,再经倍增,在光电倍增管阳极上收集到光电子,以脉冲信号形式输送出去,以此表示样品液中放射性强弱与大小。

2. 多功能酶标仪 多功能酶标仪是酶联免疫 ELISA 和化学发光(主要是直接化学发光和酶促化学发光)的主要检测仪器。光吸收的检测原理是特定波长的光通过微孔板中的样品后能量被吸收,而被吸收的光能量与样品的浓度呈一定的比例关系,由此可以用来定性和定量的检测。光吸收的检测技术成熟,成本低,操作简单,但是动态范围窄,灵敏度比较低,特异性不强。一般可见光和紫外光分别采用钨灯及氘灯作为光源,适应不同测量波长的需求。化学发光是来自生物化学反应中的自发光,可分为辉光型和闪光型两种类型。辉光型发光持久、稳定、能持续一段时间;闪光型发光时间短、变化快、稳定性不强,需要应用自动加样器才可以进行。化学发光中发出的光子数与样品量呈一定比例关系,化学发光酶标仪灵敏度非常高,动力学范围广。

3. 电化学发光检测仪 是以在电场环境下,三联吡啶钌氧化反应和三丙胺 TPA 氧化还原反应循环为原理,产生并放大荧光信号的检测的仪器。目前商业化的超敏多因子电化学发光检测仪具有操作简便、快速、高通量、低背景等优点,灵敏度可达到 pg 级别,线性范围可达到 4~6 个数量级,优于多功能酶标仪,已广泛用于大分子生物分析,特别是大分子抗药抗体的检测。

4. 流式细胞仪 经特异性荧光染料染色后的待测细胞在气体的压力下进入充满鞘液的流动室,并在鞘液的约束下细胞排成单列由流动室的喷嘴喷出形成细胞柱;待测细胞通过激光器激发出散射光信号或荧光信号,并由激光检测器收集信号,再经光电倍增管(photomultiplier tube,PMT)将信号放大,转变为电信号后由计算机系统进行分析。流式细胞技术能在保持细胞及细胞器或微粒的结构及功能不被破坏的状态下,通过荧光探针的协助,从分子水平上获取多种信号对细胞进行定量分析或纯化分选。目前主要用于生物标志物和药效的评估,可检测细胞水平蛋白表达的变化,并通过多个抗体标记的不同荧光染料,同时检测多个蛋白的变化情况。

5. 单分子免疫阵列分析仪　纳米磁珠包被抗原并与待测样品及荧光标记的检测抗体共孵育后，加载到检测光盘上，通过单分子荧光信号的收集和检测实现灵敏度和动态范围的大幅提升，其超高灵敏度较传统 ELISA 方式提高了 1 000 倍，可达飞克(fg)级别。目前已商品化的单分子级别免疫检测的技术平台包括 Quanterix 公司的 Simoa 系统和 Singulex 公司的 Erenna 系统等。目前主要应用于低丰度内源性蛋白的检测，如 Aβ40、Aβ42 等。

第二节 | 生物样本检测方法的验证与检测

一、参考法规

生物样本检测方法必须经过全面或者部分的方法学验证，确保测定结果准确、可靠后，才可用于药物临床有效性或安全性的评价。为此，各国政府相关部门发布了有关生物分析方法验证的指导原则，为临床研究的生物分析提供了相关参考依据。

目前比较权威且参考价值较大的指导原则有：《中国药典》(2020 版)四部，9012 生物样品定量分析方法验证指导原则；FDA guidance for industry：Bioanalytical method validation(2018)；EMA guideline on bioanalytical method validation(2015)；ICH Harmonised Guideline：Bioanalytical method validation(2019, draft version)。虽然各版指导原则在一些细节规定上有所差异，但总体内容趋于一致。

二、方法学验证

对于新建立的检测方法，应该依据指导原则进行全面的方法学验证。方法验证过程使用的空白基质及抗凝剂应尽量与试验样品一致。对已通过全面验证的分析方法进行小幅改变时，如：改变仪器、标准曲线范围、样品体积、抗凝剂、样品处理步骤、储存条件等，可以进行部分方法验证；验证内容没有统一规定，可以基于科学性判断，小到一个分析批的测试，大到接近全面验证。当同一个项目的样品在不同实验室、不同仪器、不同人员之间或使用不同方法检测时，需要进行交叉验证，以证明相互之间的一致性。以下列举了方法学验证中的重要验证指标。

(一) 小分子方法学验证

1. 标准曲线与定量范围　所有定量批次都应建立标准曲线。标准曲线至少包括最高定量限(upper limit of quantification，ULOQ)和最低定量限(lower limit of quantification，LLOQ)在内的 6 个浓度水平，尽量覆盖预期待测样本浓度范围。标准曲线应采用加权线性回归方式，以样品浓度为 X，样品和内标峰面积比为 Y 进行拟合。各浓度点的回算浓度除 LLOQ 应在±20％内之外，其余应在标示值的±15％以内。

另外，可以向基质中加入高于 ULOQ 的分析物，并用空白基质稀释该样品来证明稀释的可靠性。稀释试验的目的是用于浓度高于 ULOQ 的样本的定量。

2. 准确度和精密度　准确度是描述测定结果与标示浓度接近程度的参数；精密度是描述分析物重复测定结果间接近程度的参数。通过在基质中添加已知量的分析物，即制备质控样品，分别在同一批内和至少 3 个不同批间评估准确度和精密度。每批质控样品至少包括 LLOQ 及低、中、高浓度各 5 个样品；准确度的接受标准：浓度应在标示值的±15％以内（LLOQ 在标示值的±20％内）；精密度的接受标准：变异系数不得超过 15％（LLOQ 的变异系数不得超过 20％）。

3. 选择性和基质效应方法　选择性的本质是考察不同来源基质的内源性物质是否干扰分析物或内标的色谱峰而影响定量结果，一般使用至少 6 个受试者的空白基质来证明。其接受标准为：干扰峰的响应低于分析物 LLOQ 响应的 20％及内标响应的 5％。

由于基质的存在而对检测结果造成的影响称为基质效应。在 LC - MS/MS 检测过程中，基质可能影响目标分析物和内标的离子化效率，进而影响定量结果，因此需要用至少 6 个受试者的空白基质配制低、高浓度质控样品进行评估。

4. 稳定性　从生物样本采集到完成检测的每一个步骤都应确保目标分析物处于稳定状态，因此需要采用低、高浓度质控样品模拟样品全生命周期进行稳定性考察，主要包括：

（1）分析物和内标的溶液稳定性。

（2）采血到离心过程中分析物在全血中的稳定性。

（3）基质中分析物在不同温度下的稳定性。

（4）经过反复冻融后基质中分析物的稳定性。

（5）样品经预处理之后进样分析之前，分析物的稳定性。

以上考察内容稳定的判断标准为：测定均值与标示浓度的偏差在±15％内。

5. 残留　在检测高浓度样品之后，如果分析物残留在检测系统中可能会影响之后进样的低浓度样本的检测结果，因此在方法建立中必须考察残留并使之最小。残留考察方法及接受标准：在高浓度样品之后进空白样品，空白样品中出现的分析物峰面积应低于 LLOQ 峰面积的 20％，内标的残留应低于 5％。

（二）大分子方法学验证

生物大分子在药动学中的检测方法大多基于配体结合分析，所有样品一般都采用复孔分析，其验证指标比较明确，本节将着重阐述。生物标志物在临床研究中用途较广，从探索性研究到药效评价，验证指标无法统一，因此采用基于目的（fit-for-purpose）的验证策略得到广泛认同。而免疫原性的检测复杂性同样很大，包括筛选分析、确证分析、特异性分析、中和分析等，其验证策略不做进一步展开。

1. 标准曲线和稀释验证　在配体结合分析方法中，标准曲线大多呈非线性 S 形曲线。除至少 6 个校正标样外，可使用锚定点（低于 LLOQ 或高于 ULOQ 的浓度点）辅助曲线拟合。标准曲线浓度点的回算浓度除 LLOQ 处应在±25％内之外，其余浓度点应在标示值的±20％以内；锚定点无须遵循接受标准。

"钩状效应"是指由于抗原抗体比例不合适而导致假阴性的现象，其中抗体过量称为前带效应；抗原过量称为后带效应。稀释试验，即配制浓度超过定量上限的质控样本，并用空白基质稀释至定量范围内后，对原样本及稀释样本同时进行检测，不仅可以拓宽定量上限，还可以考察方法是否存在"钩状"效应。

2. 精密度和准确度　应选择至少包括 LLOQ、低、中、高、ULOQ 5 个浓度经过冷冻的质控样品，在至少 6 个独立分析批中进行准确度、精密度及方法总误差考察。准确度接受标准为：平均浓度应在标示值的±20％（LLOQ 和 ULOQ 为±25％）内；精密度接受标准为：各浓度的变异系数均不应超过 20％（LLOQ 和 ULOQ 为 25％）。此外，方法总误差（即％相对偏差绝对值与％变异系数之和）不应超过 30％（LLOQ 和 ULOQ 为 40％）。

3. 特异性和选择性　特异性和选择性都是判断分析方法是否能准确测定目标分析物的指标，两者的区别是：前者反映了样品中存在相关干扰物质（如结构相关物质或预期合用药物）的情况下方法的表现，后者反映了基质中存在非相关物质的情况下方法的表现。特异性可在高、低浓度的质控样品中加入相关干扰物质或预期合用药物进行考察。选择性应通过向至少 10 个不同来源的基质中加入 LLOQ 和 ULOQ 水平的分析物进行考察；根据项目需要，可能需要针对患者群体基质或特殊基质（如溶血基质或高血脂基质）考察选择性。

4. 平行性　真实试验样品中可能存在代谢物或其他引起基质效应的干扰物质影响检测结果的风险，因此应尽早选取高浓度真实样本，用空白基质稀释到至少 3 个不同浓度后进行测定，然后根据结果之间的精密度（应不超过 30％）判断方法的平行性。

5. 关键试剂　对于检测过程中使用的抗体、偶联抗体、酶或适配子等可以直接影响测定结果的关键试剂，必须确保其质量；关键试剂批次发生改变则必须进行适当验证，确保不同批次结果的一致性。

三、生物样本检测

(一) 样本检测

在分析方法通过验证后，可以对临床研究的未知样本进行检测。为了消除批间差异，同一个受试者不同试验周期的样本应尽可能在一个分析批中检测。分析批除随行标准曲线之外，还需要随行低、中、高 3 个浓度水平的质控样品，每个浓度的质控样本数量至少为双份且大于试验样品总数的 5％；质控样品应该分散到整个批中，以保证整个分析批的准确度和精密度。一个分析批所有样品应保持一致的处理条件。

在配体结合分析中最常使用微孔板，一个微孔板通常为一个分析批。每个微孔板应包含一套标准曲线和至少 2 套 3 水平（低、中、高浓度）的质控样品。所有样品均应做复孔测定。

（二）样本的复测

在生物样本检测中，经常由于各种原因需要对样本进行复测。应该在测定计划或标准操作规程中预先确定复测的理由及选择报告值的标准。复测可能的原因包括：①标准曲线或质控样品不符合接受标准；②内标异常；③仪器故障；④测定浓度高于 ULOQ；⑤给药前样品或安慰剂样品中出现可定量的样品峰；⑥色谱不佳。由于药动学结果不符合预期而重测一般是不能被接受的。

（三）试验样品再分析

临床实际样本可能存在蛋白结合、已知或未知代谢物转化为原药、样品均一性不佳或合并用药等情况，可能影响这些样品在处理和储存过程中目标分析物的准确度；而方法学验证过程中难以考察以上情况，因此需要在样品检测后对已测定的试验样品重新进行检测，并评价实际样品测定结果的准确度。一般选取 C_{max} 附近和消除相，约 10% 样本总数的样品进行试验样品再分析（incurred sample reanalysis，ISR）；如果样品总数超过 1 000，则超出部分重新分析 5% 样品。小分子药物的接受标准为：至少 67% 的初测值和重测值之间的差异应在两者均值的 ±20% 范围内；配体结合分析的接受标准为：至少 67% 的初测值和重测值之间的差异应在两者均值的 ±30% 范围内。

第三节 生物分析实验室管理

为了保障实验数据的完整性、可靠性及可溯源性，以满足法规政策层面的要求，除了对检测方法进行科学性验证之外，实验室还必须建立有效的质量管理体系。目前，很多国家已经根据药物非临床研究质量管理规范出台了相关规定或规范性文件，作为生物样本分析实验室运行管理的标准和指导性文件。我国国家食品药品监督管理局也于 2011 年发布了《药物临床试验生物样本分析实验室管理指南（试行）》，以提高国内药物临床试验的质量和管理水平。生物分析实验室管理主要涉及以下内容。

一、组织机构和人员

实验室应建立完善的组织管理体系及合理的人员配置，包括任命实验室负责人和项目负责人，配备相应的实验人员，建立独立的质量保证部门，以及样品管理、仪器管理、档案管理等其他岗位。须制定各岗位的岗位职责，并对所有实验室员工进行持续不断的内部或外部培训，确保其符合岗位能力要求。

二、实验室设施、仪器及试剂

实验场所应符合国家相关规定，布局合理，根据实验需要合理划分功能区域并进行合理控制。所用仪器均需要通过验证/鉴定，平时应做好校准和维护，使之处于正常工作状态并与工作需求相匹配；其中直接用于产生数据的设备需要进行验证。对于关键仪器设备及信息系统，需要考虑备用电源及备份措施；对产生数据的软件须做好账户管理，使用前应通过验证。所有仪器都应建立仪器日志，记录仪器从购买至报废的完整过程。应有专人负责试剂、标准物质的管理，按相关标准操作规程（SOP）进行采购、接收、储存、分发、使用。

三、质量管理体系

实验室应建立完善的质量管理体系，对分析工作的全过程进行质量控制，以确保数据和结果的可靠性、完整性和科学性。质量保证部门应制订工作计划，对涉及实验质量的事物进行稽查。尤为重要的是，质量保证人员应独立于其所稽查的工作，防止产生利益因素而导致的主观错误。

为了质量管理体系有依据地合理运行，应制订与实验工作相适应的 SOP 进行指导，主要包括通用规程类、实验室管理类、设施和仪器管理类、检测方法及程序类、计算机化系统管理类、物料管理和质量保证类等。

四、实验项目管理

实验项目的实施是实验室的核心工作，项目管理应覆盖合同签订至生物样本的销毁。分析工作开始之前，项目负责人应根据临床试验方案制订一份详细、清晰的分析工作实施方案。实验过程应严格按照实验方案及 SOP 执行，规范地记录实验过程及数据。

五、样本管理

所有药动学参数和大部分药效学判断都来源于生物样本的测定浓度，确保生物样本的安全性和保存期间的稳定性至关重要。

在血样采集过程、离心过程和保存过程中，临床单位应严格按照方案或实验操作手册的要求进行操作，确保采样的准确性和样本的稳定性。样本的寄送应确保温度在要求的范围内，待测和备份样本应分批寄送至检测单位。

生物样本的接收和清点过程中，应检查并记录样本的标识、状态、数量、转运方式和条件等。生物样本应保存在带温度监测的设施设备里，确保储存条件符合方案要求。生物样本的接收、入库、领用、归还和销毁过程均应有清晰的记录，确保可追溯性。生物样本的销毁需在取得申办方的书面同意后，按照相关规定进行销毁处理。

六、数据管理

生物分析实验室应确保实验数据的准确、可靠、可溯源性及安全性。

实验人员应及时、规范地记录实验过程及数据，并签名、注明实验日期，确保实验记录的完整、准确、清晰。记录需要修改时，应保持原记录清晰可辨，注明修改理由，修改者签名和修改日期。

对于产生、记录、处理、存储和修改数据的软件及计算机，应进行账号及密码管理，并应进行完整的验证。和数据相关的计算机系统都应该开启审计跟踪（audit trail）功能，记录所有操作及操作人员、操作时间，确保数据的真实、可靠及可溯源性。对于源数据文件，应有专人根据 SOP 的规定进行定期备份。

（刘罡一）

第四篇

临床研究各论

第十七章 抗肿瘤药物临床研究

抗肿瘤药物的临床研究除遵循一般药物临床研究原则外,还应考虑其特殊性。近年来,一些新的非细胞毒类药物呈现出不同于以往传统细胞毒类药物的安全性和有效性特点;肿瘤疾病的药物治疗也从以往的单纯追求肿瘤缩小向延长患者的生存期、提高生存质量转变,这些改变使抗肿瘤药物临床研究也相应更新。

第一节 | 细胞毒药物临床研究

一、细胞毒药物临床研究受试人群

目前所使用的抗肿瘤药对肿瘤细胞和正常细胞缺乏理想的选择作用。它们杀伤肿瘤细胞的作用,因治疗窗较窄,治疗剂量下对正常组织器官也有损伤作用。多数药物在患者出现毒性反应时才能起效,并有潜在致突变、致畸、致癌作用。因此,抗肿瘤新药各期临床试验阶段的研究对象一般是标准治疗失败或复发的肿瘤患者。

二、给药方案的探索

通常,抗肿瘤药物的疗效和安全性与给药方案密切相关,不同的给药方案可能产生不同的剂量限制性毒性(dose limiting toxicity,DLT)和最大耐受剂量(maximum tolerable dose,MTD)。临床研究早期宜尽可能对不同的给药方案进行探索,找出能够获得最大疗效且耐受性可以接受的方案。

三、不同瘤种的探索

应参考临床前研究结果选择多个瘤种进行临床研究,以获得该药物对不同瘤种的敏感性。

四、细胞毒抗肿瘤药物临床研究一般过程

(一) I 期临床试验

1. 研究目的　一般而言，是探索肿瘤患者不同给药方案下的 DLT、确定 MTD、推荐 II 期临床试验给药方案，同时了解新药人体药代动力学特征，获取药代动力学参数，并观察初步疗效，如数据允许进行药代动力学/药效动力学(PK/PD)分析。I 期临床试验的另外一个主要目的是获得疗效方面的提示，这是抗肿瘤药物临床试验有别于其他药物的重要区别。

2. 受试者选择　一般要求——受试人群的选择。

(1) 一般纳入经病理组织学和/或细胞学确诊的恶性肿瘤患者，有时也会纳入部分良性肿瘤，这部分肿瘤反复复发，治疗困难，如骨巨细胞瘤、颅咽管瘤。

(2) 经常规治疗无效的或缺乏有效治疗的肿瘤患者，美国临床肿瘤学会(American Society of Clinical Oncology，ASCO)建议纳入从新药中可能受益的肿瘤患者，但有学者持不同观点。

(3) 受试者全身状态足以耐受临床试验。经常使用体力状况评分(performance status，PS)或卡氏评分(Karnofsky performance status，KPS)系统，根据不同药物、不同肿瘤特点设定不同的入组评分标准。

(4) 应排除以往抗肿瘤治疗的持续效应。

(5) 一般至少有 3 个月的预期寿命。

(6) 年龄一般 18 岁以上，一般男性女性均包括，除非药物仅针对单一性别肿瘤，如女性的卵巢癌。

(7) 生育年龄的受试者应采取有效避孕措施。

3. 给药方案

(1) 起始剂量：与一般非抗肿瘤药相比，多数抗肿瘤新药的治疗指数很窄，较高的起始剂量可能导致患者出现严重毒性，甚至引起患者死亡。但若选择过低的起始剂量，有可能延长试验周期，使过多的肿瘤患者暴露在无效剂量下。对于细胞毒类药物，单次给药起始剂量计算原则上相当于非临床研究中啮齿类动物 MTD 剂量的 1/10，或非啮齿类动物 MTD 剂量的 1/5～1/3。

(2) 剂量递增：剂量递增方案的确定要考虑药物非临床研究的剂量-暴露量-效应/毒性曲线关系和个体差异确定。通常采用改良的 Fibonacci 方法设计剂量爬坡方案，即在初始剂量后，依次按 100％、67％、50％、33％、33％……进行剂量递增。

剂量递增多采用经典的"3＋3"方法，为减少暴露在无效治疗剂量下的肿瘤患者数，加速滴定法的应用日益增多，但由于后者低剂量水平受试者较少，导致对 PK 和 PD 数据的收集和分析相对不足，而抗肿瘤药物治疗窗又较窄，故应用加速滴定法存在一定风险。考虑到参加肿瘤临床研究患者面临的经常是"无药可治"的困境，如何平衡加速滴定法带

来的获益/风险是肿瘤临床研究伦理中的一个重要争议点。

（3）毒性反应观察和评价：不良反应性质和严重程度的评价标准遵照 CTCAE 标准。

（4）药代动力学研究：应重点评价药代动力学与其给药剂量、安全性和临床疗效之间的关系（剂量-暴露-效应关系），这将有助于解释毒性反应，设计最佳给药剂量和给药方案。

（5）疗效观察和评价：由于抗肿瘤药物一般选择患者进行Ⅰ期临床试验，因此可初步观察疗效，为后期有效性研究提供参考。疗效的评价应遵照实体瘤疗效评价标准（response evaluation criteria in solid tumors，RECIST）1.1 版本，该标准最早基于 1981 年世界卫生组织发布的肿瘤疗效评估标准，历经多次修订，目前采用的 1.1 版本于 2009 年颁布，被美国 FDA 和欧洲药品管理局（European Medicines Agency，EMA）共同接受，神经肿瘤建议采用神经肿瘤评估（response assessment in neuro-oncology，RANO）标准，2010 年由 RANO 工作组颁布。在征得受试者同意的情况下，提倡获取其血液/血清等体液、组织进行相关疗效标记物的筛选。

（二）Ⅱ期临床试验

1. 研究目的　Ⅱ期临床试验为治疗作用初步评价阶段。其目的是初步评价药物对目标适应证患者的治疗作用，进一步评估药物安全性，也包括为Ⅲ期临床试验研究设计和给药剂量方案的确定提供依据。

2. 试验设计　由于Ⅱ期临床试验是探索性研究，而非确证性研究。因此可以采用多阶段设计、适应性设计（adaptive design）等较为灵活的设计方法。

由于恶性肿瘤几乎不可能自行消退，可以认为肿瘤的缩小几乎完全是药物的作用，因此在探索单药治疗效果时，可采用单臂设计（single-arm design）或剂量对照。

3. 受试人群的选择　Ⅱ期临床试验的受试者的入选条件与Ⅰ期临床试验基本相同，或根据Ⅰ期临床试验结果进行适当调整，但每名受试者应至少有一个按 RECIST 1.1（神经肿瘤为 RANO）标准可测量的肿瘤病灶，以通过测量分析药物的抗肿瘤疗效。

4. 给药方案　Ⅱ期临床试验应在Ⅰ期临床试验的基础上进一步探索和优化给药方案，可考虑同时采用两个或多个剂量组，对给药方案进行细化和调整，包括给药剂量、给药间隔、速度、疗程、合理的剂量调整及联合放化疗方案等。

5. 疗效观察和评价　Ⅱ期临床试验的主要疗效观察指标包括总生存期、无病生存期、客观缓解率、疾病进展时间、无进展生存期、治疗失败时间和生活质量评分等。

6. 安全性观察和评价　安全性观察内容除了一般常规项目之外，应重点关注Ⅰ期临床试验和非临床研究观察到的毒性及少见毒性。

（三）Ⅲ期临床试验

1. 研究目的　确定在明确的目标患者人群中的临床获益情况，充分评价药物的毒性反应，应特别注意早期临床试验不易发现的少见不良事件。

2. 试验设计　Ⅲ期临床试验必须采用随机设计。由于抗肿瘤药物Ⅲ期临床试验通常选择生存期作为终点指标，而年龄、疾病状态和既往治疗等对疾病预后可能会产生重要影响,因此应特别注意以上影响因素的组间均衡性。

在已有常规标准有效治疗方法时,应选择标准治疗方案为对照。此时可采用优效性设计或非劣效性设计。在缺乏有效治疗方案的情况下,采用最佳支持治疗或安慰剂作为对照。如确实无法实施阳性对照或安慰剂对照,可选择剂量对照或历史数据作为对照。

3. 受试人群的选择　Ⅲ期临床试验应选择在Ⅱ期临床试验观察到的有一定疗效的肿瘤类型,同样应符合入选Ⅱ期临床试验的基本条件。一般而言,筛选出的每个瘤种都需要进行大样本、随机、对照试验来确证其疗效和安全性。每个瘤种样本量应依据两组主要疗效指标的预期差异,依据统计学原理估算得到。

4. 给药方案　根据Ⅱ期临床试验结果确定合理的给药方案。试验过程中允许进行剂量调整,应当给出具体的调整原则,例如因毒性反应减量原则。

5. 疗效观察和评价　Ⅲ期临床试验则主要评价药物是否提供临床受益。因此支持药物批准上市的疗效终点指标通常应当是显示临床受益的证据如总生存期的延长,或者已经建立的可以预测临床受益的替代终点。应根据所研究的药物类别、肿瘤类型、当前临床治疗状况及开发目标等来综合考虑,选择合适的主要和次要疗效观察指标。

6. 安全性的观察和评价　安全性考察内容除了一般常规项目之外,应重点关注Ⅰ/Ⅱ期临床试验和非临床研究观察到的毒性及少见毒性。

7. 中期分析和事后分析　由于抗肿瘤药物Ⅲ期临床试验通常选择生存期作为疗效观察指标,所需时间长,投资风险较大。因此,可考虑中期分析,对安全性和有效性进行监控,也可依据中期分析结果对后续临床研究的实施提出建议。中期分析必须事先在方案中确定。

为了考察药物是否对某一特定人群有效,有必要做进一步分层分析。具体的分层方法必须事先在试验方案或统计分析计划中阐明。事后的探索性(post hoc)分层分析结果不能作为批准上市的依据。

第二节　非细胞毒药物临床研究

一、研究目的

越来越多的非细胞毒药物在Ⅰ期临床试验阶段开始评估疗效。美国 FDA 甚至基于Ⅰ期临床试验的有效性数据批准了间变性淋巴瘤激酶(anaplastic lymphoma kinase, ALK)抑制剂色瑞替尼的临床应用,然而目前对此仍有争议。

二、研究对象

对于一些非细胞毒类药如激素、酪氨酸激酶抑制剂等药物的Ⅰ期临床试验,如其毒性确实较低,在确保受试者安全性的前提下,也可以考虑选择健康受试者进行部分研究。

非细胞毒药物一般需要根据生物标记物选择入组受试者。在随机对照Ⅲ期临床试验中,参与随机的患者都应该具有相应的生物标志物。表皮生长因子受体(EGFR)的小分子抑制剂吉非替尼最初在非小细胞肺癌Ⅲ期临床试验中并未被证实总生存期获益,当认识到突变型 EGFR 是吉非替尼作用的靶点后,易瑞沙泛亚太研究(Iressa Pan-Asia Study, IPASS)基于 EGFR 突变的表达情况进行预设的分层分析,证实了吉非替尼能延长 EGFR 突变型非小细胞肺癌生存,开启了肺癌靶向治疗时代。

并非所有非细胞毒药物都能够找到公认的生物标记物,如免疫检查点抑制剂;也有些所谓泛靶点、多靶点的非细胞毒药物进入临床试验,如血管靶向药物,此时生物标记物并不是入组的先决条件。

三、研究设计

(一) 对照问题

在探索抗肿瘤新药的治疗效果时,可不采用随机对照设计。但在有常规标准有效治疗方法时,可将常规标准有效治疗方法作为对照。

(二) 盲法和安慰剂问题

在非细胞毒抗肿瘤新药临床研究中,由于其毒性较小,可考虑实施盲法。

在抗肿瘤新药临床研究中给予对照组受试者安慰剂通常被认为是不符合伦理的。但在以下情况下,肿瘤药物研究中可考虑设立安慰剂组:无公认的疗法;现有疗法并不是特别有效,只能最低限度延长患者生命;现有疗法存在严重副作用。

(三) 研究终点问题

非细胞毒药物和细胞毒药物不同,它不一定通过缩小肿瘤来延长生存期,有时它只是让肿瘤体积稳定在一定水平。所以无进展生存期对非细胞毒药物而言是比有效率更客观的终点指标。

(四) 新型研究设计

由于非细胞毒药物只是作用于部分患者,潜在受试者少。为了加快入组、提高临床研究效率,若干创新性临床研究设计方案近年来得到局部推广应用。

1. 主方案设计(master protocol) 是指一组基于生物标记物或者基因的亚组研究。这些研究有共同的入组标准、研究设计。

2. 篮子试验(basket trial) 将带有相同靶点的不同肿瘤用同一种药物进行治疗研究。

3. 伞式试验(umbrella trial) 把具有不同潜在靶点的同一种肿瘤根据不同的靶点进行不同的药物治疗研究。可以将少见事件富集起来,加速具有少见生物学特征的肿瘤的临床试验。

4. 平台试验(platform trial)　针对同一种肿瘤同时进行几种靶向药物临床试验,在研究过程中进行中期分析,进而吸收或排除新的肿瘤类型或靶向药物。

5. 适应性设计(adaptive trial)　传统模式强调的是研究的阶段性,需在研究过程中设置里程碑事件和节点协调信息收集,对结果进行充分的分析和讨论,以决策是否启动后续试验。适应性设计是按照预先设定的计划,在期中分析时使用试验期间累积的数据对试验做出相应修改的临床试验设计。适应性设计旨在更好地改进进行中的临床试验,而不是因设计本身缺陷而有极大可能导致临床试验失败所做的临时补救。

四、给药方案

对于非细胞毒类抗肿瘤药,由于其毒性相对较小,Ⅰ期临床试验的给药起始剂量可采用非临床试验中非啮齿类动物未观察到不良反应的剂量(NOAEL)的 1/5,或者更高。

有些非细胞毒类药可能在较高剂量下也不能观察到明显的 MTD。这时即使药物作用的活性靶点没有饱和或在没有显著毒性时就观察到了明显疗效。现在的趋势是越来越多接受生物标记物、药代动力学、药效学和疗效等数据作为非细胞毒药物推荐Ⅱ期临床试验的剂量开展后续研究,但受到样本量小、生物样本采集的部位和时机的不确定性的影响,目前的方法还有待进一步完善。

非细胞毒类抗肿瘤药给药疗程通常不固定,一般持续应用到疾病进展或出现不可耐受的毒性。

| 第三节 | 肿瘤药物临床研究中的终点指标

终点指标分为 3 类:生存指标、基于肿瘤测量的指标和生活质量指标。一般而言,生存指标的可靠性最高,生活质量指标可靠性最低。

一、生存指标

总生存期(overall survival, OS):OS 定义为从随机化开始到因各种原因导致患者死亡之间的时间,且是按意向治疗人群(intention-to-treat, ITT)计算。OS 是普遍接受的终点,它的局限性在于容易受到后线治疗和交叉治疗的影响。

二、基于肿瘤测量的指标

主要基于影像学检查,按照公认的 RECIST 1.1 标准或者 RANO 标准进行疗效评估。

（一）无病生存期（disease-free survival，DFS）

通常定义为患者从随机分组开始到出现肿瘤复发或由任何原因引起死亡之间的时间。该终点最常用于根治性手术或放疗后的辅助治疗的研究。其优点在于和生存期相比所需随访时间短，但有时和生存期指标并不一致。

（二）客观缓解率（objective response rate，ORR）

指肿瘤缩小达到一定量并且保持一定时间的患者比例，是反映药物具有抗肿瘤活性的初步可靠证据，是Ⅱ期临床试验通常采用的疗效观察指标。应遵照实体肿瘤 RECIST 1.1 或神经肿瘤的 RANO 标准来评估 ORR。它的优点在于可应用于单臂研究，所需随访时间比生存期指标短，缺点在于它并不反映药物直接临床获益。

（三）疾病进展时间（time to progression，TTP）

定义为从患者随机分组开始至出现肿瘤客观进展之间的时间。优缺点和 DFS 相似。

（四）无进展生存期（progression-free survival，PFS）

定义为从患者随机分组开始至出现肿瘤客观进展或死亡之间的时间。它的优点在于随访时间短、不受交叉治疗和后线治疗影响，缺点在于和生存期指标有时不一致、需要频繁进行影像学评估，存在评估偏倚。

（五）治疗失败时间（time to failure，TTF）

是一个复合的终点指标，即从患者随机化开始到无论何种原因（包括疾病进展、治疗毒性和死亡）导致治疗终止之间的时间。优缺点和 DFS 相似。

二、生活质量指标

生活质量评分（quality of life，QOL）是基于症状评估的临床研究终点之一，可以用来评估与健康相关的生活质量。但应当注意，以 QOL 来衡量药物的结果可能只能说明某种药物相对其他药物来说毒性较小，并非其有效性更好。

症状和体征的改善通常被认为是临床受益，如体重增加、疼痛减轻或止痛药用量减少等。主要可用于盲法、多数患者有症状、无有效治疗药物和较少做影像评估的试验的疗效评价指标。

患者自评结果（patient reported outcome，PRO）是直接来自患者的关于其健康状况的报告，而非来自临床医生或其他任何人，可作为反映症状获益的恰当评价方法。但有一定局限性，研究者和受试患者报告中可能存在很大差别，问卷信息收集的时间点也会有影响，语言因素也会导致不能准确评估。

此外，目前许多生物标志物已经作为临床观察肿瘤反应和进展的监测指标，比如癌抗原 12 - 5（cancer antigen 12-5，CA12 - 5）用于卵巢癌，前列腺特异抗原（prostatespecific antigen，PSA）用于前列腺癌的观察，血液和尿液中异常蛋白水平用于骨髓瘤缓解评价。但需要做进一步的研究证实现有测试方法的可靠性，并确定生物标志物的改善是否能预测临床获益。

第四节 | 肿瘤新药临床研究中的不良反应

多篇报道根据对文献数据库的搜索,发现肿瘤新药临床研究不良反应报告有不少漏报、少报的现象,导致过低估计新药的不良反应,因此提高肿瘤药物不良反应的报告质量可以减少新药上市后不良反应的风险。建立健全指南、引入新的报告参数、加入患者自我报告可以提高不良反应的记录质量。

目前认为,明显符合肿瘤疾病进展的事件,不应记录为不良事件,例如肿瘤进展压迫胆总管引起的黄疸,除非研究者认为进展为非典型性或加速进展或由试验药物引起。

以免疫检查点抑制剂、肿瘤疫苗、溶瘤病毒为代表的新型抗肿瘤药物对不良反应的定义、分类评估、处理提出新的挑战。而且,随着这些肿瘤新药开发的增多,新的不良反应还在被不断识别。一些新的研究设计加快了研究进程,但也可能因为样本量减少、观察时间缩短掩盖某些不良反应。这就要求申办者、研究者基于非临床研究中有关药物作用机制评估所有脏器的损害情况,在临床研究阶段适时进行中期分析,识别新的不良反应,及时调整研究方案。

第五节 | 肿瘤药物临床研究中的伦理问题

一般而言,肿瘤患者加入临床研究的目的是寻求治疗,但新药并非对所有患者有效,随机分组导致不是所有患者都有获取新药的机会,因此肿瘤药物临床研究者经常会面临"科学"和"伦理"的艰难选择。但肿瘤药物临床研究首先是科学性研究,科学性和保护受试者利益是辩证统一的。为了保证研究的科学性,有时可能会导致患者本人暂时失去从某个新药中获益的机会,但是对整个患者群体而言,科学的研究可以找到科学的解决方案,才能符合伦理道德。

一、受试者招募

抗肿瘤药物受试者的招募一般在肿瘤患者中进行,招募过程中常有以下现象:部分肿瘤患者非常渴望通过参加临床研究,存在托关系争相入组的情况;抗肿瘤药物临床研究常对受试者的肿瘤分期、组织病理分型、体力状况、客观检查结果进行限制;由于随机分组而使受试者可能被纳入安慰剂组;需要采用手术等方式进行组织标本采集及频繁抽取外周静脉血进行检测等,这些因素导致部分患者心理抗拒,从而加大招募难度。随着互联网平台、专业招募公司的兴起,一方面,增加了潜在受试者和新药配对成功的机会,另一方面,受试者通过第三方招募可能会受到医学以外问题的干扰。

二、知情同意原则

在我国,抗肿瘤药物临床研究知情同意过程常常会因为医疗保护制度、家属对患者隐瞒病情的做法等因素而受到影响。此种情况下,患者本人并不准确知晓自身肿瘤进展的过程,因此研究者应更加注重与患者家属(法定代理人)的充分沟通与交流,以达到充分知情和更好的配合。

三、安全性评估

为了达到延长生存期的目的,通常情况下患者本人和医护人员能够接受相对于一般非抗肿瘤药物更大的安全风险,因此抗肿瘤药物临床试验表现出相应的特殊性。目前大部分抗肿瘤药都存在选择性低的缺点,在治疗过程中出现不良反应在所难免。临床研究时应着重考虑并权衡疗效与不良反应的关系,即在患者可耐受的剂量的前提下,且所致不良反应是可逆的,如果这一抗肿瘤新药能取得疗效,就不能因为在治疗过程中出现的不良反应而轻易地否定其临床上的使用价值。并且对抗肿瘤新药的不良反应的尺度宽于非抗肿瘤药,包括允许有致畸、致癌、致突变的可能。但是也要注意识别受试者为了继续接受新药治疗有意识地掩盖不良反应。

四、平衡风险和获益

为尽快满足肿瘤患者的治疗需要,有必要加快临床研究进程。如何平衡好参加临床研究的风险和获益始终是一个伦理问题。研究者、伦理委员会和药物研发机构需要创新监管模式、研究设计来尽可能减少风险、提高研发效率。

第六节 | 实例分析

一、案例 1:替莫唑胺 I 期临床试验

(一) 研究目的
评估替莫唑胺的安全性、药代动力学和初步有效性。

(二) 受试人群的选择
主要入选对标准治疗无效的实体肿瘤,预期寿命超过 2 个月;白细胞计数 $>4\times10^9$/L,血小板计数 100×10^9/L;肝肾功能、电解质、凝血功能正常;筛选前获取知情同意书。

（三）给药方案

分为两部分。第一部分单次给药,确定第二部分起始剂量。第二部分为多次给药(5 天)。

起始剂量:由于小鼠的 10% 致死剂量为 420 mg/m²,所以起始剂量约为 10%,也就是 50 mg/m²。

剂量递增:静脉单次给药,从 50 mg/m² 爬坡至 1 200 mg/m²。爬坡结束后选 5 例单次静脉给药 200 mg/m² 的患者间隔 28 天口服相同剂量替莫唑胺,观察口服生物利用度。基于前期结果确定多次给药方案(5 天方案)。

（四）药代动力学研究

在第一部分替莫唑胺给药前、给药后 0.5、1.0、1.5、2.0、2.5、3、4、5、6、8、12 小时采血,进行药代动力学(PK)分析。

（五）研究结果

1. 入组患者基本特征　第一部分为单剂量组,共 51 例,平均年龄 52 岁,包括 14 例黑色素瘤、4 例肾癌、4 例大肠癌、3 例胃癌、3 例胶质瘤和 15 例其他。

第二部分为 5 天方案,入组患者 42 例,其中包括 23 例黑色素瘤,卵巢癌和淋巴瘤各 3 例,胶质瘤 4 例,女性患者 17 例,这些患者标准治疗无效,预期寿命至少 2 个月。他们的中位年龄为 49.5 岁,PS 评分绝大多数在 0～2 分。42 例患者总计接受了 103 个疗程化疗,101 疗程可评估,其中 750、900、1 000、1 200 mg/m² 组分别为 35、20、45 和 1 疗程。

2. 药代动力学结果　单次静脉给药的肿瘤患者顺利从 50 mg/m² 爬坡 1 200 mg/m²,其中 5 个患者间隔 28 天后口服给药,口服和静脉的曲线下面积(AUC)相似。替莫唑胺的 5 天方案总剂量从 200 mg/m² 一直增加到 1 200 mg/m²,剂量和曲线下面积是线性关系。静脉给药后,替莫唑胺呈双指数消除可用两室模型描述,分布半衰期为 1.8 小时;口服后的分布符合一室模型。替莫唑胺口服吸收快,0.7 小时后血浆浓度最高。口服替莫唑胺消除半衰期约 11.81 小时。某些患者的吸收表现为 4 小时后二次吸收,和肠肝循环有关。

3. 不良反应　无论是单次剂量从 50 mg/m² 提高至 1 200 mg/m²,还是 5 天方案中每日剂量从 150 mg/m² 提高至 240 mg/m²,粒细胞和血小板降低的毒性均逐渐显现,因此骨髓抑制是替莫唑胺的主要限制毒性。

4. 初步有效性数据　有 42 例患者接受了 5/28 天方案,总剂量在每天 150～200 mg/m²,23 例黑色素瘤有 2 例完全缓解,2 例部分缓解,4 例复发胶质母细胞瘤有 2 例部分缓解。结合不良反应和初步疗效,确定了 5/28 天方案,总剂量在 150～200 mg/(m²·d)作为 Ⅱ 期临床试验的推荐剂量。

二、案例 2:替莫唑胺 Ⅱ 期临床试验

（一）研究目的

纳入进展或复发性幕上高级别胶质瘤患者,进行多中心 Ⅱ 期试验,评估替莫唑胺的

疗效和毒性。

(二) 入组标准和排除标准

入组标准包括:经中心确认诊断为 WHO Ⅲ级或Ⅳ级幕上胶质瘤、CT 或 MRI 检查确认有可评估病灶、近 2 个月疾病进展、持续神经功能障碍、体力状况评分(PS)≤3 分、预期寿命>3 个月。排除标准包括:10 周内接受过放射治疗、4 周内接受过化疗(6 周内接受过亚硝基脲类药物化疗)。

(三) 给药方案

替莫唑胺为胶囊剂,口服给药。起始剂量为每天 150 mg/m²,连续 5 天,每 4 周一疗程。如第一疗程的第 22 天未发生≥2 级骨髓抑制,后续疗程每天剂量调整为 200 mg/m²。如患者发生中线移位或者肿瘤/水肿范围超过大脑半球,剂量减少至每天 100 mg/m²,如果影像学表现无进一步加重,在第 15～20 天重复上述剂量,后续疗程恢复至每 4 周服用 5 天 200 mg/(m²·d)的剂量。每疗程前预防性使用止吐药。

(四) 疗效和不良反应评估

由于血管结构、坏死和水肿难以与肿瘤鉴别,采用 CT 或 MRI 测量肿瘤大小通常是困难的。因此,单独通过这些影像学检查发现的肿瘤缩小并不能作为疗效评估的依据。客观有效(objective response,OR)要求间隔 4 周以上评估时,有一个以上神经症状改善,反映到神经功能状态评估的 MRC 量表(Medical Research Council grading system)中要有 1 个级别以上的提高。此外,不能有任何神经症状和体征的恶化或出现新的神经功能障碍。某些患者肿瘤尺寸会缩小超过 50%(CT 或 MRI 中肿块两个最大垂直径的乘积),但是多数情况下只是占位效应的缓解。影像学评估的改善只有同时伴有临床症状改善才有意义。

第 1 和第 3 疗程前进行影像学评估。疾病稳定(stable disease,SD)定义为 8 周内肿瘤既无改善也无恶化,只要糖皮质激素的使用量没有增加,不管影像学是否发生了改变。疾病进展(progressive disease,PD)定义为神经功能状态恶化和/或糖皮质激素使用量增加。早期死亡或进展定义为开始替莫唑胺治疗 4 周内患者死亡或疾病进展。

替莫唑胺给药的首日到死亡日期或最后一次随访日期记录为生存期。替莫唑胺给药首日到疾病进展的时间记录为疗效维持时间。

不良反应评估采用通用毒性标准(common toxicity criteria,CTC)。

(五) 研究结果

1. 入组患者基本特征 筛选了 116 例患者,有 113 例入组,101 例患者评估了毒性,共接受了 475 个周期替莫唑胺化疗。

2. 疗效评估 每个患者平均接受 4 周期(1±19)化疗,84 例患者接受了≥2 周期化疗。103 例患者客观有效率(OR)为 11%,47%疾病稳定(SD)。仅有 57 例进行了影像学评估,9%部分缓解,87%疾病稳定,4%为疾病进展(PD)。入组患者的中位生存期为 5.8 个月(95%CI:4.6±7.0),6 个月的无进展生存期为 22%(95%CI:14±31)。

3. 不良反应 骨髓抑制是主要的不良反应,包括 16 次 4 级淋巴细胞降低、7 次 4 级血小板降低。

三、案例3:替莫唑胺Ⅲ期临床试验

(一) 研究目的

比较放疗联合同步化疗序贯辅助化疗和单独放疗治疗初治胶质母细胞瘤的疗效。

(二) 入组标准

入组标准包括:年龄17～70周岁,经组织学初次诊断为胶质母细胞瘤,体力状况评分(PS)≤2分,足够的血液、肝肾功能。至少14天内糖皮质激素用量稳定或减少。

(三) 给药方案

同步化疗方案为替莫唑胺75 mg/(m² · d),每周连续7天,从放疗第1天持续至最后1天,不超过49天。停化疗4周后,接受6个疗程替莫唑胺辅助化疗,每28天化疗5天。首疗程替莫唑胺为每天150 mg/m²,如果没有血液毒性,后续疗程提高至每天200 mg/m²。

(四) 统计学评估

主要研究终点是总生存期,次要研究终点为无进展生存期、安全性和生活质量。采用Kaplan-Meier法进行总生存和无进展生存分析,进行双侧对数秩检验。在显著性0.05水平检出33%的生存期延长的把握度为80%(死亡风险比0.75)。通过COX比例风险模型调整分层因素和其他混杂因素。

(五) 研究结果

1. 入组患者基本特征 共纳入573例患者,单纯放疗组286例,放化疗组287例。两组临床特征在基线状态无显著差异。中位年龄56岁,84%患者接受了肿块切除。在287例接受放化疗的患者中,87%按计划完成放化疗。37例患者提前结束替莫唑胺化疗,其中14例因为毒性反应,11例因为疾病进展,12例因为其他原因。放疗后,223例放化疗组患者接受了中位3周期的替莫唑胺辅助化疗,47%的患者完成了6周期化疗。67%的患者替莫唑胺剂量达到了200 mg/m²。

2. 疗效评估 在中位28个月随访后,480例患者死亡。放疗联合化疗和单纯化疗组未调整的风险比为0.63(95%CI:0.52～0.75,$P<0.001$)。这些数据显示和单独放疗相比,放疗联合化疗的死亡风险下降了37%。中位生存期获益为2.5个月。放化疗组和单纯放疗组中位总生存期分别为14.6个月(95%CI:13.2～16.8)和12.1个月(95%CI:11.2～13.1),2年生存率分别为26.5%(95%CI:21.2～31.7)和10.4%(95%CI:6.8～14.1),中位无进展生存期分别为6.9个月(95%CI:5.8～8.2)和5.0个月(95%CI:4.2～5.5)。放化疗组相对于单纯放疗组的调整后的危险度为0.62(95%CI:0.51～0.75)。

3. 不良反应 单纯放疗组未出现3级和4级血液学毒性。在同时放化疗组,12例(4%)患者出现3级或4级中性粒细胞减少、9例(3%)出现3级或4级血小板减少。总

之,19 例患者(7％)发生了 3 级或 4 级血液毒性。在替莫唑胺辅助化疗阶段,14％的患者发生了 3 级或 4 级血液毒性,4％的患者发生了 3 级或 4 级中性粒细胞减少,11％的患者发生了 3 级或 4 级血小板减少。26％单纯放疗和 33％放化疗组的最常见非血液系统毒性为中等到严重的疲劳。28 例患者(5％)发生了血栓性事件。

4. 替莫唑胺说明书相关内容(节选)　药代动力学:最早在服药后 20 分钟就可达到血药峰浓度……儿童和成人每周期的最大耐受剂量(MTD)都是 $1\,000\,\mathrm{mg/m^2}$。

用法用量:每 28 天周期中本品口服剂量是每天 $200\,\mathrm{mg/m^2}$,共 5 天。应根据中性粒细胞和血小板计数最低值调整本品的剂量。

(毛颖、黄若凡)

第一节│风湿免疫类药物简介

一、风湿免疫疾病与治疗药物概述

自身免疫疾病正在威胁着全球人类健康。美国自身免疫相关疾病协会统计数据显示,目前已发现100多种自身免疫疾病,其中风湿免疫疾病最为常见。风湿免疫疾病是指机体对自身抗原发生免疫反应而导致自身组织损害的疾病,主要累及骨、关节及周围软组织,如肌肉、滑囊、肌腱、筋膜等。疾病谱非常广泛,包括类风湿关节炎(rheumatoid arthritis,RA)、系统性红斑狼疮(systemic lupus erythematosus,SLE)、强直性脊柱炎(ankylosing spondylitis,AS)、干燥综合征、银屑病关节炎、炎症性肌病、系统性血管炎、系统性硬化等。

风湿免疫疾病可发生于任何年龄,相关数据显示,我国风湿病患者预计2030年将达641万。风湿免疫疾病属于慢性病,致残率与死亡率逐年上升,目前治疗仍以药物为主,新药研发面临巨大挑战。

近年来,随着分子生物学、免疫学、遗传学和临床医学研究的深入,风湿免疫疾病药物研发取得了巨大的进步,许多新的抗风湿免疫治疗药物不断涌现,主要集中在传统合成改善病情药(conventional synthetic disease-modifying antirheumatic drugs,csDMARDs)、生物制剂类改善病情药(biologic disease-modifying antirheumatic drugs,bDMARDs)及靶向合成改善病情药(targeted synthetic disease-modifying antirheumatic drugs,tsDMARDs)三大类。

(一) 传统合成 DMARDs

csDMARDs 药物又称慢作用抗风湿药物,药物起效周期较长,通常需要连续服药1~2个月后才开始发挥治疗作用,对免疫细胞有较长期和广泛的抑制作用。常见的csDMARDs 药物包括氨甲蝶呤(methotrexate,MTX)、柳氮磺吡啶、来氟米特、艾拉莫德、吗替麦考芬酯、环磷酰胺、环孢素、他克莫司等。

(二)生物制剂类 DMARDs

生物制剂类 DMARDs 是针对免疫细胞或细胞因子的靶向治疗药物,具有很好的特异性,是促进风湿免疫疾病缓解的有效药物。常见应用于临床的生物制剂主要包括:①抗肿瘤坏死因子(tumor necrosis factor-α,TNF-α)生物制剂:阿达木单抗、英夫利昔单抗、依那西普等;②白介素-6(interleukin 6,IL-6)受体抑制剂:托珠单抗等;③白介素-17 拮抗剂:司库奇尤单抗、依奇珠单抗等;④免疫细胞活化共刺激通路阻断剂:CTLA-4-Fc 融合蛋白(CTLA-4 为细胞毒性 T 淋巴细胞相关蛋白 4)阿巴西普、抗 CD40 L 单抗等;⑤B 细胞刺激因子拮抗剂:贝利尤单抗、泰它西普等;⑥B 细胞靶向药:利妥昔单抗、奥妥珠单抗等。

(三)靶向合成 DMARDs

靶向小分子药物的临床试验及应用已成为当前一类新的风湿免疫疾病治疗策略,目前该类药物中的 Janus 激酶(Janus kinase,JAK)抑制剂(托法替布、巴瑞替尼等)已成功应用于临床 RA 的治疗。JAK 是一种非受体酪氨酸蛋白激酶,可介导细胞因子产生信号,是一条重要的细胞内信号转导通路。研究发现,这条通路在多种炎症疾病(如 RA、皮肤性疾病)的发病机制中发挥着重要作用。而 JAK 抑制剂靶向性选择抑制 JAK 激酶,阻断通路,进而从源头上阻断炎症的进展。

二、我国风湿免疫类药物临床研究特点

(一)风湿免疫类药物研发特点

风湿免疫药物的研发主要基于对风湿免疫疾病的机制研究的发现。目前研发的药物主要从靶向局部免疫微环境的炎症细胞因子、活化的自身反应性免疫细胞(针对 T 细胞或 B 细胞)、激活免疫细胞的信号分子、免疫细胞间相互作用激活分子(共刺激分子)、细胞内信号转导通路抑制剂、补充免疫抑制因子和免疫抑制信号通路激活等。

根据这些靶点的特点,在血液中或细胞表面的,可采用抗体或受体蛋白融合分子的形式进行靶向阻断或者补充相应的具有抑制作用的因子。在细胞表面或细胞内的,可以采用小分子化合物对靶点进行抑制或激动。

由于大部分风湿免疫疾病临床表现虽然各异,分类诊断标准也不同,但有共通的免疫机制背景。因此可以看到,已上市的免疫靶向药物往往在多个风湿疾病中都具有适应证。如阿达木单抗,靶向肿瘤坏死因子抑制剂的单克隆抗体,在全球范围内已获得针对 17 种免疫性疾病的适应证。目前国内自主研发的生物制品创新药涵盖了 BlyS(B lymphocyte stimulator,B 淋巴细胞刺激因子)/APRIL(a proliferation-inducing ligand,增殖诱导配体)、CD22、IL-1β 及脂肪间充质细胞治疗等;化学创新药的靶点有 JAK1、鞘氨醇-1-磷酸受体 1(sphingosine-1-phosphate receptor 1,S1P1)及布鲁顿氏酪氨酸激酶(Bruton's tyrosine kinase,BTK)等,这些靶点均在多种风湿免疫病,如系统性红斑狼

疮、干燥综合征、系统性硬化、皮肌炎、RA、AS、银屑病关节炎（psoriatic arthritis，PsA）等疾病中进行临床研究。

（二）生物类似药研发取得重要成果

原研药专利过期、生物药需求增加、政府政策支持及生物类似药价格优势等原因，共同推动了生物类似药的高速增长。生物类似药以阿达木单抗、托珠单抗和依那西普为参照药占比最多，适应证主要集中在 RA、AS 及 PsA。

（三）国际多中心临床试验有待进一步发展

近年来，药物研发日益全球化，开展国际多中心临床试验有利于我国共享新药研发资源，让患者能尽快获得所需要的治疗药物。国家相关部门也出台了相应政策，鼓励我国申办者开展国际多中心临床试验，以加速我国药物研发的国际化进程。目前，国际多中心临床试验在风湿领域适应证以 RA 及 SLE 居多。

第二节 | 风湿免疫类药物临床试验设计及疗效指标选择

一、风湿免疫类药物临床试验设计

风湿免疫类疾病传统上根据平行设计分析抗风湿药物的疗效，其中两组或多组随机平行开始治疗。后期由于认识到 RA 患者的长期结局比预期的严重得多，因此引入了"上阶梯"设计和"降阶梯"设计。而在骨关节炎短期试验中使用的另一种类型的设计是"交叉"设计。

（一）平行设计临床试验

Ⅱ/Ⅲ期临床试验的经典设计涉及两种药物的平行研究，为期 6～52 周。这种类型的设计可以很容易地比较药物与安慰剂治疗的疗效差异。平行设计一直是风湿性疾病临床试验的主要手段，传统上 95% 以上试验会采用这种设计方法，一般在其他设计的试验之前进行。

举例说明：一项Ⅲ期临床研究中，比较来氟米特、氨甲蝶呤与安慰剂对照治疗 RA 的临床试验。患者在 48 周内随机接受 3 种治疗中的 1 种。主要终点 ACR 20（ACR 为 American College of Rheumatology）的缓解率（美国风湿病学会制定的标准核心指标改善 20%）。结果显示，来氟米特组患者 ACR 20 缓解率为 52%、氨甲蝶呤组患者 ACR 20 缓解率为 47%、安慰剂组患者 ACR 20 缓解率为 26%。研究结论：来氟米特和氨甲蝶呤在 12 个月内对 RA 患者的疗效大致相当，约为安慰剂的 2 倍。

（二）"上阶梯"设计临床试验

"上阶梯"设计又称"加载研究"，适合研究对象为对单一药物有部分缓解但经历持续疾病活动的风湿病患者。这些患者在原有治疗方案的基础上随机接受额外的药物或安慰剂联合治疗。

举例说明：一项在 RA 患者中开展的加载临床试验，入组对氨甲蝶呤治疗应答不足的 RA 患者，随机接受联合环孢素 A 或安慰剂治疗。主要终点 ACR 20 的缓解率（美国风湿病学会制定的标准核心指标改善 20%）。结果显示：环孢素 A 和氨甲蝶呤联合治疗患者组 ACR 20 缓解率为 48%，而安慰剂和氨甲蝶呤联合治疗患者组 ACR 20 缓解率为 16%。研究结论：环孢素 A 和氨甲蝶呤联合治疗能提高氨甲蝶呤单药治疗应答不足 RA 患者的 ACR 20 缓解率。

自 1998 年起获批的所有新型 DMARD 和生物制剂（包括来氟米特、依那西普、英夫利昔单抗、阿那白滞素和阿达木单抗等）均在对氨甲蝶呤治疗有部分反应但持续活动的 RA 患者中进行了"上阶梯"设计的临床试验。

举例说明：抗肿瘤坏死因子在 RA 合并氨甲蝶呤治疗的 ATTRACT（anti-tumor necrosis factor trial in RA with concomitant therapy）研究。RA 患者随机接受英夫利昔单抗注射，3 或 10 mg/kg，每 4 或 8 周一次，联合每周一次氨甲蝶呤或安慰剂联合氨甲蝶呤。结果显示：26 周后，联合英夫利昔单抗用药组在最低剂量下表现出协同作用，观察到肿胀和压痛关节计数减少 70%～90%，且氨甲蝶呤联合英夫利昔单抗组的不良反应与氨甲蝶呤联合安慰剂组相似。研究结论：英夫利昔单抗联合氨甲蝶呤治疗有效率高，安全性好。

（三）"下阶梯"设计临床试验

在某些情况下，临床试验设计会采用"下阶梯"的设计方法，即在基线时开始多种药物联合治疗，并根据方案逐渐减少或停用某些药物，以观察不同方案的疗效和安全性。

举例说明：在荷兰进行的真实世界泼尼松龙、氨甲蝶呤和柳氮磺吡啶联合治疗与柳氮磺吡啶单药治疗早期 RA 的随机比较研究（combination therapy in rheumatoid arthritis，COBRA 试验）。入组 RA 病程小于 2 年（平均病程 4 个月）的患者随机接受柳氮磺吡啶单药或柳氮磺吡啶、大剂量短期泼尼松龙和氨甲蝶呤联合治疗。泼尼松龙和氨甲蝶呤逐渐减量，约 6 个月后停药，两组患者均继续单独服用柳氮磺吡啶。结果显示：18 个月后，与接受柳氮磺吡啶单药治疗的患者相比，接受三联治疗方案的患者手足关节 X 线影像学积分降低（影像学积分越高提示关节骨侵蚀和破坏越严重），但当氨甲蝶呤和泼尼松龙逐渐减量并停药时，观察到影像学积分有增加趋势。随机分配至联合治疗组的患者发生的不良事件也更少。研究结论：早期强化三联治疗方案可以抑制 RA 患者影像学积分的增加。

（四）交叉设计临床试验

交叉设计是指患者随机接受两种或两种以上治疗的序列，在试验结束时进行比较。在骨关节炎患者中进行的几项短期临床试验采用了交叉设计。患者随机接受初始治疗，并"交叉"接受第二次治疗。

举例说明：一项Ⅲ期临床试验，在髋关节或膝关节骨关节炎患者中比较了双氯芬酸/米索前列醇复方制剂与对乙酰氨基酚的疗效和安全性。经历洗脱期后，患者随机接受双氯芬酸/米索前列醇或对乙酰氨基酚治疗 6 周，随后进入第二个洗脱期，并交叉接受第二种药物治疗 6 周。根据西大略湖麦克马斯特关节炎量表（Western Ontario and McMaster Universities Arthritis Index，WOMAC）和多维健康评估问卷（multidimensional health assessment questionnaire，MDHAQ）的视觉模拟疼痛量表，评估改善情况。结果显示：用双氯芬酸/米索前列醇的患者改善显著大于服用对乙酰氨基酚的患者为 57%，反之为 22%，而两者疗效相当的患者为 21%。

交叉试验的一个优点是患者可以作为自身的疗效指标对照（例如 WOMAC 或 MDHAQ 疼痛视觉模拟量表）。对一种药物或另一种药物的偏好可以由患者直接表达，而非由研究者判断。研究结论中药物的偏好也决定自患者的评判。而平行、上阶梯或下阶梯设计研究结论通常建议患者均首选疗效在统计学上显著更高的药物（与第二种药物相比），而非患者更倾向的药物。

二、风湿免疫类药物临床试验疗效指标的选择

风湿免疫疾病评估相当复杂，因为它可能涉及不同的背景（临床实践、临床试验、观察性研究、登记等），以及不同的领域（疾病活动、身体功能、放射学损害、生活质量等）。此外，可用的工具是全面的，也可相当精简，可以患者为导向，或者以医生为导向等。以下列举并回答了临床试验中疗效指标的常见问题。

（一）主要研究终点是采用疾病变化指标还是疾病状态指标

在新药临床试验中，终点指标应具有变化的敏感性（能够及时反映病情的快速变化，以体现研究药物的起效）和区分的特异性（体现研究药物是否优于安慰剂或阳性对照药物）。

与状态指标相比，变化指标具有统计学优势，因为它们消除了患者组中通常存在的基线变异性。终点指标的选择与疾病研究背景相关，在新药 RCT 临床研究中多采用变化指标，而在真实世界研究中多采用状态指标。

举例说明：

（1）RA 新药临床试验中多采用 ACR 20，也就是较基线改善达 ACR 标准的 20% 的患者比例；真实世界研究中多采用 DAS28ESR/CRP（DAS28 为 28 个关节疾病活动评分，disease activity score 28；CRP 为 C 反应蛋白；ESR 为红细胞沉降率，erythrocyte sedimentation rate）的达标率，即对 28 个关节进行评估，结合 ESR 或 CRP 进行计算，获得疾病活动度的状态指标，研究统计达到 DAS28ESR/CRP 缓解或低疾病活动度的患者比例。

（2）痛风新药临床试验中，多采用血尿酸较基线的下降值；真实世界中，研究多采用治疗期末次血尿酸≤360 μmol 的患者比例。

（二）是否应使用患者报告或医生评估的指标评估疾病

影像学损伤是 RA、PsA 和 AS 的重要结局，评估完全由研究者完成。通常由经过培

训的专家使用经验证的评分方法在 X 线片上评估影像学进展。改良 Sharp 评分用于 RA 和 PsA;改良 Stoke 强直性脊柱炎脊柱评分(modified stoke ankylosing spondylitis spinal score，mSASSS)是评估 axial－SpA/AS(axial SpA 为中轴性脊柱关节炎, axial spondyloarthritis)影像学进展的首选方法。这些评估需要研究者接受专门的培训,耗时长,特别适合用于新药和上市后研究。

如果关注疾病活动、生活质量和身体功能,可采用通用工具来测量,包括简明健康调查量表等指标。这些是成本效益分析中经常使用的指标,适合在 RCT 和观察性研究中的应用。身体功能评估通常具有疾病特异性,通常完全由患者报告,但数据采集耗时,也较适用于新药和上市后研究。

在疾病活动度评估方面,使用患者报告与基于医生的工具进行适当评估是最困难的,但也是最重要的。持续时间较短的临床试验倾向于利用包含患者和医生评估的复合疾病活动度指标:美国风湿病学会(American College of Rheumatology，ACR)和欧洲抗风湿病联盟(European Alliance of Associations for Rheumatology，EULAR)反应标准是临床试验中测量疗效的指标,是患者报告疼痛[视觉模拟评分法(visual analogue scale，VAS);压痛关节,VAS 患者整体对疾病的评估]、医生评估(如肿胀关节计数)和实验室指标(ESR 或 CRP)的结合。此类复合评估方法的优点是纳入了主观和客观的因素。因此,最常推荐患者报告和医生评估的联合指标。联合指标具有预测效度,现已证实,通过疾病活动评分(disease activity score，DAS)获得的 RA 疾病活动度与骨侵蚀进展相关;通过强直性脊柱炎疾病活动评分(ankylosing spondylitis disease activity score，ASDAS)测量的 AS 疾病活动度与骨赘形成相关。

(三) 疗效指标应该更全面还是更精简

全面与精简的选择是基于可行性和最佳质量之间的平衡。以 RA 为例,大多数常用的疾病活动度指标是基于 DAS 的。原始 DAS 包括全面的 44 个关节肿胀关节计数、ESR(非 CRP)及每个关节 4 个类别的 Ritchie 关节指数(无压痛、压痛、压痛伴畏缩及压痛、畏缩和躲避)。虽然该 DAS 版本是经各种外部标准(包括放射学进展)进行了最佳验证,但由于评估烦琐,被认为不适合用于临床研究。28 个关节版本的 DAS(DAS28)及简化的疾病活动指数(simple disease activity index，SDA)和临床的疾病活动指数(clinical disease activity index，CDAI)均是对原始 DAS 的修改,唯一目的是增加可行性。虽然可行性在临床试验中非常重要,但不容忽视的是,这些修改在方法学上弱于原始 DAS。精简的 28 个关节版本不再包括所有临床相关的关节,并不能代替所有关节的炎症。

值得注意的是,DAS 是在生物制剂前时代开发的,在生物制剂前时代,RA 患者的疾病活动度平均高于目前。目前 RA 患者的平均疾病活动度显著更低,患者开始有效治疗的时间更早,且平均治疗应答优于之前。因此 DAS 或其变化(也包括 ACR 应答指数等)的效应是否和之前保持一致也是值得探讨的。

因此,选择全面还是精简需要根据研究时间、患者和目的进行取舍。

第三节 | 风湿免疫类药物临床试验中的伦理问题

风湿免疫类药物临床试验必然与一系列伦理问题相关，这些伦理问题因临床试验的类型而异。

一、早期临床试验和新药研究

在进行更大规模的临床试验以确定这些新靶点药物是否有效之前，必须在早期临床试验中检测药物的毒性。对于靶向药物，动物研究结果可能提供的安全性信息有限，因为作用于人体，可能发生清除改变、外源性中和及替代生物途径的产生。

以开发用于治疗自身免疫性疾病和白血病的抗 CD28 刺激性单克隆抗体 TGN1412 的Ⅰ期临床试验为例：6 名健康男性受试者在短时间内接受了试验药物，然后出现了多器官衰竭。Ⅰ期临床试验主要观察药物的安全性和发现非预期不良事件，因此首次人体试验尤其是新靶点新药一般在 1～2 名受试者中先观察。观察无特殊安全事件后，再进行后续受试者给药。

（一）健康志愿者还是患者

大多数药物Ⅰ期临床试验采用健康志愿者来评估药物安全性，一般健康志愿者适合对传统治疗药物如镇痛药进行初步评价。相比之下，靶向生物制剂具有特异性，对特定分子（细胞因子、细胞受体或其他靶标）具有高亲和力。由于这些分子可能仅在疾病状态下表达或上调，因此通常需要在风湿病患者中进行早期临床试验。因此，在风湿免疫疾病新药临床试验中，大多数新药首次人体试验受试者为患者，在非健康受试者中进行评价。

（二）未接受过治疗的患者

新药的早期试验可能仅专门纳入尚未接受标准治疗的患者。这种设计提出了一个重要的伦理问题，即患者是否适合推迟标准治疗，由于这些标准治疗显示出已证实的疗效，因此患者入组试验性治疗研究可能造成危害，延迟有效治疗并因此可能对长期结局产生负面影响。

Ⅰ期临床试验也可包括初步疗效结果，以便进行早期剂量探索。通过从早期临床试验中排除重度和难治性疾病患者，可更早发现可能的疗效应答，并且还可避免既往使用治疗的潜在影响或组合效应。当然，早期临床试验可能不适合评估药物重复给药的影响和长期不良反应，这可能仅在更多患者和更长随访的临床试验中发现。

（三）已接受治疗的患者

当入组既往接受过或目前正在接受治疗的患者进入早期临床试验时，从方法学角度来看，显然有必要充分区分和评估药物相关毒性。

举例:以炎性关节炎的转基因治疗为例。一项评估炎性关节炎转基因治疗的研究中,受试者不幸死亡,引起了公众的极大关注及申办者和研究者或方案设计者的讨论。在这项开放标签、Ⅰ/Ⅱ期临床试验中,顽固性单关节或少关节类风湿关节炎患者接受关节内以腺病毒为载体的转基因治疗,旨在抑制肿瘤坏死因子。患者的死亡最终归因于播散性组织胞浆菌感染,第三方监管组织重组 DNA 咨询委员会认为与试验治疗无关;然而,该受试者死亡事件仍强调研究者需要向患者和公众明确传达早期临床试验的风险。在此类早期临床试验中,确保充分告知患者早期探索性研究的潜在风险,并全面评价研究患者人群的适当性。

二、预防性临床研究

在伦理上是否适合将可能未发生特定疾病的患者暴露于与干预相关的潜在危害和风险? 旨在防止早期炎性关节炎患者最终发展为 RA 的干预措施就是对上述问题的研究,因为仍不清楚患者中哪些有可能从早期干预中获益。

一项荷兰发起的 PROMPT(probable rheumatoid arthritis: methotrexate versus placebo treatment)试验(可能的类风湿关节炎:双盲、随机、氨甲蝶呤与安慰剂对照治疗52 周的前瞻性研究)证明,早期未分化炎性关节炎(rheumatoid arthritis)患者从氨甲蝶呤治疗中获益,不仅在减少 RA 的发展方面,而且对关节的损伤较小。值得注意的是,在基线时环瓜氨酸肽抗体阳性的患者亚组中观察到患者获益的临床应答。这些类型试验针对"RA 前期"患者,并在早期阶段使用潜在副作用更大的方案,研究结果无疑将促进对"早期诱导/缓解"研究的额外考量。通过开发有助于改善风险分层的临床、影像、实验室和可能的遗传生物标志物,筛选合适的患者,确定其更有可能从治疗中获益,变得尤为关键。

对于预防性临床研究,确保知情同意过程也至关重要。这将在一定程度上要求受试者了解早期关节炎会有显著比例的患者发生自发缓解,并且最终积极的治疗方法可能对于这些患者风险大于获益。此外,应努力确保受试者不会怀有"预防性错误观念",纠正他们有关试验干预必然是预防性的错误观念。

三、安慰剂对照

尽管安慰剂对照为评估干预组的安全性和疗效提供了有力的金标准,但在一些临床试验中应用具有挑战性。一般而言,对照组的受试者至少应接受已知有效且可用的治疗(如果存在),并假设其不接受治疗有害。当预期无长期危害且密切监测,并为可能因接受安慰剂而出现短期负面影响的患者提供保护时,在临床试验中使用安慰剂对照被认为可接受。

举例:一项旨在改善关节疼痛的 RA 辅助镇痛药临床试验中,假设该临床试验中的所有患者继续接受标准 DMARD，以安慰剂做对照组是合乎伦理的，因为可以很容易地监测患者的短期不适。

相比之下，受试者在可能导致疾病进展的次优治疗方案下，使用安慰剂不道德。例如，在许多 RA 患者中，氨甲蝶呤单药治疗作为疾病改善策略的疗效低于联合治疗，因此在活动性 RA 患者中很难使用氨甲蝶呤单药作为研究的长期背景治疗。鉴于此类情况，越来越多的试验采取"补救治疗"设计，在预定的时间点或疾病活动度水平达到一定标准后，允许交叉至活性试验药物、背景药物剂量递增或添加背景药物。以上方法适用于试验治疗组和对照组，以确保患者不会因其他潜在疾病进展而"治疗不足"。

四、总结

本节重点关注了常见的风湿免疫药物临床研究的一些伦理问题。但药物临床研究中还存在一些共性伦理问题：如利益冲突（包括经济和非经济），此类冲突可能会影响临床试验的实施，包括研究设计本身，入组的人群（如女性和儿童），以确保疾病患者群的公平性。在临床研究中，需要对临床研究方法和临床研究伦理进行充分培训，以确保受试者受到保护，并且从研究中获得的结果有益于指导临床实践。

（薛愉）

第十九章　精神类药物临床研究

第一节 | 精神类药物研发概况

精神类药物是指主要作用于中枢神经系统而影响精神活动的药物。主要分为抗精神病药物、抗抑郁药、心境稳定剂、抗焦虑药、镇静催眠药、促认知药、中枢神经兴奋剂及物质滥用的治疗药物等种类。第一个用于精神疾病治疗的药物氯丙嗪，开始于 20 世纪 50 年代，刚开始时作为一种麻醉增效剂，后被发现可以很好地缓解精神分裂症幻觉和妄想等症状。从此，精神疾病的药物治疗开始了历史的新篇章，合成的或者从天然物质中提取的化学物质通过对中枢神经系统的作用影响人类精神活动，从而缓解各种精神症状，改善精神疾病的预后。精神药物在临床精神病学中的成功应用促进了人类对大脑神经科学的研究。精神药理学、精神病学与神经科学互相促进，互为补充，极大地促进了人类对高级神经活动所依托的器官——大脑的认识。同时，精神药理学成为临床医学领域中发展较为迅速的学科之一。近 5 年来，精神类药物热门研发靶点为单胺类受体的拮抗剂和部分激动剂、N-甲基-D-天冬氨酸(N-methyl-D-aspartic acid，NMDA)受体拮抗剂、γ-氨基丁酸(gamma-aminobutyric acid，GABA)受体拮抗剂等。在适应证方面，涉及精神分裂症、抑郁症、阿尔茨海默病、双相障碍和注意缺陷多动障碍(attention deficit hyperactivity disorder，ADHD)的创新药研发相对较多。

第二节 | 抗精神病药临床应用概况及临床试验设计要点

抗精神病药除了被确认用于精神分裂症的治疗，也用于治疗妄想障碍、物质滥用相关障碍、情感障碍等引起的精神病性症状，包括阳性症状、阴性症状、情感症状、认知症状、攻击和冲动症状等。抗精神病药临床上一般用于精神分裂症的急性期、巩固期和维持期治疗。

由于精神分裂症的发病机制尚未阐明，因此目前尚无针对病因治疗的药物。根据各类机制假说，临床上目前已有多种用于临床一线的治疗精神分裂症的抗精神病药物，包括第一代和第二代抗精神病药物，也有一些新的候选药物处于研发阶段，如改变基因变异的研究药物，应用激活 G 蛋白偶联受体结构的技术而研发的新药，与谷氨酸递质和受体有关的新药研发等。

药物临床试验是药物研发中非常重要的环节，具备极强的目的性及逻辑性，并渐次推进的探索循证过程。包括人体耐受性、药代动力学、药物相互作用、人体药效学、剂量效应探索、疗效确证研究等内容，按照试验的时间进程又可分为Ⅰ、Ⅱ、Ⅲ、Ⅳ期临床试验。在不同临床试验进程中，每项试验均有特定的研究目的、研究设计和方法。

抗精神病药物的临床试验需考虑疾病和药物自身所具有的一些特点及对临床试验的可能影响，包括精神分裂症病程长、慢性迁延发作；诊断及疗效指标缺乏生物学指标；部分患者短期内症状可能波动；患者依从性欠佳；药物不良反应可能影响患者生活质量等。在试验方案设计、实施过程及结果分析中均需充分考虑这些特点。

一、抗精神病药物临床试验设计要点

（一）基本适应证

精神分裂症治疗包括急性期治疗、巩固期治疗及维持期治疗。不同症状如阳性症状、阴性症状、认知症状、情感症状、攻击和冲动症状等的治疗或不同阶段治疗方案存在一定差异。在设计临床试验方案时，需明确定位：试验药物用于改善何种症状为主；是用于急性期治疗，还是巩固期和维持期治疗。然后根据具体定位选择相应的受试者进行临床试验。目前主要集中在以下 3 种适应证。

1. 精神分裂症急性激越　精神分裂症急性激越又称兴奋躁动状态，指受试者不安、烦躁、兴奋，与环境接触不好，情感反应与环境不协调，无目的的失控行为。

2. 精神分裂症急性期　精神分裂症急性期包括符合精神分裂症诊断标准，首发、复发或病情急性恶化的，符合症状学标准的多种症状，一般持续时间至少 1 个月。

3. 预防复发　指在经过一段没有或几乎没有症状的时间后，主要精神病性症状的重新出现。试验方案中应对复发事件及复发给出明确的可操作性的量化标准，例如，复发是指出现以下任一情况：住院治疗（复发前未住院，由于精神分裂症症状恶化而住院）；增加门诊就诊频率或需要紧急干预；需要改变治疗方案；出现有临床意义的异常行为，如伤人、自杀或自伤等。

（二）入排标准

入排标准需根据试验类型及研究目的，考虑性别、年龄、种族、体重、躯体疾病等因素。在抗精神病药物临床试验中，既往用药、病程等因素也需考虑在内。

（三）试验类型

1. Ⅰ期临床试验　研究内容包括耐受性试验、药代动力学、药物相互作用等。对于单次给药耐受性试验设计，需确定起始剂量及最大耐受剂量。多次给药试验设计按照单次给药耐受性试验未出现不良反应的次大耐受剂量进行。由于精神疾病的特殊性，Ⅰ期临床试验受试者可以选择健康志愿者，也可选择患者。在抗精神病药物新药Ⅰ期临床试验中，需严格遵守对照、随机、重复及均衡原则，选择合适的设计类型。此内容几乎适用于所有精神类药物。

2. 短程试验　短程试验的主要目的是证明药物缓解症状的作用，即对疾病急性期治疗。治疗时间通常需要至少4～6周，比较经典方法为随机双盲对照研究。

3. 长程试验　长程试验的主要目的是证明药物维持疗效的作用，即疾病的维持治疗及巩固治疗。长程试验通常有以下两种设计方法。

（1）平行对照试验：可以是短程试验的延续。观察期通常不少于6个月。

（2）随机撤药试验：随机撤药试验分为两个阶段。

1）第一阶段：所有受试者均服用试验药物，采用开放、非对照设计，建议持续治疗12周（包括滴定导入期和至少6～8周的剂量稳定期）。

2）第二阶段：符合要求的受试者进入双盲期，随机分入试验药组或安慰剂组，观察两组的复发情况。受试者持续接受治疗直至达到预先规定的复发标准或研究结束标准，如在观察到多少起复发事件之后结束试验或期中分析结果阳性（试验药组优于安慰剂组）的情况下结束试验。

（四）评估指标

由于目前对精神分裂症严重程度及抗精神病药疗效的评估缺乏可靠的客观指标。使用经过验证的具有良好信效度的量表是目前通行的评估方法。对于特殊人群如儿童，应考虑其表达能力及对病症的理解程度不如成人，在进行信息收集和报告时，可采用适宜的交流手段和评估工具，如专为儿科人群开发的评估量表等。

（1）阳性症状与阴性症状量表（positive and negative syndrome scale，PANSS），该量表不仅能够评估精神分裂症整体症状及其严重程度的改善，也可以评估各个症状群及其严重程度的改善，具有症状严重程度的详细操作标准，具有良好的信效度，是抗精神病药研发中应用最广泛的作为主要疗效指标的量表。

（2）其他评估工具包括临床总体印象量表（clinical global impression scale，CGIS）、认知功能评价量表、自杀严重程度评定量表、性功能评价量表、生活质量评价量表、社会经济学评价量表等。在试验方案中，应阐述所选择的量表的合理性依据。

（3）安全性风险包括锥体外系不良反应、心血管安全性风险、自杀风险、代谢异常、性功能障碍、恶性综合征、中枢神经系统症状、精神行为症状等。在临床试验中，建议对已知安全性风险进行监测，如进行锥体外系不良反应量表评定，监测受试者血液学及心电图等；同时，根据药物药理学机制及受试者特征，对潜在的其他安全性风险进行监测。值得注意的是，对于儿童和青少年，需关注药物对精神和神经发育的影响。

（五）对照药选择

根据研究目的、试验设计类别、评估指标等合理选择对照药。如果采用优效设计，对照药可以是阳性药或安慰剂。如果采用非劣效设计，对照药应包括阳性药和安慰剂，即三臂试验。在三臂试验中，安慰剂可以作为内部质量控制的标准，保证研究结果的可靠性。一般来说，阳性对照药建议选择药理学机制相似的药物。全新靶点或全新机制药物的试验，可以选择国内已上市的、临床应用广泛的、有循证证据的安全有效治疗药物作为阳性对照药。如有原研药品，建议作为首选。

(六) 合并治疗

对于允许使用的合并用药，无论是试验前还是试验中允许服用的，均应明确其使用条件，列出可接受的剂量范围及使用期限。心理治疗、康复治疗和物理治疗等精神科临床中常见的辅助治疗方式，可能对缓解症状有益，也可能会增加安慰剂效应，从而影响对试验药物安全有效性的客观评价，特别是当这些方式的运用在各个研究中心间不统一时。建议根据药物特征及治疗定位，预先在试验方案中明确规定是否允许使用辅助治疗方式，并对试验过程中发生的所有辅助治疗方式进行详细记录，在试验结果分析时，讨论其对试验药物安全有效性评价的影响。

第三节 | 抗抑郁药临床应用概况及临床试验设计要点

一、概况

目前一线的抗抑郁药主要通过不同途径提高神经元突触间隙单胺类神经递质浓度，目前根据药物作用机制可分为选择性 5 -羟色胺(5-hydroxytryptamine，5 - HT)再摄取抑制剂(selective serotonin reuptake inhibitors，SSRIs)，5 - HT 及去甲肾上腺素抑制剂(serotonin and norepinephrine reuptake inhibitors，SNRIs)，去甲肾上腺素及特异性 5 - HT 能抗抑郁药(noradrenergic and specific serotonergic antidepressant，NaSSA)，去甲肾上腺素及多巴胺再摄取抑制剂(norepinephrine and dopamine reuptake inhibitors，NDRI)，三环类，单胺氧化酶抑制剂等。抗抑郁药是全球中枢神经系统(central nervous system，CNS)领域药物研发的热点领域之一。在设计抗抑郁药临床试验方案时，需要临床研究经验的精神科临床专家及统计学、药理学等不同专业领域的专家共同参与。

二、临床试验设计要点

(一) 基本适应证

根据诊断标准及严重程度，抑郁症可分为轻度发作、中度发作及重度发作。在大部分临床研究中，选择中度及中度以上严重程度的抑郁症患者作为受试人群，原因在于此类患者具有较广泛的就医及服药人群代表性，符合临床医疗实践。同时，选择此类患者也可以减少试验中安慰剂效应对药物有效性和安全性评价的影响。

（二）试验类型

1. 短程试验　短程试验主要以证明药物在急性期阶段的治疗作用为目的。观察期（双盲治疗期）通常需要 6～8 周，观察对抑郁症发作期的症状控制。

2. 长程试验　长程试验主要以证明药物减少抑郁症复发为目的。观察期通常不少于 6 个月。国外抑郁症序贯治疗研究（sequenced treatment alternatives to relieve depression，STARD）是美国国立精神卫生研究所自主的一项全国性公共卫生临床研究，是迄今评估抑郁症治疗规模最大，时间最长的研究，为期 7 年。通常，长程试验有以下两种设计方法。

（1）平行对照试验：可以是短程试验的延续，即扩展期试验。长程试验的主要疗效指标与短程试验相同。脱落率和复发率应作为关键次要疗效指标。

（2）随机撤药试验：随机撤药试验分为两个试验阶段。第一个阶段所有受试者均服用试验药物，采用开放、非对照设计，建议持续治疗 8～12 周。随后进入第二个阶段，将治疗有效（量表评分变化率≥50%）的患者随机分入试验药物组或安慰剂组，观察两组的复发情况。

（三）评估指标

1. 主要疗效指标　在短程研究中，汉密尔顿抑郁量表-17 项（Hamilton's depression scale，HAMD-17）及蒙哥马利-艾斯伯格抑郁量表（Montgomery-Åsberg depression rating scale，MADRS）常用于评定抑郁症状，作为疗效指标。同时也可用于评估入组患者的严重程度，需要在试验方案中明确采用何种评估工具及入组评分要求。在长程研究中，复发常作为终点指标，在方案中需定义复发的标准。

2. 次要疗效指标　常用的有临床总体印象量表、认知功能评价量表、生活质量评价量表、社会经济学评价量表等。在试验方案中，应阐述所选择的量表的合理性依据。

3. 安全性指标　抗抑郁药常见的安全性风险包括但不限于：药物作用机制相关不良事件，如消化系统反应、体重与代谢异常、锥体外系反应、心血管安全性风险、性功能障碍、5-HT 综合征与恶性综合征、中枢神经系统症状、血液学异常、撤药现象和药物依赖性等；以及与疾病相关的风险，如自杀、自残和冲动行为等。在抗抑郁药的临床试验中，除了对已知安全性风险进行监测，还需要根据药物药理机制及受试者特征，对潜在的其他安全性风险进行监测。

常用的安全性指标包括：不良事件、体检、生命体征、实验室检查、心电图（electrocardiogram，ECG）检查、相关量表评估等。

（四）对照药选择

根据试验设计合理选择对照药。如果采用优效设计，对照药可以是安慰剂或/和阳性药；如果采用非劣效设计，对照药应可以是阳性药，必要时同时采用安慰剂对照。在优效和非劣效的三臂试验中，对照药（阳性药、安慰剂）可作为内部质量控制的标准，保证研究结果的可靠性。选择阳性对照药时，建议选择药理学机制相似的药物。全新靶点或机制新药的临床试验，可以选择国内已上市的、临床应用广泛的、有循证证据的安全有效治疗药物作为阳性对照药(首选原研药)。

(五) 合并治疗

抗抑郁药临床试验中的合并用药需明确规定,对于允许使用的合并用药,无论是试验前即可服用还是试验中允许服用的,均应明确其使用条件,列出可接受的剂量范围及使用期限。

心理咨询、支持性心理治疗和康复治疗等是抑郁症临床治疗中常见的辅助治疗方式。改良电抽搐治疗(modified electroconvulsive therapy,MECT)、经颅磁刺激(transcranial magnetic stimulation,TMS)、迷走神经刺激(vagus nerve stimulation,VNS)、深部脑刺激(deep brain stimulation,DBS)等物理治疗,以及光照治疗、音乐疗法、运动疗法、针灸等其他治疗方法也已在临床上广泛使用或开始使用(有些治疗尚未获得抑郁症治疗的适应证)。这些方式本身可能对缓解抑郁症状有所助益,也可能会增加安慰剂效应,从而影响对试验药物安全有效性的客观评价。建议根据药物特征及治疗定位,预先在试验方案中明确规定是否允许使用辅助治疗方式,并对试验过程中发生的所有辅助治疗方式进行详细记录,在试验结果分析时,讨论其对药物安全有效性评价的影响。

第四节 心境稳定剂、抗焦虑药、中枢兴奋剂等临床应用概况及临床试验设计要点

一、心境稳定剂临床应用概况及临床试验设计要点

(一) 概况

目前,临床常用心境稳定剂包括锂盐、丙戊酸盐及卡马西平,主要用于双相情感障碍。锂盐及丙戊酸盐对双相急性躁狂发作、混合发作的治疗和预防复发具有肯定的疗效,目前为临床一线用药,卡马西平被认为是二线心境稳定剂。由此可见,可供临床选择使用的药物非常有限,临床未满足需求显著。

(二) 临床试验设计要点

1. 试验类型　与抗精神病药及抗抑郁药类似,包括短程试验及长程试验。研究设计通常用随机平行对照设计,应尽可能用双盲设计,如确实无法做到双盲,应有合理的解释,并有减少偏倚的措施。创新药物临床试验确证性研究时,推荐采用安慰剂、阳性药、试验药三臂试验设计。随机平行对照试验一般分为优效性试验、等效性试验和非劣效性试验。当试验方案中只设定阳性药物作为对照组时,需要充分考虑检验灵敏度的问题。若能证明试验药优效于阳性对照药,则可以用两组对照试验设计。在进行等效性或非劣效试验时,如所选阳性对照药本身实际无效,则尽管试验结果表明试验药与阳性对照药

等效或非劣效,此结果并不足以说明试验药物有效。必要时为了保证试验设计的灵敏度,需要增加安慰剂以确证试验药物是否有效。在临床试验中,安慰剂对照对疗效确证和不良反应的探索,均有无可替代的作用,但安慰剂使用有时会有伦理方面的更多考量,在设计试验方案时,须权衡利弊,寻求最佳设计方案。

2. 评价量表　躁狂症状严重程度的症状量表有 Bech-Rafaelsen 躁狂量表(Bech-Rafaelsen mania rating scale,BRMRS)和 Young 躁狂量表(Young mania rating scale,YMRS)。HAMD - 17 和 MADRS 可用于双相抑郁,也可对由躁狂相转为抑郁相的患者进行评估。CGI 量表可作为次要评价量表。在入选标准中规定所使用症状量表的划界分数。一般规定 YMRS 总分≥20 分、HAMD - 17 项评分≥18 分、临床疗效总体量表-疾病严重程度(clinical global impression-severity of illness,CGI - S)≥4 分。

二、抗焦虑药临床应用概况及临床试验设计要点

(一)概况

精神疾病诊断与统计手册第 5 版(diagnostic and statistical manual of mental disorders-fifth edition,DSM - 5)中,焦虑障碍包括广泛性焦虑、惊恐障碍、社交焦虑、强迫症和创伤后应激障碍等,目前临床上应用的抗焦虑药有苯二氮䓬类、阿扎哌隆类、β 受体阻滞剂和抗抑郁药物。从最初的酒精、巴比妥类、苯二氮䓬类发展到阿扎哌隆类和某些抗抑郁剂,抗焦虑药经历了漫长的发展过程。焦虑障碍病因不明,因此给抗焦虑药研发带来一定挑战,自 2014 年以来 FDA 没有批准任何治疗焦虑障碍的新药。目前,焦虑障碍的药物治疗的研究重点从 5 - HT、去甲肾上腺素和 GABA 系统转移到其他神经递质和途径,包括谷氨酸盐、神经肽和大麻素。

(二)临床试验设计要点

1. 试验类型　与抗抑郁药物类似,试验类型包括短程试验,主要以证明药物在急性期阶段的治疗作用为目的。观察期(双盲治疗期)通常需要 6~12 周。长程试验主要以证明药物减少复发的作用为目的。观察期通常不少于 6 个月。临床试验设计时,需根据不同的适应证和主要目的而定。常用设计类型与抗抑郁药相似。

2. 对照药物　根据试验设计类别合理选择对照药。如果采用优效设计,对照药可以是阳性药或安慰剂,如果采用非劣效设计,对照药应包括阳性药和安慰剂。

3. 评定指标　不同的焦虑障碍有不同的评估工具。焦虑自评量表(self-rating anxiety scale,SAS)、汉密尔顿焦虑量表(Hamilton anxiety scale,HAMA)、Zung 焦虑自评量表等比较常用,通常可用于不同的焦虑障碍评估。由于抑郁焦虑情绪经常伴随,故抑郁自评量表(self-rating depressive scale,SDS)、HAMD - 17 及 MADRS 也可用于评定抑郁症状。除此之外,还包括 CGI、认知功能评价量表、生活质量评价量表、社会经济学评价量表等,以及安全性指标等。

三、中枢兴奋剂临床应用概况及临床试验设计要点

(一) 概况

中枢神经系统兴奋药物是拟交感神经药物,结构与内源性儿茶酚胺相似,其机制为增加中枢及外周多巴胺、去甲肾上腺素等神经递质。中枢兴奋剂是用于治疗注意缺陷与多动障碍(attention deficit and hyperactive disorder，ADHD)最有效的精神药物之一。临床上常用的中枢兴奋剂包括盐酸哌甲酯、苯丙胺等,我国目前尚无苯丙胺类制剂,相关研究显示,70%～90%的儿童服用一种中枢兴奋剂治疗有效,10%～30%的儿童无明显改善,甚至恶化。

(二) 临床试验设计要点

1. 临床疗效

(1) 改善核心症状:包括注意缺陷,活动过度及冲动性。

(2) 改善认知功能:提高学习效率,增加操作准确性,改善短期记忆,提高注意力和计算能力等。

(3) 控制情绪:减少烦躁不安,减少与父母、老师及同学间的冲突,攻击、吵闹、违抗等行为减少,从而提高社交质量及社会功能。

2. 剂型、剂量及用法　根据血浆蛋白结合率及半衰期制定给药次数,口服盐酸哌甲酯为短效药物,因此需要每天 2～3 次给药,与食物一起服用不会影响药动学。近年来,本品的新剂型如控释剂、缓释剂、透皮剂等发展较快。

3. 评定量表

(1) 用于评估 ADHD 行为的量表:包括注意缺陷多动障碍诊断量表父母版、SNAP-Ⅳ(the Swanson，Nolan，and Pelham rating scale)问卷、注意缺陷多动及攻击评定量表、布朗儿童青少年和成人注意缺陷障碍量表、范德比尔特 ADHD 评定量表、Conners 评定量表等。

(2) 智力和其他认知能力测定:中国修订韦氏儿童智力量表、神经心理测验等。

4. 受试者选择　ADHD 根据发病年龄包括学龄前儿童、青少年及成人 ADHD。因此,在受试者选择时需明确年龄,对于未成年儿童,可根据方案调整药物治疗。

第五节 │ 实例分析

一、SEP－363856 概况

SEP－363856 是由日本住友制药(Sunovion)美国子公司 Sunovion Pharma 合作开

发,是一种新颖的痕量胺相关受体 1(trace amine-associated receptors 1,TAAR1)激动剂,具有 5-羟色胺 1A 受体(5-HT 1A receptor,5-HT1A)激动剂活性,在美国 FDA 于 2019 年 5 月授予了 SEP-363856 治疗精神分裂症的突破性药物资格(breakthrough drug,BTD)。该药物与目前临床上一线应用的抗精神病药物相比,其作用靶点及机制具有新颖性,属于非作用于传统靶点多巴胺 D2 受体的新药,而是作用于 TAAR1 和 5HT1A 受体,除了控制精神分裂症的急性症状外,还探索其在改善认知功能等方面的作用。

二、临床试验

(一) Ⅰ 期试验

Clinical trial 网站上注册的 Ⅰ 期临床试验共有 9 项,其中 8 项受试者均为成年精神分裂症患者,男女不限,年龄在 18～65 岁,研究药物安全性、耐受性及药代动力学的样本量在 12～48 例,研究设计多为随机、单盲、安慰剂对照、剂量递增多次口服剂量。值得一提的是,其中一项 Ⅰ 期临床试验适应证为发作性睡病,受试者涉及日本、美国及欧洲人群。

(二) Ⅱ 期临床试验

1. 精神分裂症急性期治疗　目前已在《新英格兰医学杂志》(*The New England Journal of Medicine*,*NEJM*)发表的一项 4 周、随机、双盲、平行组、安慰剂对照、灵活剂量、多中心研究,在精神分裂症急性发作的成人患者中开展,评估了 SEP-363856 的疗效和安全性。研究中,患者以 1∶1 的比例随机分组,主要终点为治疗第 4 周时的 PANSS 评分(范围:30～210 分;评分较高表示精神病症状较严重)总分相对于基线的变化。该研究有 8 个次要终点,包括 CGI 和简明阴性症状量表(brief negative symptom scale,BNSS)评分相对于基线的变化。不良事件包括嗜睡和胃肠道症状。在整个研究过程中,SEP-363856 的耐受性良好,SEP-363856 组和安慰剂组的总停药率具有可比性。两组的锥体外系症状发生率及血脂、糖化血红蛋白和催乳素水平的变化相似。

2. 长程治疗　目前注册的长程治疗为平行对照试验,即短程试验的延续。双盲阶段完成的患者将能够进入 26 周的开放标签阶段,在此期间将评估 SEP-363856 的长期安全性和有效性。人群为成年精神分裂症患者,评价量表主要为 PANSS、CGI 等,同时收集不良事件。研究结果目前暂未见发表。

3. 其他适应证　一项多中心、随机、平行组、安慰剂对照研究评估帕金森病、精神病患者中的安全性和耐受性,人群选择为 55 岁以上帕金森病患者。

(三) Ⅲ 期临床试验

已注册的 Ⅲ 期临床试验观察时间包括 6 周及 52 周,即急性期治疗及长程治疗。其中一项研究为多中心、随机、双盲、平行组、固定剂量,评估两种剂量 SEP-363856(50 和 75 mg/天)与安慰剂在 6 周治疗期间对急性精神分裂症患者的疗效和安全性。研究人群包括 13～65 岁精神分裂症患者，将 435 名受试者(18～65 岁)随机分为 3 个治疗组(SEP‐363856 50 mg/天，SEP‐363856 75 mg/天，或安慰剂)，比例为 1∶1∶1。此外，该研究将以 1∶1∶1 的比例将 90 名青少年受试者(13～17 岁)随机分为 3 个治疗组(每组约 30 名受试者)。研究药物每天服用一次，可伴食或不伴食。研究量表主要为 PANSS 及 CGI。

　　另一项为期 52 周、多中心、灵活剂量、开放标签扩展研究，旨在评估 SEP‐363856 (25～100 mg/天)治疗已完成双盲研究之一治疗期的精神分裂症患者的长期安全性和耐受性，年龄为 13～65 岁，评定量表及基本研究方法同上段描述的试验。由此可见，不管 Ⅱ期还是Ⅲ期临床试验，需确定研究类型，根据病程、年龄、诊断、用药情况等选择合适研究人群，对于特殊人群如儿童，在方案中需详细规定。

(张蕾、李华芳)

第 二 十 章　神经类药物临床研究

传统的神经系统疾病药物多数来自临床的偶然观察。历史上最重要的一类中枢神经系统疾病药物——苯二氮䓬类药物的发现就完全是一个意外。里奥·施特恩巴森(Leo Sternbach)本来想做一类他读书时熟悉的化合物,结果一个意想不到的重排反应发现了苯二氮䓬。闲置几年后,他把这个化合物送去做了一个动物实验,于是有了史上第一个重磅药物——地西泮(valium)。

神经系统药物的现代新药研发建立在神经科学的发展之上。由于神经系统不具有再生能力,疾病机制复杂,药物难以到达靶部位,动物模型可靠性低,临床研究困难,患者对安全性和依从度要求高等,神经系统药物研发可谓困难重重。

第一节 | 神经类药物研发及概述

根据 WHO 统计,全球大约 1/6 的人口遭受着神经精神疾病的困扰,尽管这个领域的药物需求非常大,药物开发的失败率却非常高。绝大多数的神经系统疾病病因不明,患者异质性非常强,药物只针对"症状",难以治愈"根源";神经系统疾病的动物模型仅模拟疾病的部分表现,临床转化差;临床开发阶段,缺乏与疾病相关的生物标记物进行临床疗效评估,导致试验方案设计复杂,治疗时间很长,投入很大;安慰剂效应明显,疼痛等的安慰剂效应甚至高达 40% 以上;血脑屏障导致的药物递送问题难以突破。这些都使神经系统的新药研发面临巨大的挑战。

神经系统药物的研发尽管困难重重,但仍然没有阻止研究人员探索和研发的步伐。当前神经系统疾病药物的研发热点集中于多个领域,如神经保护剂、癫痫、神经痛、神经变性病如帕金森病与阿尔茨海默病、多发性硬化、肌萎缩侧索硬化(amyotrophic lateral sclerosis,ALS)与重症肌无力等。同时,设计良好且具有科学性和可操作性的临床试验也有助于更有效、更人性化地筛选药物,推进神经系统新药的成功上市应用。

本章主要介绍神经系统药物研发较为热门的领域,包括癫痫、阿尔茨海默病、失眠、糖尿病性神经病的新药Ⅲ期临床试验设计要点。

第二节 抗癫痫药物的分类及临床试验设计要点

一、分类

癫痫是一种复杂的神经科疾病，全球约有 5 000 万癫痫患者。自 20 世纪 90 年代以来，陆续有新一代的抗癫痫药物获批上市进入临床应用。抗癫痫药物按化学结构分类有以下几种。

1. 巴比妥类　苯巴比妥、去氧巴比妥、甲基巴比妥等，主要通过中枢性抑制性神经递质 γ-氨基丁酸受体，增加抑制性氯离子内流而发挥抗惊厥作用，同时也是钠通道阻滞剂。应用于强直-阵挛发作、部分性发作、新生儿癫痫、癫痫持续状态。

2. 乙丙酰脲类　苯妥英钠、美芬妥英、乙苯妥英等。其中苯妥英钠为代表药物，主要作用机制是钠通道阻滞剂，阻断神经元反复放电，减少强直后电位。适用于强直-阵挛发作、部分性发作，但可以加重失神发作。静脉剂型用于癫痫持续状态。

3. 双链脂肪酸类　丙戊酸钠、丙戊酸镁、丙戊酰胺等。丙戊酸具有多重抗癫痫作用机制，对原发性全身发作的各种类型均有效，如强直-阵挛、失神、失张力、肌阵挛；对部分性发作有效，同时可以用于预防高热惊厥。静脉制剂可用于癫痫持续状态的救治。丙戊酸钠的优点是抗癫痫谱广，对各种类型的癫痫均有效，过敏反应少，对认知影响小，无肝酶诱导作用。缺点是女性患者使用后可能出现月经失调、多囊卵巢，致畸作用明显。

4. 琥珀酰亚胺类　乙琥胺、甲琥胺等。主要用于失神发作，对其他类型癫痫效果较差。

5. 苯二氮䓬类　地西泮、硝西泮、氯硝西泮、劳拉西泮等。氯硝西泮主要用于婴儿痉挛症、肌阵挛发作、失张力发作、不典型失神发作的辅助治疗。

6. 亚氨基苷类　卡马西平、奥卡西平。主要作用机制是阻断钠离子通道、抑制神经元放电、稳定细胞膜，从而发挥抗癫痫作用。适应证：用于部分性发作，包括简单部分性、复杂部分性发作和部分性发作继发强直-阵挛发作。可加重肌阵挛发作和不典型失神。常见的不良反应有皮疹（5%～15%）、白细胞减少、低钠血症。致畸性相对苯妥英钠、丙戊酸钠小。

7. 磺胺类　乙酰唑胺、唑尼沙胺等。

8. 新型抗癫痫药物　奥卡西平、拉莫三嗪、托吡酯、左乙拉西坦。

二、临床试验的设计要点

抗癫痫药物的临床试验通常采用多中心、随机、双盲、安慰剂平行对照设计，在基础

1～3种抗癫痫药物治疗仍有发作的部分性发作患者添加治疗试验药物/安慰剂,研究药物可采用单剂量或多剂量组。

（一）主要入选标准

年龄为16～70岁,男女不限;诊断符合1981年国际抗癫痫联盟制定的癫痫分类中部分性发作及部分性发作继发全身性发作的标准。辅助检查:受试者需完成脑MRI与脑电图以明确诊断。既往用药:受试者之前使用过至少2种抗癫痫药物（合并或顺序使用）无效。癫痫发作频率:基线期使用1～3种抗癫痫药仍平均28天有4次或4次以上的发作,且"无癫痫发作"持续时间不长于21天。受试者必须使用稳定剂量的1～3种抗癫痫药物（anti-epileptic drug，AED）治疗,同期稳定进行的迷走神经刺激（vagus nerve stimulation，VNS）一般计为一种AED,在进入研究前应保持至少6个月妥善的VNS。同期合并用AED治疗剂量及VNS设定必须在进入基线期前至少4周内保持稳定。试验中,基础抗癫痫药物种类和剂量保持不变。

（二）主要排除标准

原发性全面性癫痫发作者;非癫痫性发作（如假性发作）者;有可以治疗的病因（如代谢紊乱、中毒、感染及占位性病变）者;在访视1前的8周内有由于聚簇发作而无法计数的癫痫发作（即每次发作持续时间小于30分钟,且每次发作时期起点和终点无法分辨）;在访视1前12个月内,受试者有癫痫持续状态病史;有颅内进行性加重病变者;受试者曾有自杀行为（包括积极尝试、中断的尝试或尝试未遂）或在过去的6个月内有自杀想法［通过哥伦比亚自杀严重程度评定量表（Columbia-Suicide severity rating scale，C-SSRS)筛查］;本人及家属不能保证按时正确服药或填写观察日记者;1年内有酒精/药物滥用史者;实验室检查与心电图检查异常值;合并应用精神类药物。

（一）评价指标

抗癫痫药物的疗效评价指标来自患者记录的癫痫发作日记。

1. 主要疗效指标　维持期每28天癫痫部分性发作频率较基线期频率的变化;每28天部分性发作的频率将根据以下公式进行计算:［(特定时间周期内部分性发作次数)/(该时间周期内天数)］×28。

2. 次要疗效指标　维持期每28天癫痫部分性发作频率较基线减少≥50％的受试者所占的比例;维持期每28天癫痫部分性发作的频率相对于基线期频率变化的百分比;维持期内无发作人数所占的百分比;维持期内无发作天数所占的百分比。

3. 安全性指标　包括对体格检查、生命体征、血常规、尿常规、血生化、心电图等的检查结果,以及所有不良事件、严重不良事件、严重不良反应的记录进行评价。

抗癫痫药物的临床试验在双盲期结束后,出于伦理考虑通常会有开放延伸期治疗,可以采用两个方案或一个方案的两个部分进行研究。双盲期与开放期的交替阶段,应注意保持盲态不变。开放期受试者的基础用药与研究用药可以根据病情需要,由研究者决定进行调整,开放期仍应进行安全性检测。

人们对新一代抗癫痫药物的评价标准有:相对于目前应用的抗癫痫药物,用于难治性癫痫具有更好的疗效；可用于预防或延迟癫痫发作（癫痫产生）和/或具有疾病调控作用；相对于目前的抗癫痫药物，不良反应少和/或耐受性好；应用便捷（快速滴定、线性药代动力学、无药物相互作用、每日给药1~2次）。

人们应进行更多的病理生理学研究，并通过更好地认识不同癫痫发作类型的分子与遗传学基础，发现新的分子靶点，从而为发现新的治疗方法带来契机。

第三节 阿尔茨海默病药物的分类及临床试验设计要点

当前，阿尔茨海默病的治疗主要集中在神经递质替代。未来治疗则很可能在更接近级联反应发生的水平，以疾病的生物学基础（β淀粉和tau蛋白）为靶点。

一、分类

1. 胆碱能制剂　乙酰胆碱酯酶抑制剂疗效肯定，因而目前临床应用比较多的一类药物有多奈哌齐（donepezil）、卡巴拉汀（rivastigmine）、加兰他敏（galanthamine）和石杉碱甲（huperzine A）。

2. 美金刚（memantine）　是一种N-甲基-D-天冬氨酸盐（NMDA）受体拮抗剂，通过阻滞NMDA受体部位的结合位点，可以防止或减轻兴奋毒性损害。NMDA介导的兴奋毒性使tau蛋白磷酸化增加，用于中晚期患者，控制精神和行为障碍。

3. 脑血流和脑代谢改善剂　本病患者的认知损害不仅与胆碱能功能低下有关，也涉及脑灌注的减少和代谢降低。β-淀粉样蛋白（amyloid β-protein，Aβ）可累及软脑膜血管、脑实质内小动脉和微血管。三维测定发现阿尔茨海默病患者较老年对照组有明显的毛细血管直径和密度改变。常用药物包括茴拉西坦类、麦角碱类、钙拮抗剂等。

4. 其他治疗方法　包括维生素E、司来吉兰（selegiline）和银杏制剂（ginkgo biloba）等。

二、临床试验设计要点

阿尔茨海默病药物临床试验常采用多中心、随机、双盲、安慰剂平行对照的设计。研究分3个阶段：筛选期、导入期和双盲治疗期。研究分组为试验药组和对照组（安慰剂）。研究跨度较长，常采用26周或52周的设计。

（一）主要入选标准

哈金斯基缺血量表（Hachinski ischemic score，HIS）总分≤4分；汉密尔顿抑郁量表-17项（HAMD）总分≤10分；记忆减退至少一年，并有进行性加重趋势；筛选时必须做头颅MRI平扫和斜冠状位海马扫描检查，脑白质损害评定量表（Fazekas scale for white matter lesions)评级≤1级(轻度脑白质病变),直径大于2 cm的腔隙性梗死灶少于或等于2个;神经系统检查没有明显体征;受试者应有稳定可靠的照料者,照料者将帮助患者参与研究全过程。照料者必须陪伴受试者参加研究访视,并且必须与受试者有充分的互动与交流,以便为神经精神问卷(neuropsychiatric inventory,NPI)、日常生活活动量表(Alzheimer's disease cooperative study-activities of daily living inventory,ADCS-ADL)、临床印象变化量表(clinician's interview-based impression of change,CIBIC-plus)等量表评分提供有价值的信息;受试者为小学及以上文化程度,有能力完成方案规定的认知能力测定和其他测试在实施任何与方案有关的操作或者检查前,必须得到受试者及其法定监护人签署的书面知情同意书。

(二)主要排除标准

筛选时,MRI检查显示直径大于2 cm的腔隙性梗死灶大于2个,存在关键部位如丘脑、海马、内嗅皮质、旁嗅皮质、皮质和皮质下其他灰质核团的腔梗灶;其他原因引起的痴呆:血管性痴呆、中枢神经系统感染(如AIDS、梅毒等)、克-雅氏病、亨廷顿舞蹈症、帕金森病、路易体痴呆、脑外伤性痴呆、其他理化因素(如药物中毒、酒精中毒、一氧化碳中毒等)、重要的躯体疾病(如肝性脑病、肺性脑病等)、颅内占位性病变(如硬膜下血肿、脑肿瘤)、内分泌系统病变(如甲状腺疾病、甲状旁腺疾病),以及维生素或其他任何原因引起的痴呆;曾患神经系统疾病(包括中风、视神经脊髓炎、帕金森病、癫痫等);精神病患者,根据DSM-5标准,包括精神分裂症或其他精神疾病,双相情感障碍,重性抑郁或谵妄;存在异常实验室指标;其他系统疾病;存在不可纠正的视、听障碍不能完成神经心理测验和量表评定。

(三)合并用药的限定

试验观察期间禁止使用以下药物:与研究药物机制相近的药物;胆碱酯酶抑制剂、肾上腺皮质激素、中枢兴奋剂、中成药补剂及各种可改善记忆或认知的中、西药物;抗精神病药(除随机前就已经稳定使用4周以上的利培酮、喹硫平或奥氮平外);抗抑郁药(除随机前就已经稳定使用4周以上的舍曲林、西酞普兰、艾司西酞普兰等);镇静催眠药(必要时可临时使用佐匹克隆、阿普唑仑、艾司唑仑)。长期服用上述精神药物者,在研究过程中剂量尽量保持稳定。

(四)评价指标

1. 主要疗效指标 认知功能的改善,双盲治疗期阿尔茨海默病评价量表——认知部分[ADAS-cog(Alzheimer's disease assessment scale-cognitive subscale)/12项]评分与基线评分比较差值的组间差异。

2. 次要疗效指标 ①整体评价:双盲治疗期医生通过面谈对变化的印象评估量表(CIBIC-plus)评分与基线评分比较差值的组间差异;②日常生活功能的改善:双盲治疗期日常生活功能量表(ADCS-ADL)评分与基线评分比较差值的组间差异;③神经精神行为的改善:双盲治疗期神经精神症状问卷(neuropsychiatric inventory,NPI)评分与基线评分比较差值的组间差异;④神经影像学变化:双盲治疗后^{18}F-FDG-PET[^{18}F-

FDG 为氟代脱氧葡萄糖（¹⁸F-fluorodeoxyglucose）；PET 为正电子发射型计算机断层显像（positron emission computed tomography）]感兴趣区脑葡萄糖代谢率与基线代谢率比较差值的组间差异；⑤可检测脑脊液中一些生物标记物指标。

3. 安全性评价　包括临床症状、体征（血压、心率）、实验室检查（血尿常规、生化指标、心电图等）和头颅 MRI 等。

阿尔茨海默病的治疗药物种类繁多，但目前还没有确实能逆转认知缺损的药物。针对淀粉样前体蛋白和 β 淀粉样蛋白的药物的研发被认为是一条新的有希望的途径。2021 年 6 月被 FDA 批准上市的阿杜卡玛单抗是近 18 年来首个用于阿尔茨海默病的新型疗法，并且是首个针对阿尔茨海默病潜在病理生理机制，即大脑中存在的 β-淀粉样蛋白斑块的治疗药物。阿杜卡玛单抗是通过 FDA 加速审批流程获批上市，并且是基于替代（sarogate）终点而不是临床终点，它的上市一方面给阿尔茨海默病的治疗带来一些希望，另一方面也将极大地推动阿尔茨海默病，乃至神经系统疾病的药物研发。

第四节　慢性失眠药物的分类及临床试验设计要点

依据《中国精神科学会精神疾病分类与诊断标准》：①以睡眠障碍为几乎唯一症状，其他症状均继发于失眠，包括入睡困难、睡眠不深、多梦、早醒、醒后不易再入睡、醒后不适、疲乏或白天困倦；②上述睡眠障碍每周至少发生 3 次，并持续 1 个月以上；③失眠引起显著的苦恼或精神障碍症状的一部分，活动效率下降或妨碍社会功能；④不是任何一种躯体疾病或精神疾病。即可诊断为慢性失眠。

一、分类

慢性失眠的治疗药物有以下分类：

1. 苯二氮䓬类　最常用的失眠治疗药，是第二代镇静催眠药物。主要作用机制为阻断边缘系统向脑干网状结构的冲动传导，从而减少了由网状结构经丘脑向大脑皮质传递的兴奋性冲动，改善睡眠。

2. 新型非苯二氮䓬类药物　20 世纪 80 年代，结构与苯二氮䓬类无关的新型选择性非苯二氮䓬类受体激动药的应用受到重视。常见的药物有佐匹克隆（唑比酮，忆梦返）、唑吡坦和扎来普隆。

3. 抗精神病药物　顽固性失眠和夜间谵妄的患者还可以选择合并或单独应用抗精神病药物，如氯丙嗪等。

4. 抗组胺药　如苯海拉明，具有镇静作用，是大多数非处方药的主要成分。

5. 褪黑素（melatonin, MT）　也称松果体素，系松果体分泌的含有色胺酸成分的激素，主要与机体的觉醒/睡眠节律的调节和体温调节有关，可对中枢神经系统有较强的抑制作用,矫正人体生物钟,使深睡眠得以保证。对睡眠节律障碍性失眠有较好的效果,还有抗氧化和抗衰老作用。

6. 抗抑郁药 用于治疗心理性失眠或抑郁症的失眠,如阿米替林、多塞平。小剂量开始应用,至有效为止,连用数月。

二、临床试验的设计要点

慢性失眠药物临床试验常采用随机、双盲、安慰剂对照、多中心的设计。分为研究药物组与安慰剂对照组。

(一) 主要入选标准

年龄在 18~65 岁之间者;符合原发性慢性失眠症临床诊断标准的患者;导入期最后连续两晚的多导睡眠检测(polysomnography,PSG)结果需满足以下条件:两晚持续睡眠潜伏期(latency to persistent sleep,LPS)的均值≥30 分钟,且任何一晚均需≥15 分钟;和/或两晚的睡眠觉醒时间(wake after sleep onset,WASO)均值≥30 分钟,且任何一晚均需≥20 分钟;试验过程中患者同意遵循日常就寝时间介于晚上 9 点至 12 点之间、每晚卧床时间能持续 6.5~9 小时,且同意克制打盹;能够阅读,正确填写患者日记;

(二) 主要排除标准

与神经精神疾病相关的睡眠障碍,如抑郁、焦虑、痴呆所致睡眠障碍;抑郁:HAMD-17 抑郁量表评分≥18 分或项目♯3(自杀意念)评分为 3 分及以上;焦虑:汉密顿焦虑量表(HAMA)评分≥14 分;痴呆:简易精神状态检查表(mini-mental state examination,MMSE)量表评分小学程度≤20 分,中学程度(包括中专)≤22 分,大学程度(包括大专)≤23 分;有严重内分泌疾病、血液病、心脑血管疾病、自身免疫性疾病、呼吸功能受损等相关疾病者;有神经系统疾病,如癫痫、精神分裂症、双相精神障碍、精神发育迟缓、认知障碍、猝睡症、不宁腿综合征等病史;在试验开始前 4 周内接受任何抗精神治疗(神经松弛剂、抗癫痫药、巴比妥类药物、抗抑郁药、镇静剂或锂盐等);导入期依从性差者(≤80%);任何干扰试验进程或可能干扰睡眠的生活方式:如最近两周内或试验阶段,会有跨越时区的旅行或倒班(夜班白班倒替)等;试验期间需操作机械的特殊职业者,如职业司机,高空作业者等;研究期间使用任何其他批准的或试验性的失眠症药物治疗,包括其他食欲素受体抑制剂,或特定的草药制剂、中药;实验室检查异常值;有酒精、药物滥用史;每天规律饮用过量茶、咖啡等饮料者。

(三) 评价指标

1. 主要疗效指标 PSG 监测的总睡眠时间(total sleep time,TST)。

2. 次要疗效指标 PSG 监测的持续睡眠潜伏期值、睡眠效率(sleep efficiency,SE)、睡眠觉醒时间、睡眠觉醒次数;PSG 监测记录的睡眠结构评价;睡眠日记记录的主观总睡眠时间(subjective total sleep time,sTST)、主观睡眠潜伏期(subjective time to sleep onset,sTSO);卡罗林斯卡嗜睡量表(Karolinska sleepiness scale,KSS);失眠严重指数量表(insomnia severity index，ISI)；反弹发生比例。

3. 安全性评价　指标药物残留效应评价如数字符号替换测试(digit symbol substitution test，DSST)、数字符号复制测试(digit symbol coding test，DSCT)等认知功能评价；采用撤药症状问卷进行撤药反跳评价；生命体征、实验室检查与辅助检查的异常；HAMD‑17、HAMA 量表评价；不良事件的记录。

第五节 糖尿病周围神经病药物的分类及临床试验设计要点

随着糖尿病发病率增加，慢性糖尿病性周围神经病已成为一种常见的疾病。糖尿病周围神经病的临床表现多种多样，通常根据临床病理特征分为远端对称性感觉和运动神经病变、糖尿病自主神经病变、糖尿病性多神经根病变、糖尿病性单神经病变、糖尿病多发单神经病变与糖尿病合并痛性神经病变。其中以远端对称性多发性周围神经病(distal symmetrical polyneuropathy，DSPN)和自主神经病最为常见。

一、分类

痛性糖尿病性周围神经病治疗中缓解疼痛的药物分为三大类：抗癫痫药，影响去甲肾上腺素再摄取的抗抑郁药，以及非特异性镇痛药，如阿片类。普瑞巴林与加巴喷丁是被证实有治疗效果的抗癫痫类药物，主要通过与含有 α2δ 亚单位的后角钙离子通道结合，减少神经递质释放而起效。抑制去甲肾上腺素再摄取的抗抑郁药显示一致性的疗效，可缓解 50% 的疼痛。阿米替林、去甲替林和其他三环类抗抑郁药物具有一日一次的优势，而且价格便宜；但也有严重的不良反应，包括直立性低血压、便秘、嗜睡、勃起功能障碍等。新一代 5‑羟色胺和去甲肾上腺素再摄取抑制剂文拉法辛和度洛西汀治疗有效。

二、临床试验的设计要点

糖尿病周围神经病药物临床试验采用多中心、随机、双盲、安慰剂对照、平行分组的设计。总研究跨度在 4 个月左右，包括观察期(2 周)、治疗期和末次给药后随访期。糖尿病周围神经病药物临床试验主要针对痛性神经病变(diabetic peripheral neuropathic pain，DPNP)这类患者。糖尿病周围神经病药物临床试验的疗效评价主要依据受试者每日记录的疼痛日记。

(一) 主要入选标准

年龄≥18 周岁；筛选时患有 1 型或 2 型糖尿病；筛选前至少 6 个月诊断出痛性远端对称性多发性神经病变(详见糖尿病周围神经病变诊断和神经系统检查流程手册)；筛选

时,简式麦吉尔疼痛问卷(McGill pain questionnaire Short-Form,SF-MPQ)的视觉模拟量表(visual analogue scale,VAS)显示疼痛水平≥40 mm;随机化时,VAS 显示疼痛水平≥40 mm 的基础上,在过去 7 天内填写了至少 4 天的疼痛日志,并且每周平均每日疼痛评分(average daily pain score,ADPS)显示为 4 分以上。

(二) 主要排除标准

在筛选时,VAS 上的疼痛评分≥90 mm;在随机化时,VAS 上的疼痛评分≥90 mm,或在观察期间内的每日疼痛评分至少=10 分;筛选时糖基化血红蛋白(hemoglobin A1c,HbA1c)>9.0%;在研究筛选前 1 个月内、筛选时或随机化时血糖控制不佳,需调整降糖治疗;存在可能对 DPNP 评估造成混淆的与 DPNP 无关的其他重度疼痛;存在可能对 DPNP 评估造成混淆的与 DPNP 无关的神经系统疾病;存在重大精神疾病。

(三) 补救药物

对乙酰氨基酚允许用作"补救性药物",仅按需使用,不可超过包装说明书规定的最大剂量。如果受试者服用对乙酰氨基酚,应在日记中记录服用时间与剂量。

(四) 评价指标

1. 主要疗效指标 基于患者疼痛日志中的记录,评估治疗结束时,每周 ADPS 的相对基线变化,7 天时间内每日疼痛评分的平均值。

2. 次要疗效指标 治疗结束时 ADPS 应答率(每周 ADPS 相对基线下降≥30%和≥50%的患者比例);治疗结束时使用 SF-MPQ 评估的 VAS 相对基线的变化;治疗结束时患者整体印象变化量表(patient's global impression of change,PGIC);治疗结束时每周 ADPS 的相对基线变化;治疗结束时每周医疗结果研究(medical outcomes study,MOS)睡眠量表的相对基线变化;治疗结束时欧洲五维度健康量表(EuroQol five dimensions questionnaire-5 level version,EQ-5D-5L)的相对基线变化。

3. 安全性指标 AE、实验室检查结果、生命体征、体重、12 导联心电图、体格检查结果、神经系统检查结果、C-SSRS、医院焦虑抑郁量表(hospital anxiety and depression scale,HADS)和水肿评估。

综上所述,神经系统药物的Ⅲ期临床试验具有以安慰剂为对照,研究跨度相对较长、评价指标具有一定主观性等特点。更多、更好的药物仍有赖于神经科学的发展,各种疾病发病机制研究的突破,同时需要设计良好的Ⅰ~Ⅲ期临床试验来进一步推动这些新药的成功上市,最终应用于更大更广的患者群,提高患者的生活质量。

(虞培敏)

第二十一章 皮肤科药物临床研究

第一节 外用药临床试验设计的特殊性

外用药物治疗是皮肤病治疗的主要方法之一,有相当多的皮肤病常以采用局部用药为主要手段,有的病种仅需局部用药即可治愈。在设计外用药临床试验时,除了需要了解药物本身的药理作用外,还应熟悉一些影响外用药物作用的影响因素及外用药物导致皮肤过敏反应的诊断和鉴别。

一、药物作用的影响因素

(一) 皮肤的渗透性
与皮肤渗透性相关的因素如下。
1. 年龄　婴幼儿、儿童皮肤渗透性大于成年人。老年人因皮肤老化,经皮吸收能力减弱。
2. 部位　一般是阴囊>眼睑>耳后>面部>腋窝>头皮>手臂>小腿>躯干,屈侧>伸侧,手掌、足底最差。
3. 温度、湿度　温度、湿度升高,使角质层水合作用增强,渗透性也随之增加。
4. 水合程度　皮肤的水合作用可使角质层含水量增加至50%以上,渗透性可提高5~10倍。W/O(water-in-oil,油包水)型乳膏基质能防止皮肤水分蒸发,增强皮肤水合程度,O/W(oil-in-water,水包油)型乳膏基质能提供皮内水分,亦有助于提高水合。
5. 皮肤病变　由于角质层的屏障功能受损,可增加药物的透皮吸收量,如湿疹患处药物的经皮吸收可为正常皮肤的8~10倍。大范围表皮松解、糜烂的病例(如重症药疹、大疱性皮病),因对药物的吸收量大幅增加可导致全身性毒性反应。有些皮肤病如角化性皮肤病因角质层肥厚则可降低药物的吸收。

(二) 药物制剂
包括制备工艺、基质、经皮渗透促进剂、酸碱度及剂型等均可影响药物的效应。如曲安奈德脂质体凝胶涂于皮肤后,经测定,表皮及真皮内药物浓度比非脂质体凝胶分别高 5 倍和 3 倍。基质对药物的透皮速率影响很大,不同的基质,可能促进或减弱角层的水合作用,如乳膏中 W/O 型促水合作用比 O/W 型大。亲脂性药物加入 W/O 型基质则有利于药物的吸收,若将其加入 O/W 型基质则不利于吸收。经皮促渗剂能增加药物透皮速度或透皮量,如各种表面活性剂(阴离子型＞阳离子型＞非离子型)、二甲基亚砜(dimethyl sulfoxide,DMSO)、氮酮(azone)、丙二醇及乙醇等均属常用促渗剂。给药系统的 pH 可影响药物的解离度,因而影响药物的透皮吸收。适当的 pH 值常可提高药物的效能。药物剂型不同其发挥的作用不同。因此,在设计外用药物临床试验时应考虑药物制剂对治疗的影响,应设计一组不含研究药物的外用制剂作为安慰剂对照。

（三）药物浓度与剂量

随着皮肤表面药物浓度的增加,经皮渗透速率也相应提高。但在一定皮肤面积内药物吸收至一定的量即达饱和。用药次数增多,用药时间愈长,药物的吸收量也往往相应增多。

二、皮肤接触过敏反应的诊断和鉴别

皮肤外用药物治疗皮肤疾病有可能会发生接触过敏反应,需要与原发皮肤疾病鉴别。皮肤外用药接触性皮炎可以分为以下 4 类。

（一）刺激性皮炎

刺激性皮炎最常见。机制是外用药通过直接损伤皮肤或激活皮肤细胞释放炎性介质而致皮炎,与过敏无关。特点是无须致敏,初次接触就可以发生反应。如果刺激性足够强,任何人均可以发病。皮肤薄嫩部位、局部皮肤有损伤及特应性皮炎患者更易发。刺激性强的药物可以在使用后数分钟或数小时内发生反应,刺激性弱的药物则可能在用药数日或数周后发生反应。局部通常有烧灼感、疼痛或瘙痒。皮损表现为与药物使用区域边界清楚一致的红斑、水肿、水疱、大疱或红斑、脱屑,或区域内散在的丘疹或脓疱、糜烂或溃疡。慢性累积性刺激皮炎可以出现皮肤肥厚、鳞屑及皲裂。

（二）变应性接触性皮炎

变应性接触性皮炎相对少见,机制为迟发型变态反应。仅发生在已经对外用药中某些成分过敏的患者。多在用药 12 小时后发生反应,48 小时左右可以达到高峰。去除接触致敏原后炎性反应不能马上消退,多维持 1 周左右。临床多表现为湿疹样,有明显瘙痒,局部出现红斑、水肿,可以有密集丘疹、丘疱疹、水疱或大疱、糜烂、渗出。一般无疼痛,不出现脓疱、坏死及溃疡。皮损可以超出用药部位,向周边蔓延或在远隔部位出现。也可以出现多形性红斑样、扁平苔藓样皮损及色素改变等。

（三）速发型接触性反应

速发型接触性反应更少见。机制可以是过敏反应,也可以不是过敏反应。过敏机制引起者可以诱发严重全身过敏反应(旧称过敏性休克)。临床表现主要为接触性荨麻疹。反应在接触外用药后数分钟至数小时内发生,并在 24 小时内消退。轻者表现为一过性潮红或红斑,典型者为风团,重者出现全身风团及严重全身过敏反应。也可以出现湿疹样改变。去除接触物后反应可以很快消退。自觉症状可以有烧灼感、刺痛或瘙痒。

（四）光接触性皮炎

光接触性皮炎是指皮肤使用外用药后,再照光所引起的局部皮肤反应。其中由变态反应引起的称为光变态反应,表现同变应性接触性皮炎;由非免疫性机制引起的反应称为光毒性反应,表现类似日晒伤,可以遗留明显的色素沉着。

第二节 | 外用药受试者评估方法

疗效评估应由符合资质且经过授权的研究者进行。为保证疗效评估的前后一致和尽可能减少评估过程的误差,每位受试者应由同一位研究者完成全部的疗效评估。为保证不同评价者疗效评估的一致性,在试验开始之前,所有疗效评估者都应参加各项疗效评估方法的统一培训。

限于篇幅,本节仅以目前临床试验开展最多的特应性皮炎和银屑病为代表,介绍这两个皮肤病主要疗效评估方法。

一、特应性皮炎疗效评估指标

（一）湿疹面积和严重程度指数评分

湿疹面积和严重程度指数评分(eczema area and severity index，EASI)是全身头颈、躯干、上肢、下肢 4 个部位的皮损严重程度评分和皮损受累面积积分及系数乘积的总和。具体计算方法如下：①皮损严重程度的临床表现分为四项,即红斑(erythema，E)、浸润(水肿)或丘疹(induration(edema)/papulation，I)、表皮剥脱(excoriation，Ex)、苔藓样变(lichenification，L)。每一临床表现的严重程度以 0～3 分计分：0＝无,1＝轻,2＝中,3＝重(表 21-1)；各种症状分值之间可记半级分 0.5；②皮损面积大小评分：将全身分为四部分,即头颈(head，H)、躯干(trunk，T)、上肢(upper limbs，UL)、下肢(lower limbs，LL)。以患者手掌为 1％估算,将四部分的皮损面积换算成所占该部位的比例计分,分值为 0～6；即 0 为无皮疹,1 为＜10％,2 为 10％～29％,3 为 30％～49％,4 为 50％～69％,5 为 70％～89％,6 为 90％～100％；③再根据身体各部分占全身的比例不同(表 21-2),各部分乘以相应的百分比系数,各部位分值相加为 EASI 皮损症状严重程度的总分,即通过如下公式进行计算,总分值为 0～72。

EASI＝0.1Ah(Eh＋Ih＋Exh＋Lh)＋0.2Au(Eu＋Iu＋Exu＋Lu)＋0.3At(Et＋It＋Ext＋Lt)＋0.4Al(El＋Il＋Exl＋Ll)计算总分,其中 A＝面积评分；E＝红斑；I＝浸润(水肿)或丘疹；Ex＝表皮剥落；L＝苔藓样变；h＝头/颈；u＝上肢；t＝躯干；l＝下肢。EASI 得分范围从 0～72.0,可以 0.1 增量方式变化,得分越高,表示越严重。

表 21-1　EASI 评估中皮损各临床症状评分标准

评　分		描　述
		红斑(E)
0	无	无;可能会有残留的色素沉着
1	轻	浅粉至浅红
2	中	红
3	重	深红,暗红
		浸润(水肿)或丘疹(I)
0	无	无
1	轻	难以觉察的皮肤变厚或丘疹
2	中	易觉察的皮肤变厚或丘疹
3	重	严重的皮肤变厚或丘疹
		表皮剥脱(Ex)
0	无	无
1	轻	轻微,但有明确线性皮损或抓痕或穿透表皮的损伤
2	中	中度的线性皮损或抓痕或穿透表皮的损伤
3	重	严重的线性皮损或抓痕或穿透表皮的损伤
		苔藓样变(L)
0	无	无
1	轻	轻微,难以觉察的皮肤增厚和苔藓样变
2	中	中度的皮肤增厚和苔藓样变
3	重	严重的皮肤增厚、粗糙和苔藓样变

表 21-2　每个身体部位所占的比重

身体部位	各部位所占的比重
头/颈	0.1
上肢	0.2
躯干	0.3
下肢	0.4

(二) 受累面积评分

特应性皮炎(atopic dermatitis，AD)受累面积是受 AD 影响的体表面积占人体总表面积的百分比,每个身体部位可能的最高受累面积百分比为:头颈部(9%)、躯干前部(18%)、背部(18%)、上肢(18%)、下肢(36%)、生殖器(1%)。

(三) 特应性皮炎评分

特应性皮炎评分(scoring atopic dermatitis，SCORAD)是一种用于评估 AD 严重程度(范围/严重程度)和主观体征/症状(如瘙痒/失眠)的临床工具。应用九分法对病变程度进行评分。通过在 0~3 分量表上对 6 项体征进行轻重程度分级(红斑、水肿/浸润、抓痕/表皮剥脱、渗出/结痂、鳞屑/干皮征和苔藓化)，确定严重度。每项体征的评估均在最具代表性的皮损部位进行评分。采用视觉模拟量表(visual analogue scale，VAS)对主观症状进行评分，0＝无瘙痒(或失眠)，10＝最严重的瘙痒(或失眠)。

1. 累及范围(A，最大评分100%)　为确定AD的累及范围，采用九分法则计算被AD影响的体表面积，作为总体表面积的百分比。每个身体部位的体表面积占总体表面积的百分比如下：头颈部9%；上肢各9%；下肢各18%；前部躯干18%；背部18%；生殖器1%。每个身体部位的评分相加，获得被AD影响的受累面积(A)，可能的最大评分是100%。

2. 严重程度评估(B)　详见表21-3。

表21-3　严重程度评分标准

体征	评分标准	评分
红斑	无	0
	淡红斑	1
	明显发红	2
	颜色鲜红或深红	3
水肿/浸润	无	0
	局部区域真皮水肿不易被触及	1
	在多处发生明确的真皮水肿	2
	广泛区域发生真皮水肿浸润	3
抓痕/表皮剥脱	无	0
	轻微的抓痕，皮肤没有破损	1
	皮肤线状痕迹，表皮损伤(渗液、结痂)或真皮损伤(出血)	2
	大量渗出或出血性(结痂)损害	3
渗出/结痂	无	0
	淡淡的渗出/结痂痕迹	1
	有确切的渗出或结痂，但是每一区域损害在5个以内	2
	明显且广泛	3
鳞屑/干皮征	无	0
	局部轻度脱屑，主要是细小鳞屑	1
	身体多处可见脱屑，鳞屑较粗	2
	身体大多数部位显著脱屑，鳞屑粗厚	3
苔藓样变	无	0
	皮纹略增厚(或轻度肥厚)	1
	皮纹增厚呈交叉状(或中度肥厚)	2
	皮纹显著增厚，呈很深的交叉状(或明显肥厚)	3

严重程度评分相加获得"B"(最大评分18)。

3. 主观症状(C，最大评分20)　受试者或护理者采用VAS对每种主观症状(即瘙痒和睡眠损失)进行评分，其中"0"是没有瘙痒(或没有睡眠损失)，"10"是可以想象的最严重瘙痒(或睡眠损失)。每项的值应该反映过去3天/晚在10分量表上的平均值。这些评分相加获得"C"(最大评分 20)。

采用以下公式计算个体的 SCORAD:A/5+7B/2+C(范围为 0~103)。SCORAD 评分范围为 0~103 分;分数越高,AD 越严重。

(四) 瘙痒数字评分

瘙痒数字评分量表(numeric rating scale,NRS)通过要求患者回答"使用一个 0~10 的评分系统评定在过去的 24 小时内出现的最严重的瘙痒的强度",其中 0 表示"无瘙痒",10 表示"极度瘙痒",记录受试者过去 24 小时内的峰值瘙痒。受试者需在筛选期完成瘙痒评分培训,并每天填写瘙痒数字评估量表。

(五) AD 总体严重程度

AD 研究者总体评估(investigator's global assessment,IGA)将作为 AD 总体严重程度的评估。按照表 21-4 所示进行 IGA 评分和分类。评估将是一个静态评估,而不考虑上一次访问的分数。

IGA 评分根据以下描述词选择,这些词描述了给定时间点病变的整体外观。不一定需要有形态描述中的所有特征。

表 21-4 特应性皮炎总体严重程度(AD-IGA)评估表

评分	简短描述	形态描述
0	无皮损	无特应性皮炎的炎症体征(无红斑、无硬结/丘疹、无苔藓样变、无渗出/结痂)。炎症后的色素沉着和/或色素减退可能存在
1	几乎没有皮损	几乎无法察觉的红斑、几乎无法察觉的硬结/丘疹,和/或最小的苔藓样变。无渗出或结痂
2	轻度	轻微但明确的红斑(粉红色)、轻微但确切的硬结/丘疹,和/或轻微但明确的苔藓样变。无渗出或结痂
3	中度	明显可见的红斑(暗红色)、明显可见的硬结/丘疹,和/或明显可见的苔藓样变。可能存在渗出和结痂
4	重度	明显的红斑(深红色或鲜红色)、有明显的硬结/丘疹,和/或明显的苔藓样变。疾病范围广泛。可能存在渗出或结痂

二、银屑病疗效评估指标

(一) 体表受累面积

全身皮肤分为头部、上肢、躯干和下肢 4 个部位:头部 10%,包括头、颈;上肢 20%,包括手臂、手背、手掌;躯干部 30%,包括胸、腹、背、腋窝、腹股沟;下肢 40%,包括臀、腿、足。皮损面积评分如表 21-5 所示。

表 21‐5　皮损面积评分

部位	受累面积*	受累部分占此部位体表面积百分比	皮损面积评分	得分
头部	%	%	0=0%	
躯干（包括腹股沟及会阴）	%	%	1=＜10% 2=10%～＜30%	
上肢	%	%	3=30%～＜50% 4=50%～＜70%	
下肢（包括臀部）	%	%	5=70%～＜90% 6=90%～100%	
总 BSA*			%	

注：* 取一位小数，四舍五入。

（二）银屑病皮疹面积和严重程度评分

银屑病皮疹面积和严重程度评分（psoriasis area and severity index，PASI）根据病变严重程度和受累的体表面积所占百分比对受试者的银屑病严重程度进行量化（表 21‐6）。PASI 是研究者对所有 4 个身体部位的红斑、鳞屑和浸润程度（分别单独评分）的综合评定，并校正了每个身体部位占受累面积的百分比和身体部位占全身的比例。

表 21‐6　银屑病皮疹面积和严重程度评分标准

评分部分		描述
		红斑（erythema，E）
0	无	无：可能有残留的色素沉着
1	轻度	粉红色或淡红色
2	中度	较深粉红色
3	重度	红色
4	极重度	红色极深，"牛肉红"色
		浸润程度（infiltration，I）
0	无	无
1	轻度	皮损轻微高出正常皮肤表面
2	中度	皮损容易触及，边缘为圆形
3	重度	皮损隆起明显，边缘清晰
4	极重度	皮损隆起极为明显，边界非常清晰
		鳞屑（scales，S）
0	无	无
1	轻度	部分皮损表面上覆有鳞屑，以细微鳞屑为主
2	中度	大多数皮损表面不完全覆有鳞屑，鳞屑成片状
3	重度	几乎全部皮损表面有鳞屑，鳞屑较厚成层
4	极重度	全部皮损表面均覆有鳞屑，鳞屑很厚成层

　　在每个身体部位,红斑、鳞屑和浸润程度严重程度评分总和乘以部位评分再乘以身体部位权重从而得到一个身体部位值,然后将所有 4 个身体部位相加求和,从而得到 PASI 评分,如下公式所示:

$$PASI=头部面积分×(E+I+S)×0.1+上肢面积分×(E+I+S)×0.2$$
$$+躯干面积分×(E+I+S)×0.3+下肢面积分×(E+I+S)×0.4$$

PASI 的评分可由 0 分至 72.0 分不等。

（三）静态医师整体评估量表

　　静态医师整体评估(static Physician's Global Assessment,sPGA)量表用来评估在某一具体时间点受试者银屑病皮损的总体情况(表 21-7)。应通过使用最能描述皮损总体外观的语句来选择 sPGA 分数。不需要满足所有的 3 个标准。在某些受试者中,主要临床表现或者是脱屑或者是红斑。在这种情况下,sPGA 评分应当结合斑块隆起程度和主要特征(红斑或银屑)来计算。由于斑块隆起是最明显的发现,因此对于不确定的病例,斑块隆起为主要特征是影响 sPGA 评分的主要因素。

表 21-7　皮损的总体严重程度评估

分数	类别	类别描述
0	消除	斑块隆起＝没有超过正常皮肤高度 脱屑＝无脱屑 红斑＝发炎后的残迹(可能出现色素过度沉着或色素减退)
1	极轻微	斑块隆起＝±(可能,但是很难确定是否稍微高出正常的皮肤) 脱屑＝±(表面干燥并伴有一些白色着色) 红斑＝±(淡红色)
2	轻度	斑块隆起＝轻微(轻微但肯定有隆起,边缘通常是模糊的或倾斜的) 脱屑＝细小(细小皮屑覆盖部分或大部分皮损) 红斑＝中等以下(至明显的红色)
3	中度	斑块隆起＝中等(中等隆起并伴有粗糙或倾斜的边缘) 脱屑＝粗糙(粗糙的皮屑覆盖大部分皮损) 红斑＝中等(明显的红色)
4	严重	斑块隆起＝显著(显著隆起并通常伴有坚硬或尖锐的边缘) 脱屑＝粗糙(粗糙,非黏性的皮屑覆盖大部分或全部皮损) 红斑＝严重(非常明亮的红色)
5	非常严重	斑块隆起＝非常显著(非常显著的隆起并通常带有坚硬且尖锐的边缘) 脱屑＝非常粗糙(粗糙,厚的,黏性的皮屑覆盖大部分皮损;表面粗糙) 红斑＝非常严重(非常红;暗红到深红色)

第三节　实例分析

　　特应性皮炎是临床非常常见的严重影响患者生活质量的慢性炎症性皮肤病,临床治疗存在未被满足的需求。本案例以特应性皮炎为临床背景，介绍与特应性皮炎外用治疗相关的临床试验。

本实例介绍的某软膏是一种高选择性 JAK1 抑制剂。JAK1 的选择性抑制将调节 AD 发病机制中的多个细胞因子信号通路，如 IL-4，IL-5，IL-13，IL-31 和干扰素-γ（interferon-gamma，IFN-γ）。在噁唑烷酮（oxazolidone，OXZ）诱导的特应性皮炎小鼠中，××软膏对于小鼠特应性皮炎病变程度、血清中 IgE 及细胞因子水平和组织中炎症因子信使核糖核酸（messenger RNA，mRNA）表达水平均有显著改善。本研究设计为 I 期临床研究和 II/III 期无缝适应性设计临床研究。

一、I 期临床试验

本项 I 期临床试验分为两部分（第一部分：单剂给药研究；第二部分：单剂和多剂给药研究），旨在健康成年受试者中评价 1% 和 2% 某软膏的安全性和药代动力学特征。

1. 研究主要目的　评价 1% 和 2% 某软膏在健康成年受试者中单剂和多剂局部皮肤给药的安全性和耐受性。

2. 主要终点　安全性及耐受性终点包括任何不良事件、生命体征、12 导联心电图、实验室检查结果及皮肤局部耐受性评估等。

3. 次要目的　评价 1% 和 2% 某软膏在健康成年受试者中单剂和多剂局部皮肤给药的药代动力学（PK）特征。

4. 次要终点

（1）单剂局部给药后某软膏的血药浓度及 PK 参数，包括但不限于：$AUC_{(0-t)}$、$AUC_{(0-24)}$、C_{max}、T_{max}、CL_z/F、V_z/F 和消除半衰期（$t_{1/2}$）等。

（2）连续多剂局部给药后某软膏的血药浓度及 PK 参数包括但不限于：$AUC_{(0-\tau)}$、$AUC_{(0-\tau)}$、$C_{max, ss}$、$T_{max, ss}$、$t_{1/2}$、$C_{ss(avg)}$ 和蓄积系数等。

5. 研究设计　第一部分为随机、双盲、安慰剂对照的单剂给药爬坡试验；第二部分为随机、双盲、序贯、安慰剂对照的单剂和多剂给药试验。

（1）第一部分：单剂爬坡部分共设 4 个剂量组，依次为 1% 某软膏涂抹 3% 体表面积、1% 某软膏涂抹 10% 体表面积、2% 某软膏涂抹 10% 体表面积和 2% 某软膏涂抹 20% 体表面积。计划入组 32 例成年健康受试者。每个剂量组 8 例受试者，其中研究药物（某软膏）组 6 例受试者，安慰剂组 2 例受试者。受试者性别不限。

第一部分严格遵循剂量递增原则开展试验，从最低起始爬坡剂量 1% 某软膏涂抹 3% 体表面积开始试验，剂量逐步向上递增。第一部分研究中，在完成前一剂量组所有受试者随访期并由安全性监察委员会（safety review committee，SRC）得出安全评估结论后，才开展下一剂量组试验。单剂给药试验的最大爬坡剂量暂时设计为 2% 某软膏涂抹 20% 体表面积。

在第一部分完成后，对所有 PK 样本进行检测分析，并对第一部分试验获得的研究结果进行及时统计分析,必要时调整后续第二部分试验方案。

(2) 第二部分:研究第二部分为单中心、随机、双盲、序贯、安慰剂对照单剂和多剂给药研究,计划纳入 20 例健康成年受试者。剂量组 1 中 10 例受试者按照 4:1 的比例随机被分配至 1%某软膏组和安慰剂组,剂量组 2 中 10 例受试者按照 4:1 的比例被随机分配至 2%某软膏或安慰剂组。

第二部分研究中,单剂量给药期每个序列剂量组遵循哨兵给药原则。在第一例随机至活性药物组和第一例随机至安慰剂组的受试者完成单剂给药 24 小时后且未发现显著安全性风险后,可开始对其余受试者给药。剂量组 1 和剂量组 2 为序贯进行。在剂量组 1 受试者进入多剂给药阶段且 SRC 未发现单剂给药阶段出现安全性风险后,剂量组 2 的受试者才能开始接受单剂给药。剂量组 1 的受试者将在第一天接受单剂给药 1%某软膏或安慰剂涂抹 20%的体表面积。剂量组 2 的受试者将在第一天接受单剂给药 2%某软膏或安慰剂涂抹 20%的体表面积。单剂给药和多剂给药间隔 11 天。多剂给药从第 12 天开始,并从第 12 天至第 20 天每天的早晨和夜间(间隔 12 小时)各涂抹一剂研究药物,第 21 天早晨涂抹最后一剂研究药物(图 21-1)。剂量组 1 和剂量组 2 的受试者分别完成单剂给药阶段和多剂给药阶段访视后,由 SRC 进行安全性评估。

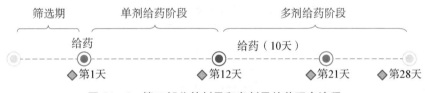

图 21-1　第二部分单剂量和多剂量给药研究流程

第一部分和第二部分在给药和剂量递增过程中设置了停止标准。

以下事件可导致暂停或终止剂量组中的进一步给药或剂量组间的剂量递增。第一部分和第二部分均适用如下标准。

1) 2 例或以上相同特征的程度为 DAIDS(此为机构名称,全名为 Division of AIDS,AIDS 为获得性免疫缺陷综合征)3 级或以上不良事件(adverse event,AE)被研究者或申办方认定为有临床意义,且与活性研究药物给药可能有关/很可能有关/肯定有关。

2) 出现一系列相似的(3 例或以上)程度为 DAIDS 2 级或以上的不良事件且被研究者或申办方认定为有临床意义,且与活性研究药物给药可能有关/很可能有关/肯定有关。

由于研究的药物是皮肤外用药物,因此在研究人群的入排标准制定中要特别关注排除有皮肤疾病的健康受试者。如受试者存在可能影响研究药物给药部位评估的皮肤损伤或异常,如皮炎、文身、瘢痕、毛发过多、胎记、损伤、不均匀肤色、晒伤等;或受试者患有会对参加研究禁忌或影响给药部位评估的临床相关的皮肤疾病,包括银屑病、湿疹、痤疮、特应性皮炎、发育不良痣、其他皮肤病变或皮肤癌病史。另外,在基线治疗前 48 小时内禁止使用皮肤外用产品(包括防晒剂、保湿剂、化妆品、驱虫剂、霜剂、粉末、洗剂、喷雾或凝胶)；基线治疗前14天内禁止使用皮肤晒黑用品；基线治疗前21天内在研究用药部位禁止使用皮肤外用药品(如外用激素、维生素A)。

局部耐受性评估：在每次特定的研究访视中，研究者将对用药部位刺激的出现和整体程度作评估。使用四分制方法评价(表21-8)。

表21-8 研究者整体程度-四分制方法

评分	严重程度	描述
0	无刺激	无
1	轻度	只有模糊红斑，没有水肿(皮损摸不到)及丘疹
2	中度	清晰的红斑，伴水肿(皮损可以触摸到)及丘疹
3	重度	出现水疱、大疱、渗出或脓疱、糜烂、渗出或溃疡或风团、肥厚

受试者将使用四分制耐受性量表来评估药物应用部位烧灼/刺痛和瘙痒的出现情况及其程度(表21-9)。

表21-9 受试者局部耐受性评估-四分制方法

评分	严重程度	描述
0	无	无
1	轻度	不影响日常生活及睡眠
2	中度	影响日常生活，但不影响睡眠
3	重度	影响日常生活，且影响睡眠

二、Ⅱ/Ⅲ期无缝适应性设计临床试验

Ⅱ/Ⅲ期无缝适应性设计临床试验，即在轻度至中度特应性皮炎(AD)成人和青少年受试者中评估某软膏局部给药的疗效和安全性的随机、双盲、安慰剂对照、Ⅱ/Ⅲ期无缝适应性设计临床研究。按照研究目标，本无缝适应性设计临床试验方案包括3个部分。

1. 第一部分(Ⅱ期临床试验) 本研究为一项随机、双盲、安慰剂对照、4组平行的多中心Ⅱ期临床试验，旨在探究某软膏治疗成人轻中度特应性皮炎的安全性和有效性。符合研究标准的受试者将以1∶1∶1∶1的比例被随机分配至3个活性药物剂量组(0.5%、1%和2%BID)或安慰剂组。受试者总人数为128例。

本研究将在8周治疗期内对某软膏的3种活性剂量与安慰剂进行比较，将使用湿疹面积和严重程度指数(eczema area and severity index，EASI)评估特应性皮炎的改善情况。定义为与安慰剂比较，EASI评分相对基线改变的百分比。研究者整体评分

(investigator global assessment，IGA)及特应性皮炎评分(scoring atopic dermatitis index，SCORAD)改善在研究中作为次要终点。

2. 第二部分(Ⅲ期临床试验)　本研究为一项随机、双盲、安慰剂对照、两组平行的多中心Ⅲ期临床试验，旨在探究某软膏治疗成人和青少年轻中度特应性皮炎的安全性和有效性。本研究将在8周治疗期内对某软膏的1种活性剂量与安慰剂进行比较，将使用IGA评估特应性皮炎的改善情况。IGA应答定义为IGA到达0(完全清除)/1(几乎完全清除)，且IGA较基线改善≥2(作为第8周时的主要终点)。EASI及SCORAD改善也非常重要，作为次要终点。

符合研究标准的受试者将以2:1的比例被随机分配至8周治疗期内的活性药物剂量组(X%BID，X将根据Ⅱ期研究结果分析得出，从0.5%、1%和2%中选出一个最佳剂量)或安慰剂组，以年龄(12~17岁、18岁及以上两组)为分层因素进行分层随机。随机化的受试者总人数为183例。

3. 第三部分(开放治疗)　本研究为开放性治疗研究，旨在探究某软膏治疗成人和青少年轻中度特应性皮炎受试者的长期安全性和有效性。本研究将在52周治疗期内对某软膏的长期安全性和疗效进行评价，将使用安全性终点指标评估某软膏治疗轻中度特应性皮炎的长期安全性，使用疗效终点指标IGA和EASI评估特应性皮炎的长期改善情况。

本研究将入选的受试者包括3个部分，一是已结束第一部分(Ⅱ期临床试验)8周盲态治疗后的受试者，不超过128例；二是新招募的患有轻度至中度特应性皮炎的成年受试者，不超过150例；三是已结束第二部分(Ⅲ期临床试验)8周盲态治疗后的受试者，不超过183例。

由于篇幅所限，受试者入排标准，避孕建议、中止标准、提前退出标准、终止标准；药物随机分配，研究药物的供应，药物的准备和发放，研究药物贮存和计数；允许使用的合并用药及非药物治疗、禁止使用的合并用药及非药物治疗等内容不在这里赘述。

疗效终点评估指标包括：EASI、IGA、SCORAD、瘙痒数字评分(numerical rating scale，NRS)参见上一节。

(徐金华)

第 二 十 二 章　抗菌药物临床研究

第一节 | 抗菌药物的分类及新药研发需求

抗菌药物是指对细菌、结核及非结核分枝杆菌、支原体、衣原体等具有杀菌或抑菌活性、主要供全身应用（含口服、肌注、静注、静滴等）的各种药物，通常指直接来源于微生物的次级代谢产物及其化学修饰衍生物和各种全合成抗菌药物。可分为青霉素类、头孢菌素类、其他 β 内酰胺类（包括头孢霉素类和碳青霉烯类等）、氨基糖苷类、四环素类、氯霉素类、大环内酯类、林可霉素和克林霉素、多肽类、利福霉素类、喹诺酮类、磺胺类、抗结核分枝杆菌药及抗非结核分枝杆菌药、抗麻风分枝杆菌药等。此外，尚包括本身没有或仅有微弱抗菌活性但能够显著增效其他抗菌药物活性的化合物，如 β-内酰胺酶抑制剂等。

自 20 世纪 40 年代青霉素诞生以来至 70 年代末，抗菌药物研发取得了巨大成功，在感染性疾病治疗和预防中广为应用，大幅度降低了感染性疾病的病死率。但是抗菌药物广泛使用及不合理应用，使多重耐药（multidrug-resistant，MDR）、广泛耐药（extensively drug-resistant，XDR）和全耐药（pandrug-resistant，PDR）细菌在全世界范围内呈不同程度上升和播散趋势。进入 21 世纪，甲氧西林耐药金黄色葡萄球菌、万古霉素耐药肠球菌、产超广谱 β-内酰胺酶的肺炎克雷伯菌和大肠埃希菌等肠杆菌科细菌、碳青霉烯类耐药的革兰氏阴性菌感染已成为我国乃至全球严重的公共卫生问题，加快研发高效而安全的抗耐药菌感染新药和抗菌药物合理应用已成为美国、欧盟和中国等的战略之举。除此之外，抗菌药物的研发还囊括了难治性感染的治疗用药、重大疾病用药及公共卫生发展需求等，以满足目前尚无安全、有效治疗药物的临床需求。

第二节 | 抗菌药物临床试验

抗菌药是治愈细菌性感染的唯一药物，而研发的抗菌药是否有效而安全，通过临床试验是否可对其进行确切评价，则是上市前临床评价的关键。临床试验的目的是探索并确证药物对目标适应证患者的疗效和安全性,评价患者受益与风险关系,最终为药物注册申请获得批准提供充分的依据。探索性试验(Ⅱ期临床试验)对剂量的探索采用不同剂量设计以初步评价药物剂量-效应关系,对目标适应证的探索采用平行剂量-效应设计以确定药物对目标适应证的剂量-暴露量-效应关系。探索性试验应根据具体目的,充分考虑药物特点、剂型、疾病状态及人群差异等因素,采用灵活可变的多种方法进行设计并对数据进行分析。探索性试验要有足够的样本量。此阶段开展临床药动学/药效学(PK/PD)研究对于早期探索目标适应证和给药方案的确定等具有重要价值。确证性试验(Ⅲ期临床试验)是一种事先提出假设并对其进行检验的随机对照试验。任何涉及药物安全有效性的关键问题都需要通过确证性试验予以充分回答。

开展Ⅱ期或者Ⅲ期临床试验的前提条件包括:①研究药物已经完成基本的药学研究,制备工艺、稳定性研究、质量控制等基本符合开展临床试验的基本要求;②研究药物已经完成基本的药理毒理学研究,且体外药效学和动物体内药效学数据能基本阐明研究药物的抗菌作用特点;③研究药物已经完成基本的药代动力学/药效学(PK/PD)研究,初步阐明研究药物的药效学特征和非临床 PK/PD 靶值。

《抗菌药物临床试验技术指导原则》于 2015 年由国家食品药品监督管理总局在我国颁布并实施,其对全身应用的各种抗菌药临床试验技术要求进行了全面的阐述,为药品注册申请人和临床试验研究者在整体规划、设计、实施临床试验中提供了技术指导。近年来,在遵循《抗菌药物临床试验技术指导原则》基本要求的基础上,国家药品监督管理局制定了社区获得性细菌性肺炎(CABP)、医院获得性肺炎、急性皮肤及皮肤结构感染、复杂性腹腔感染等不同适应证抗菌药物临床试验技术指导原则,为注册申请人、临床试验研究者规划、设计、实施临床试验提供了技术指导。

第三节 | 抗菌药物临床试验方案

抗菌药物临床试验方案主要包括以下内容。

(一)试验设计

抗菌药物临床试验设计多为随机、双盲、阳性药物对照,非劣效或优效设计,感染性疾病不宜采用安慰剂对照。特定情形下,可考虑加载试验,即两组受试者在接受标准抗菌治疗的基础上,分别接受试验药或安慰剂治疗。

例如,奈诺沙星胶囊Ⅲ期临床试验,临床设计即为多中心、随机、双盲双模拟、平行对照研究评价口服苹果酸奈诺沙星对比左氧氟沙星治疗成人 CABP 患者的有效性和安全性。

(二)目标病原菌

临床试验目标病原菌的确定应以体外和动物体内药效学的非临床研究结果为依据,在试验药物抗菌谱范围内选择该药具有最佳抗菌作用的细菌种类作为临床试验的目标病原菌。

例如，奈诺沙星体外对肺炎链球菌，包括耐青霉素肺炎链球菌，以及肺炎衣原体、肺炎支原体和嗜肺军团菌均有非常好的抗菌活性，因此以这些病原为目标病原菌。而美罗培南-阿韦巴坦对革兰氏阴性菌，包括因产肺炎克雷伯菌产生的碳青霉烯酶（Klebsiella pneumoniae carbapenemase，KPC）而对碳青霉烯类耐药的肺炎克雷伯菌和大肠埃希菌也具有抗菌活性，因此其目标病原菌就是多重耐药的革兰氏阴性菌。

（三）目标适应证

抗菌药物所涉及的目标适应证是指特定部位的由特定细菌引起的单个感染病种，如由某种或某些种细菌所致的CABP、医院获得性肺炎、复杂性尿路感染、复杂性腹腔感染等。根据已确定的目标病原菌，结合人体药代动力学、PK/PD等研究结果综合分析后确定其目标适应证。

如前所述，奈诺沙星体外对肺炎链球菌、嗜血流感杆菌、肺炎支原体具有强大抗菌作用，同时其在肺组织内浓度非常高，PK/PD模型亦支持其治疗CAP中肺炎链球菌感染，因此第一个注册临床试验所选用的目标适应证即为CABP。

（四）试验人群

试验人群为临床诊断或高度怀疑为目标适应证的18岁及以上的患者，包括男、女两种性别及各种族，可进行分层分析。在临床试验早期，儿童、妊娠期及哺乳期妇女不作为受试人群，65岁以上老年患者可占一定比例。对于肾和肝功能损伤患者，如已在上述人群中进行了研究药物的药代动力学研究并确定了适宜的给药方案，则可在Ⅱ、Ⅲ期临床试验中入选肾或肝功能损伤患者。

例如，头孢洛林Ⅲ期临床试验目标适应证为急性细菌性皮肤和皮肤结构感染（acute bacterial skin and skin structure infections，ABSSSI），那么其试验人群为临床诊断为ABSSSI的成人患者，包括蜂窝织炎/丹毒、伤口感染及皮肤大脓肿患者。由于手术切开引流可能会干扰皮肤大脓肿患者的治疗效果判定，因此该类患者不宜超过总体受试者的30%。同时还可以按照病情的严重程度，如序贯器官衰竭估计评分（sequential organ failure assessment，SOFA）来进行分层。奈诺沙星胶囊临床试验则采用肺炎严重程度指数（pneumonia severity index，PSI）来对CAP患者进行分层。

（五）主要入排标准和中止标准

入选标准包括符合目标适应证的临床、影像学（如适用）和微生物学标准，自愿签署知情同意书，以及满足对避孕的要求等；排除标准包括容易与目标适应证混淆的其他疾病、可影响疗效或安全性评价的其他疾病、已知或怀疑对所研究的药物或同类药物相关品种过敏或有严重不良反应的患者、由于合并用药而有严重药物相互作用潜在危险性的患者等。

例如，目标适应证为急性CABP，那么医院获得性肺炎、肺脓肿和活动性肺结核等疾病就是排除标准；如试验用药是奈诺沙星，那么对喹诺酮类药物有过敏史者需排除。

受试者在试验过程中发生以下情况，则应中止试验。包括受试者入组后发现不符合主要入选标准者或符合任一排除标准者、受试者不愿或不能继续参加试验者、发生不可耐受的不良事件/严重不良事件者且研究者判断继续参加该试验对受试者的风险大于其获益、受试者妊娠或失访等情况。

（六）给药方案

确证性临床试验的剂量确定应综合研究药物的非临床和早期临床研究结果而定,包括非临床毒理研究、动物体内药效学、Ⅰ期临床试验人体药代动力学及Ⅱ期临床试验的安全性和有效性。应当明确表明受试药的给药途径和具体给药方法,给药方法应结合药物剂型详细描述。口服给药的药物,应规定餐前或餐后服药,并注明可能影响胃肠道动力和吸收因而不宜同时服用的药物。肌内注射/静脉给药（注射或滴注）的药物,应详细说明药物的配制方法情况、给药部位和给药持续时间等。

抗菌药物临床试验仅选用阳性对照药,对照药应为目标适应证的标准治疗药物,为已获得国家药品监管机构的批准,符合《药物临床试验统计学技术指导原则》等要求。例如,急性细菌性皮肤和皮肤结构感染对照药通常选万古霉素或利奈唑胺单用或联合氨曲南。

（七）有效性评估

由于抗菌新药的临床评价不同于其他治疗药物,抗菌药主要作用于人体脏器内生长繁殖的病原菌,因此对抗菌新药有效性临床评价的关键点是能否杀灭和清除感染灶内病原菌,即患者感染脏器药物浓度是否达到杀菌水平,可达到者则可清除感染灶细菌,从而达到治愈目的。所以抗菌新药临床评价包括临床疗效和微生物学疗效评价两部分,并且同等重要。临床疗效通常分为临床治愈、临床失败和不确定;微生物学疗效通常分为清除、假定清除、未清除、假定未清除和不确定。仅在细菌培养阳性病例中进行综合疗效评价,通常分为痊愈、无效和不确定。

不同的目标适应证有相应的临床疗效评价标准,微生物学疗效和综合疗效常相同。例如,CABP 的临床治愈标准为在治疗结束后访视时所有入组时 CABP 的症状、体征均已消失,或恢复至感染前状态。实验室检查等非微生物学指标亦恢复正常。胸部影像学检查显示肺部炎症吸收或部分吸收,但不再需要继续使用针对 CABP 的抗菌药治疗。急性细菌性皮肤及皮肤结构感染（acute bacterial skin and skin structure infections, ABSSSI）临床治愈标准为在治疗结束后访视时所有入组时 ABSSSI 的症状、体征均已消失,或恢复至感染前状态。实验室检查等非微生物学指标亦恢复正常。或感染征象明显改善,不再需要针对 ABSSSI 的抗菌药物治疗。

（八）安全性评估

无论与研究用药是否有关,凡是在临床试验中出现的不良医学事件和实验室检查指标有临床意义的异常均为不良事件（AE）。在临床试验过程中,应收集所有不良事件信息及安全性实验室数据,无论受试者是否在使用药物。例如,在停药后第 5 天患者突然出现一过性头晕,虽然已经停用试验药物,而且患者既往有头晕史,仍需记录在案。对于所有不良事件均需描述其发生时间、持续时间、处理措施和转归,判断其严重程度,评价其与研究药物的关联性,并随访至消失或稳定或缓解。根据不良事件的发生与研究药物使用是否有合理的时间顺序,药物反应类型及停药后反应是否减轻、消失或重现,将不良事件与研究药物的关联性评价为肯定有关、很可能有关、可能有关、可能无关和肯定无关,前三者视为与研究药物可能有关;或者仅分为有关与无关两类,评价为药物的不良反应(ADR)。

不良事件的严重程度分为轻、中、重度,也可参照美国卫生及公共服务部、国立卫生研究院、国家癌症研究所颁布的常见不良事件评价标准(CTCAE)中的相关内容进行安全性评估。

(九) 统计学要求

临床试验的假设应在试验方案中载明,在临床试验开始前确定,统计分析计划须在数据库锁定时定稿。

不同方案对分析人群定义可不相同,但通常都包括安全性分析人群、意向治疗(ITT)人群、改良的意向治疗(mITT)人群、微生物学意向治疗(micro-ITT)人群、微生物学改良的意向治疗(m-mITT)人群、临床可评价(CE)或符合方案(PP)人群、微生物学可评价(ME)人群等。

试验前需充分估计所需的样本量,以保证足够的检验效能,并在试验方案中详细说明样本量的估算方法和结果。样本量主要根据试验的主要终点来确定,试验设计的检验类型、主要终点的性质、临床公认的有意义的差值、检验统计量、检验假设、Ⅰ类和Ⅱ类错误的概率等都对样本量有影响。样本量计算所需要的参数,如阳性对照药的有效率应有充分的既往试验数据支持。试验设计时要考虑可能出现的方案偏离或脱落的受试者比例。样本量是可以调整的。这种调整对于初步的或者建立在许多不确定信息基础上的临床试验尤为重要。对数据进行期中分析,如结果与预期明显不符,则应适当地修订假设条件,重新确定样本量,并记录于报告中。

第四节 │ 实例分析：CABP 抗菌药物临床试验的设计要点

CABP 为社区发病的肺实质急性细菌性(包括非典型病原体)感染,常见病原菌为肺炎链球菌、流感嗜血杆菌、肺炎克雷伯菌、金黄色葡萄球菌和卡他莫拉菌等,非典型病原体主要为肺炎支原体、肺炎衣原体和嗜肺军团菌。临床试验设计应为随机、双盲、阳性药物对照,非劣效或优效性设计,但对本适应证不宜进行安慰剂对照试验,除非是 add-on 优效设计。试验人群为临床诊断或高度怀疑为 CABP 的 18 岁及以上的患者。推荐使用 PORT/PSI(肺炎严重程度指数)评分系统对入组受试者进行分层,接受静脉用研究药物的受试者至少 75% PORT/PSI 评分在Ⅲ级或以上;接受口服研究药物的受试者 PSI 评分在Ⅱ级或Ⅱ级以上,其中部分受试者在Ⅲ级或Ⅲ级以上。参加研究时间跨度在 1 个月左右,包括治疗期和随访期。

（一）入选标准

符合全部下列临床、影像学和微生物学标准者方可入选。

1. 临床标准　具有以下 3 项或 3 项以上的临床症状、体征、实验室检查者,具体为：①咳嗽或咳嗽加重；②脓性痰；③胸痛；④呼吸困难或呼吸急促；⑤肺实变体征(如叩诊浊音、听诊支气管呼吸音和/或湿性啰音)；⑥发热或体温过低；⑦周围血象白细胞总数升高或减少,或中性粒细胞百分比升高,或未成熟中性粒细胞(杆状核)增多；⑧低氧血症。

2. 影像学标准　入选前 48 小时内胸部影像学检查显示新的浸润影,呈单叶或多叶分布,并由有资质的影像科人员出具影像学报告。

3. 微生物学标准　应在所有患者中采集合格的痰或呼吸道分泌物标本送实验室进行革兰氏染色涂片镜检和细菌培养。除细菌培养外,尚可采用病原体快速诊断检测法,如肺炎链球菌尿抗原检测,以及血清学、PCR 等非培养病原体检测方法。

（二）排除标准

（1）患有以下任一肺部疾病的患者,包括：①医院获得性肺炎或呼吸机相关性肺炎；②吸入性肺炎；③病毒性肺炎；④已知有支气管阻塞或有阻塞性肺炎病史者,但慢性阻塞性肺病患者不排除；⑤已知有结构性肺病,如支气管扩张、囊性肺纤维化；⑥原发性或转移性肺恶性肿瘤；⑦已知或疑似活动性肺结核病；⑧肺孢子菌肺炎。

（2）需进行有创机械通气治疗者。

（3）感染性休克必须使用血管收缩剂者。

（4）PORT/PSI Ⅴ级且需入住重症监护室者。

（三）评价指标

1. 疗效指标　包括临床疗效、微生物疗效和综合疗效评估。

（1）临床疗效。

1）临床治愈:在治疗结束后访视时所有入组时 CABP 的症状、体征均已消失,或恢复至感染前状态。实验室检查等非微生物学指标亦恢复正常。胸部影像学检查显示肺部炎症吸收或部分吸收,但不再需要继续使用针对 CABP 的抗菌药治疗。

2）临床无效:符合下列任一情况者,为临床无效。①在治疗结束后访视时 CABP 基线症状体征或实验室检查异常持续存在或恶化,或一度改善后再次恶化；②入组后疾病进展,或出现 CABP 新的相关症状或胸部影像学改变；③出现 CABP 并发症,如脓胸、肺脓肿等；④需要使用该研究药物以外的抗菌药物作补救治疗；⑤给予研究药物后 30 天内出现的任何原因引起的死亡。

3）不确定:因缺少数据,无法确定治愈或无效。

（2）微生物学疗效:微生物学疗效的评估是依据在完成治疗并经治疗后访视时的微生物学转归,即细菌清除情况而定,以细菌培养结果为准。包括清除、假定清除、未清除、假定未清除和不确定。基线病原菌清除或假定清除者属微生物学有效,未清除或假定未清除者属微生物学无效。

（3）综合疗效：仅在细菌培养阳性病例中进行，是临床疗效和微生物学疗效的综合分析和评价，综合疗效分为痊愈和无效。

1）痊愈：在治疗结束后访视时患者临床治愈，且细菌清除或假定清除。

2）无效：在治疗结束后访视时患者临床无效，和/或细菌未清除或假定未清除。

3）不确定：在治疗结束后访视时患者临床疗效和微生物学疗效两者中任一为不确定或两者均为不确定。

（4）药物敏感性测定：对临床分离细菌需测定其对研究药物、对照药物及其相关抗菌药物的敏感性，并进行敏感性、耐药性分析。

2. 安全性指标　AE、实验室检查结果、生命体征、12 导联心电图、体格检查结果。

（黄海辉）

第二十三章　药物临床试验的心脏安全性评价

第一节 | 临床试验中心脏安全性评价概况

国际人用药品注册技术协调会(ICH)明确规定,新药在进入临床应用前,必须进行人体的心脏安全性评估,且上市后持续进行评估。

一、ICH‑E14内容介绍

自20世纪80年代以来,发生多起药物明显增加临床上尖端扭转型室性心动过速(torsade de pointes,TdP)而退市的事件,原因在于这些非抗心律失常药物使心脏复极过程显著延迟,该作用在心电图上表现为QT/QTc间期的明显延长。QT间期包括心室除极和复极的整个过程,即从QRS波群的起点到T波终点的总时限,反映心室肌从开始除极(QRS波)至复极(ST段及T波)的时间;QTc间期是通过各种公式将测得的QT间期进行计算而得到的指标,即排除心率影响的校正QT间期。心脏复极过程的显著延迟将造成患者发生心律失常的风险明显上升,最常见、最严重的后果是诱发TdP并演变成心室纤颤、最终导致心源性猝死。目前,QT间期的延长程度被认为是一种预测TdP的生物标记物,与TdP的发生风险存在定性关系。

基于上述背景,ICH的S7B和E14专家工作组于2005年5月发布了"关于非抗心律失常药物延长心脏复极化研究"的指导原则,建议在新药开发上市前进行充分的心脏安全性评价,包括详细描述其对心电图QT/QTc间期影响的特点,降低因药物延长心脏复极而诱发恶性心律失常的风险,而且该风险需要在新药上市后、扩大临床使用病例的基础上持续评估。2008年6月ICH督导委员会发布E14 Q&A,此后分别在2012年4月、2014年3月和2015年12月发布E14 Q&A修订版,分别就临床试验中性别差异、合并新技术、后期监测及心率校正、浓度-反应关系、复方药品、大型靶蛋白和单克隆抗体,以及特殊情况、QTc数据的浓度反应模型的使用等问题进行回答。

二、ICH‑E14 指南制订目的

ICH E14 指南的核心是全面 QT/QTc 研究(thorough QT/QTc study，TQT/QTc)的概念，规范 TQT 临床研究的设计、实施、分析和解释的建议，即在新药临床试验初期，通过测量 QT/QTc 间期，对受试者所有心电图变化做全面的观察和描述，明确该药物是否对心脏复极存在影响及影响的程度，判断其引发恶性心律失常的风险。因此，除非那些基于安全性和耐受性考虑，不适于在健康人群中进行的临床试验(如细胞毒抗癌药)，TQT/QTc 研究的受试者一般为健康志愿者，严禁入选有增加心律失常风险的个体，尤其是重复检测基线心电图 QTc 间期均大于 450 毫秒(ms)，或者合并有增加 TdP 发生风险的情况(心力衰竭既往史、低钾血症、长 QT 综合征家族史)，或者正在使用可能延长 QT/QTc 间期的药物；种族对研究结果无影响；研究结果为决定新药是否进入下一步研发，或者在研发后续阶段是否需要进行深入 TQT/QTc 研究提供数据支持。

三、ICH‑E14 指南适用范围

具有系统生物利用度的新药；已批准药物在开发新剂量或新用法时可能导致显著增大的暴露剂量；需要进一步对药物的新适应证或患者人群进行研究；药物或其化学或药理学成分与上市后监测期出现的 QT/QTc 间期延长、TdP 或心脏猝死有关，出现上述情况时应着重关注药物对 QT 间期影响的评价。ICH‑E14 不适用于分布高度局限和局部应用且不吸收的药物；大的靶向蛋白质或单克隆抗体则不需要进行 TQT/QTc 研究。

第二节 | 创新药的全面 QT/QTc 临床研究方法

一、TQT/QTc 研究价值

TQT/QTc 研究结果决定了药物后续试验中心电图安全性评价的方法，即若为阴性结果，药物研发的后续阶段将依照现行的方法、在每个治疗领域搜集心电图数据进行充分评价；阳性结果将需要在药物研发的后续阶段进行扩大的心电图安全性评价，追踪心电图的频度则取决于造成阳性结果的药物剂量、血药浓度的持续时间。除上述 TQT/QTc 研究结果之外，后续试验阶段心电图评估与建议监测的强度还取决于以下因素：①可能明显延长 QT 间期的情况，如：常规使用或只在药物浓度明显增加时(如肾或肝损害、合并用药)；②药物的 PK 特点(如血浆浓度或代谢物的个体间变异性大)；③增加心律失常风险的目标患者群(如器质性心脏病)；④患者存在增加心律失常风险的不良反应

（如低钾血症、心动过缓、心脏传导阻滞）；⑤药物的其他特性（如药效学、安全药理学、毒理学、药物类别、滞后作用）。

二、TQT/QTc 研究设计

典型 TQT/QTc 试验设计至少应包括 4 组：阴性对照（安慰剂）、阳性对照（目前最常用的是莫西沙星）、治疗剂量和超治疗剂量；采用随机、盲法、安慰剂对照的研究方法目的是减少试验中可能产生的各种偏倚。由于阳性对照药物与基线 QT/QTc 间期相比，应该能够使平均 QT/QTc 延长 5 ms，因此通过设立阳性对照组，可以建立试验敏感度即该研究具有能够检测 QTc 延长 5 ms 以上能力，且提高试验能够检测 QT/QTc 间期延长的可信度。由于受试者自身 24 小时内以及不同日的日间心电图 QT 间期均有可能发生变化，因此设立阴性对照（安慰剂）主要是用于检测 QT 间期的昼夜与日均变异。

此外，试验药的剂量效应与浓度效应关系也需要充分研究，包括在高于预期治疗剂量（超剂量）情况下所获得的浓度研究。所谓的超治疗剂量，通常用来模拟肝功能或肾功能不全或同时合并使用抑制试验药代谢的其他药物等情况，例如试验药的药物浓度可通过与代谢酶（CYP3A4、CYP2D6）或转运载体（如 P-糖蛋白）有关的药物-药物、药物-食物间的相互作用而增高，充分了解试验药的药效学、药代动力学及人体新陈代谢的特点，在最大抑制上述作用的条件下进行研究。通常设置的超治疗剂量为试验药治疗剂量的 2～6 倍，最终剂量应根据该药最大耐受剂量的研究结果进行选择，并在充分了解该试验药及其活性代谢产物在相关浓度的作用特点的基础上，确立给药时间和方法。

常见的 TQT/QTc 试验采用交叉研究或平行研究的试验方法。与平行试验相比，交叉试验整体所需的受试者数量较少，可作自身前后对比，减少了个体间的差异；从受试者个体的角度，交叉试验可以对每例受试者的数据更好地进行心率数据的校正；该试验方法的缺陷是研究周期较长，因受试者退出试验而使整体研究结果失效的风险更高，因此对于半衰期长的药物，或者因不可逆的受体结合或新陈代谢持续活跃的特点而具有明显延迟作用的药物，或者试验需要进行多剂量、多治疗组比较时，应考虑采用平行试验。

TQT/QTc 试验的核心内容是检测一种新药所引起相对于基线的 QT/QTc 改变值（ΔQTc），通过与安慰剂组的时间匹配做对比，并采用恰当的统计模型来进行校正，从而获得所谓"安慰剂校正的相对于基线的 QT/QTc 改变值（ΔΔQTc）"。采用"基线校正"是指在统计分析中考虑基线数据，目的在于可能检测交叉影响、减少受试者个体间差异的影响及说明昼夜的影响，常用的基线有两种，一是精确匹配治疗日给药时间点的前一日同一时间点，即"时间匹配"基线，用于校正昼夜效应差异；二是给药前不久立即测定，即"给药前"基线，用于校正受试者个体间差异，但是不用于修正昼夜效应。TQT/QTc 试验采用平行或交叉研究设计可影响基线方法的选择，对于平行研究，时间匹配基线可检出受试者个体间昼夜效应差异，时间匹配基线日理论上可选择在研究开始的前一天；而对于交叉研究，由于研究已经通过评估时间匹配的药物-安慰剂组 QT/QTc 影响差异的设计,修正了受试者和研究特定昼夜差异,无须使用"时间匹配"基线,因此可以采用"给药前"基线。虽然目前尚无唯一的最佳基线校正方法,但是应该在临床试验方案中预先规定所有计划在基线进行的计算。此外,试验方案(如单或多剂量,时程)还需参考研究药物的药代动力学特点进行设计,对于短半衰期、没有代谢物干扰的新药采用单剂量试验即可满足 TQT/QTc 研究需要;而在多剂量、设立阳性对照组的研究中,阳性对照药的用药时间必须设计得足够长,才能满足检验敏感度的需求。

三、心电图数据的采集

在目前的 TQT/QTc 研究中,连续记录的标准 12 导联体表心电图是采集心电图数据的主要手段,心电图机每次记录持续时间仅 10 秒(s)。由于 E14 指南规定需要关注的 QT 延长限值为 5 ms,因此临床上需要采用 500 赫兹(Hz)或 1 000 Hz 数字式心电图机才能保证测量的精度。实施心电图记录的人员需要保证心电图操作过程的一致性,包括受试者皮肤准备、导联放置的部位及受试者做心电图时的姿势等,并且保证心电图数据可以溯源。心电图采集时间点的设置应取决于研究药物及其代谢产物的药代动力学特性。由于药物血清峰值浓度(C_{max})并不总是与药物对 QT/QTc 间期的峰值作用相一致,因此心电图的采集时间除应尽量接近血药峰浓度的时间外,还应在血药达峰浓度过后继续记录心电图,以研究该药及其代谢产物对心脏复极的峰值作用和延迟效应。此外,某些生理因素,包括受试者的活动水平、体位变化、自主神经活性、昼夜生理周期模式及食物消化等均可能影响 QT 间期,因此需要在试验方案做出相应规定以避免上述内在变异性对心电图 QT 间期的影响,例如在 TQT 研究期间避免进食高蛋白、咖啡因、嘌呤饮食、巧克力、可可饮料、含酒精饮料和柚子果汁;所有受试者在记录心电图之前都需要卧位休息 5 分钟;应在记录心电图后再进行采血。

关于心电图数据判读者的资质,指南建议选用具有丰富的心电图评价经验的读取者,但经验丰富并不等同于不需要进行的特定培训;为了增加读图结果的一致性、避免由于读图者造成的偏倚,指南建议由"少量经验丰富的读图者"(不一定仅设唯一读取者)分析整个 TQT/QTc 研究;一个受试者在整个试验过程中的所有心电图,应由同一个判读者阅读,可以通过由另一判读者复核的方式以规范判读者自身或不同判读者间造成的差异,同时判读者自身和判读者之间需要进行变异性评估(即在盲态下判读一组包括正常和异常的心电图);而在试验开始之前进行特定培训则是改善一致性的另一种方式。同时整个试验过程的心电图读取保持盲态,即心电图判读者对所有试验相关状况(心电图采集时间点、使用何种药物、受试者身份)全部盲态、再读取;心电图的诊断标准与不良事件的确认标准均需要在研究方案中预先定义。

目前,E14 指南尚未确定在 TQT/QTc 研究中采用动态心电图及其他创新技术,但随着设备技术的不断改进与科研数据积累,不排除未来可能允许其他方法用于 TQT/QTc 研究的心电图评价。与 12 导联体表心电图相比,动态心电图不仅连续记录了 24 小时的心电图,而且可以在计算机屏幕上回放当日的全部心电图图形,按照研究目的自由选择提取心电图,还可用来发现特殊 QT/QTc 间期事件或其他无症状心律失常。然而需要指出的是,用这种方法测量的 QT/QTc 数据与 12 导联体表心电图获得的数据并不完全一致,这两种方法获得的心电图数据不适于直接比较、汇总或解析。

四、QT 间期的测量

E14 指南尚未确立能够最精确测量 QT 间期的导联与方法,目前通常选择 12 导联体表心电图的 II 导联和胸前导联来测量 QT 间期。当心电图 U 波与 T 波图形分离清晰时,测量 QT 间期不应包括 U 波;如果由于 T–U 波形融合而使 T 波终点模糊不清、导致图形发生变化,QT 间期数据对 TdP 的预测价值可能因此无法确定,此时则需要记录下所有关于心电图图形异常的描述、各个治疗组基线时出现心电图异常或用药后心电图恶化的受试者例数与百分比,上述数据均将作为 TQT/QTc 研究的组成部分。

五、QT 间期的校正

由于心电图 QT 间期与心率在数值上呈负相关,因此为了明确研究药物是否使心脏复极化相对于基线时发生延长,测量心电图得到的 QT 间期通常需要对心率进行校正,即实际上 QTc 是指心率为 60 次/分(bpm/min)时的 QT 间期。基于研究人群最常用的 QTc 校正方法是 Bazett's 公式($QTc = QT/RR^0.5$)和 Fridericia's 公式($QTc = QT/RR^0.33$)。在临床实践与医学论文撰写中,通常使用 Bazett's 公式,但是当受试者心率明显加快或明显减慢低于 60 bpm/min 时,采用 Bazett's 公式可能会校正过度,从而导致 QT 延长假阳性;而出现上述情况时使用 Fridericia's 公式会比 Bazett's 公式更精确,但也有可能由于校正不足从而导致假阴性。虽然上述两个公式存在缺陷,但是 E14 指南仍然规定,所有新药审批申请均需要将未经校正的 QT 与 RR 间期数据连同经 Bazett's 公式与 Fridericia's 公式校正的 QT 间期数据一并呈交。鉴于目前何为最佳校正公式的问题仍存争议,E14 指南也提及可以使用其他校正公式,例如应用线性回归技术估测斜率 b,而公式 $QT = a + b(1 - RR)$ 可以利用此斜率校正心率对 QT 的影响,而 Framingham 公式 $[QTc = QT + 0.154 \times (1 - RR)]$ 即是以线性关系校正心率对 QT 影响的一个例子。此外,E14 指南还指出,基于受试者个体数据的校正公式最适于 TQT 和早期临床研究,该公式将回归分析技术应用于每位受试者的基线 QT 与 RR 间期数据,一般需要记录 20~50 份心电图以涵盖宽泛的心率数值跨度,用以校正该受试者个体的心率特异性对 QT 的影响。

六、QT/QTc 间期数据分析

E14 指南规定,QT/QTc 间期数据需要分别进行集中趋势(如均数、中位数)与分类分析，这两种方法均可提供有关评判药物临床风险的信息。在集中趋势分析中，最常采用研究期间药物与安慰剂(经基线校正)之间时间匹配的最大平均差($\Delta\Delta QTc$)，以评价试验药物对受试者 QT/QTc 间期的影响；如果试验药物在人体内的吸收或代谢率存在较大的个体差异，那么可以增加每个受试者 C_{max} 附近的 QT/QTc 间期数据进行集中趋势分析。分类分析是基于 QT/QTc 数值达到或超过某个上限的受试者例数与百分比进行的，分别定义为绝对 QT/QTc 间期延长(QTc 间期>450 ms；>480 ms；>500 ms)与相对于基线的 QT/QTc 间期变化(>30 ms；>60 ms)。目前对上述两个分类变量的上限值定义尚无共识，取值过低会增加假阳性，取值过高又将失去警示信号的作用；在临床试验中，治疗后 QTc 间期超过 500 ms 被认为需要特别关注，而采用不同的阈值进行多个分类分析可能是应对这种不确定性的合理手段。

七、TQT 研究结果的解释

临床上，那些使心电图 QT/QTc 间期平均延长不超过 5 ms 的药物并未诱发 TdP，因此，TQT 研究结果阴性定义为药物造成时间匹配的平均 QT/QTc 间期最大延长作用小于 10 ms(95%单侧置信区间的上限)，这样可以保证研究药物对 QT/QTc 间期的平均延长作用不超过 5 ms；如果 TQT 研究为阴性结果，那么在各个治疗领域、按照现行试验方案收集的基线与治疗过程中的心电图数据，将足以进行药物研发后续阶段的评价。如果研究药物造成 QT/QTc 间期延长超过上述阈值，则该 TQT 研究结果为阳性，那么需要在该药物研发的后续阶段进行扩大的心电图安全性评价，尤其注意收集和分析特殊患者亚组的心电图，如电解质异常(如低血钾)、充血性心衰、药物代谢或清除功能障碍(如肝肾功能受损、药物相互作用)、女性、年龄小于 16 岁和大于 65 岁等的患者；并且需要收集试验过程中出现的不良反应相关信息，如受试者用药后 QT/QTc 间期明显延长>500 ms 或出现严重的心血管不良事件，表现为恶性心律失常(如 TdP)；虽然 TQT 阳性结果会影响药物研发后续阶段的心电图评价，但不意味着药物具有致心律失常作用。

第三节 TQT/QTc 临床实例介绍

案例选取 Wu 等 2020 年发表在 *Antimicrobial Agents and Chemotherapy* 上的论文"一项随机、双盲、安慰剂和阳性对照研究评价康替唑胺对中国健康受试者 QTc 间期影响"。

一、研究目的

本试验的主要目的是以莫西沙星为阳性对照、以安慰剂为阴性对照，评估餐后口服康替唑胺对健康成年男性和女性受试者 QT/QTc 的影响。

二、研究设计

本研究分为两阶段,第一阶段耐受性研究,评价进食标准早餐后服用递增康替唑胺超治疗剂量(两个超治疗剂量组康替唑胺 1 200 mg,康替唑胺 1 600 mg)在健康男性和女性受试者中的耐受性及药代动力学,以确定第二阶段 TQT 临床研究中康替唑胺超治疗剂量。根据第一阶段确定的超治疗剂量(1 600 mg),在第二阶段康替唑胺 TQT 研究中使用治疗剂量(800 mg)和超治疗剂量(1 600 mg)在健康受试者中以设盲(莫西沙星组除外)、随机、单中心、4 周期、4 交叉设计进行(简称"4 交叉设计")。

三、研究方法

(一) 12 导联心电图连续采集和药代动力学采样

在第二阶段 QT/QTc 研究过程中,采用 12 导联心电图数字记录仪获得数字化心电图,用以评估康替唑胺对 QT/QTc 的影响。在下列时间点附近采集 3 个完整的心动周期的 12 导联 ECG(约各自间隔一分钟),给药前 60、45 和 30 分钟(总共 9 次 ECG,作为基线 ECG),及给药后 0.25、0.5、1、1.5、2、3、4、6、8、12、16 和 23.5 小时。在这些时间点之前约 15 分钟,受试者需要平躺静卧,以保证 ECG 的质量。给药后心电图采集时间点与 PK 采血点一致。在 QT/QTc 研究中,主要分析康替唑胺的血浆浓度与心电图 QTc 间期之间的关联性。

(二) 心电图分析方法

在每次给药前 60、45 和 30 分钟附近分别获得 3 个完整的心动周期的 12 导联心电图用作基线心电图。每个周期第 1 天在以下时间点前分别获得 3 个完整的心动周期的 12 导联 ECG(约各自间隔一分钟):给药后 0.25、0.5、1、1.5、2、3、4、6、8、12、16 和 23.5 小时。一般仅对 II 导联进行 ECG 分析,如果 II 导联不可分析,则对 V5 导联分析。如果 V5 导联不可分析,可选择最适合的导联进行分析。统计分析人员测量获得 RR、PR、QRS 和 QT 间期持续时间,以及计算 QTcF(基于 Fridericia's 公式校正的 QTc)、QTcB(基于 Bazett's 公式校正的 QTc)和心率(HR)变量。

四、研究终点

本研究主要终点指标为安慰剂校正 QTc 较基线的平均变化值,因为预期康替唑胺不会增加受试者的心率,故预先选择 Fridericia 校正方法(QTcF)。安慰剂校正 QTcB 较基线的平均变化值,HR、PR、QRS、ECG 形态、QTc 间期较基线变化和 MRX-I 血药浓度之间的相关性为次要终点指标。

五、统计分析方法

本研究对数据的中心趋势分析、离群值分析和研究相关的 ECG 形态学异常分析，时间点分析及药代动力学和药效学（PK/PD）分析。时间点分析是基于安慰剂对照校正的 QTc 间期对于基线点的变化，即 ΔΔQTc。使用混合效应线性模型进行模拟，并使用以下协变量：时间、组别、时间和给药相互作用、性别、参数的基线值，以及给药周期和序列等。受试者对截距的影响作为随机效应。计算安慰剂校正的 ΔΔQTc 和双侧 90% 置信区间。参照 Garnett 等 2017 年发表的药物浓度和 QTc 分析的 PK/PD 统计模型"Scientific white paper on concentration-QTc modeling"，通过 PK/PD 分析评估经安慰剂校正后 QTc 间期相对基线的变化与康替唑胺血浆浓度之间的关系。计算康替唑胺平均 C_{max} 时的 ΔΔQTc 值及其双侧 90% 置信区间。

六、研究结果

（一）时间点分析

本研究分别评价了莫西沙星组，康替唑胺 800 mg 和康替唑胺 1 600 mg 组每个时间点的安慰剂校正 QT/QTc 间期较基线的平均变化值（ΔΔQTc）（图 23-1）。结果表明，超治疗剂量组（康替唑胺 1 600 mg）给药后第 3 小时和第 4 小时对心脏复极有微弱阳性信号

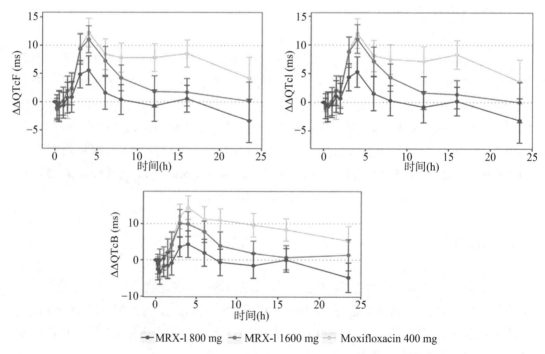

图 23-1 经安慰剂和基线校正后的 QT/QTc 间期随时间变化趋势

显示,但低于同时间点的阳性对照莫西沙星对 QTc 的影响。治疗剂量组(康替唑胺 800 mg)各时间点和超治疗剂量组(康替唑胺 1 600 mg)其他各时间点对照药校正的 QTcF 和 QTcI 相对于基线点变化均值的双侧 90％置信区间上限均在 10 ms 以内(小于 10 ms)。因此,口服 800 mg MRX－I 对心率及 PR 和 QRS 间期无明显影响,QTc 结果为阴性。

(二) 药代动力学/药效学分析

本研究建立康替唑胺血浆浓度-效应(ΔQTc)模型,根据 C－ΔQTcF 模型结果,康替唑胺 800 mg 组在平均 C_{max}(26.5 mg/L)对 QTc 间期延长最大效应的 95％单侧置信区间上限为 8.27 ms,而超治疗剂量组(1 600 mg)平均 ΔΔQTc 最大效应 95％置信区间上限大于 10 ms,为 12.81 ms(表 23－1)。C－ΔQTcI 结果与 ΔQTcF 结果类似,C－ΔQTcB 结果偏低。C－ΔQTc 模型预测康替唑胺对 QTc 间期延长效应的结果与时间点分析结果基本一致。

表 23‑1 经安慰剂及基线校正的康替唑胺血浆浓度‑QTc 效应分析

治疗剂量	平均 C_{max}(mg/L)	校正方法	安慰剂及基线校正		
			预测平均效应 C_{max}(ms)	CI 下限(ms)	CI 上限(ms)
康替唑胺 800 mg	26.5	QTcF	7.42	6.56	8.27
		QTcI	7.35	6.50	8.20
		QTcB	4.85	3.81	5.88
康替唑胺 1600 mg	44	QTcF	11.39	9.96	12.81
		QTcI	10.97	9.56	12.38
		QTcB	9.36	7.64	11.08

(戚玮琳、张菁)

第五篇

临床研究管理

第二十四章 临床试验机构管理

第一节 临床试验机构和各专业组

临床试验机构是指具备相应条件,按照《药物临床试验质量管理规范》(GCP)和临床试验相关技术指导原则等要求,开展临床试验的机构。国家药监局、国家卫生健康委员会于2019年发布的《药物临床试验机构管理规定》中明确规定:在中华人民共和国境内开展经国家药品监督管理局批准的药物临床试验(包括备案后开展的生物等效性试验),应当在药物临床试验机构内进行。药物临床试验机构应当符合该规定条件,实行备案管理。临床试验机构可登录国家药品监督管理局网站,点击"药物和医疗器械临床试验机构备案管理信息系统"(以下简称备案系统)进行备案填报。临床试验机构在备案平台填报时,还需要填报专业组的信息,只有在平台备案成功的专业组和研究者才可以承接临床试验。目前备案系统中只备案专业组和主要研究者,专业组负责人/科室主任可以根据科室的设置情况备案多名主要研究者。

作为临床试验机构,应具备一定的基本条件:具有医疗机构执业许可证,具有二级甲等以上资质,试验场地应当符合所在区域卫生健康主管部门对院区(场地)管理规定;具有与开展临床试验相适应的诊疗技术能力;具有与临床试验相适应的独立的工作场所、独立的临床试验用药房、独立的资料室,以及必要的设备设施;具有掌握临床试验技术与相关法规,能承担临床试验的研究人员;开展临床试验的专业具有与承担临床试验相适应的床位数、门急诊量;具有急危重症抢救的设施设备、人员与处置能力;具有承担临床试验的组织管理机构;具有与开展临床试验相适应的医技科室,委托医学检测的承担机构应当具备相应资质;具有负责临床试验伦理审查的伦理委员会;具有临床试验管理制度和标准操作规程;具有防范和处理临床试验中突发事件的管理机制与措施;卫生健康主管部门规定的医务人员管理、财务管理等其他条件。

GCP中对临床试验机构的资质和职责也有明确的规定,并要求临床试验机构应当设立相应的内部管理部门,承担临床试验的管理工作。通常将该内部管理部门称为临床试验机构办公室,在医院领导和机构主任的领导下负责全院临床试验的相关管理工作,如立项管理、试验用药品管理、资料管理、质量管理等。GCP办公室需有独立的办公场所和资料保存场所,并配备相应的办公硬件和软件,设办公室主任、秘书、药品管理员、质控员和档案管理员等工作人员,工作人员数量可根据实际情况调整。

作为临床试验的核心组成部分,各专业组应当具备一定的软硬件条件:有一定的门诊人数或者住院患者数量、病源病种、床位数;有受试者接待场所,能够满足受试者知情同意和随访的要求;有适宜的临床试验资料存放空间;有临床试验相关的设备和仪器;有相应的抢救设施设备和急救药品;有临床试验相关的管理制度和标准操作规程(SOP);有熟悉GCP的临床试验研究者和研究团队等。临床试验的运行需要各个专业组研究者之间的精诚合作方可完成,合理的角色分工和科学的组织构架,是确保临床试验的关键。各个专业组的研究团队有专业组负责人统筹管理,角色分工主要包括:专业组负责人、专业组秘书、药品管理员、质控员和档案管理员等。临床试验专业组应当重视团队协作和团队建设,建立责任分工明确的团队协作机制,平衡临床试验项目和成果分配,形成互帮互助、共同进步的良性工作环境。

一个优秀团队的建立,最终是为了更好地服务于临床研究,在保证临床试验质量方面起着关键的作用,不断完善研究团队的可持续培训体系建设和常态化管理,是专业组质量管理体系建设的动力。专业组负责人应该做好研究团队的培训计划和人才培养计划,不仅要培养对行业有影响力的主要研究者,也要不断补充新的年轻的研究者,以老带新,保证研究团队可持续发展,并且要组织研究团队积极学习新的法律法规,使研究团队的临床试验知识得到不断更新,提升整个研究团队的管理能力和研究水平。

第二节 | 临床试验机构组织架构和职责

一、临床试验机构组织架构

目前,临床试验机构的组织构架没有固定模式,大多数医院都是设立平行职能处室的机构办公室作为临床试验的日常管理部门,直接归属机构主任(院长或副院长)管理,机构办公室在机构授权负责人的领导下统筹管理临床试验,包括临床试验的立项管理、试验用药品管理、资料管理、质量管理等相关工作,机构办公室的工作人员根据自己的岗位,严格履行工作职责,掌握2019年《中华人民共和国药品管理法》、2020年《药品注册管理办法》、GCP等相关法律法规,参与机构和专业组管理制度和SOP的制定,定期组织工作人员和研究者培训,做好临床试验的质量管理工作等,保障临床试验组织架构的良好运行(图24-1)。

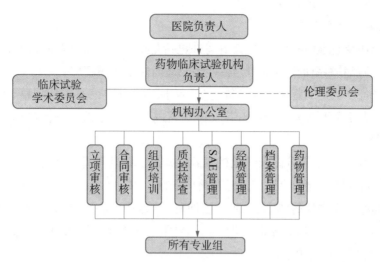

图 24-1　某医院临床试验机构组织构架(仅供参考)

二、临床试验机构人员职责

(一) 机构主任工作职责

(1) 负责组织、管理、协调机构各专业组药物及医疗器械临床试验的开展和正常运行,并遵循 GCP 原则开展,监督检查临床试验的质量。

(2) 检查督促各专业组执行临床试验各项制度和 SOP 的情况。

(3) 对专业组开展临床试验提供技术咨询,进行信息交流,必要时与药政部门联系并及时沟通。

(4) 批准机构起草、制订、修改的管理制度及标准操作规程。

(5) 负责配备所需的机构管理人员、必要的办公场所及设备设施。

(二) 机构办公室主任职责

(1) 接到申办者要求在本院进行药物及医疗器械临床试验信息后,商定有可能承担该项临床试验的专业组,审核是否承接项目并审查试验合同。

(2) 负责机构质量管理,掌握各专业组开展临床试验的情况,定期检查各专业组执行 SOP 的情况,对临床试验的全过程进行监督检查,审查总结报告。

(3) 组织起草、制订、修订、废弃管理制度与 SOP,并审核管理制度和 SOP。

(4) 审核培训计划,有计划地安排各专业组从事临床试验的医务人员分期分批参加 GCP 及有关专业技术培训班,安排护理人员参加院内 GCP 培训。

(5) 派员参加全国性临床试验质量管理规范学术交流会或培训,包括国外学者在中国进行的学术交流活动。

(6) 审核各专业组及机构的经费使用。

（7）制定机构年度计划及工作总结。

（三）机构办公室秘书职责

（1）接受各专业组申报临床试验申请并进行形式审查,预审申请资料是否齐全、合格,如不符合,及时联系研究者或申办者补全或适当修正申请资料。

（2）接受各专业组的临床试验合同并进行初审,协助办公室主任起草、制订、修订机构开展临床试验的管理制度和SOP,并安排医院内相关医务人员进行培训,做好相关培训和考核记录。

（3）掌握各专业组开展临床试验的情况,协助质量管理员定期检查各专业组执行SOP的情况,对临床试验的全过程进行监督检查。

（4）协助办公室主任每年举办GCP培训班,培养从事临床试验的骨干力量;组织定期修改培训班教材,教材内容不断更新,及时将国内外最新信息、政策法规的变更编写入教材内容;负责培训有关事宜。

（5）审核临床试验中的经费收支。

（6）接收临床试验中上报的安全性事件。

（四）机构质量管理员职责

（1）制订年度培训计划,组织人员培训。

（2）初审各专业组上报机构办公室的申请资料是否齐全、合格,重点对研究方案及知情同意书各要素进行预审,如不符合,及时联系研究者或申办者补全或适当修正申请资料。

（3）对各专业组的临床试验进行内部稽查,完成稽查报告和整改跟踪记录,以及试验结束后主要研究者递交总结报告申请盖章时,对知情同意书、原始资料、试验用药品记录及病例报告表等重点检查。

（4）参与各专业组临床试验项目院内启动会及相关培训,并根据情况提供咨询及培训。

（五）机构资料管理员职责

对机构临床试验有关上级下达文件及上报文件进行归档保管,监督各专业组对完成的临床试验资料进行归档并尽快送至机构档案室保存;协助办公室主任及质量管理员进行结题资料的审核。

（六）机构药品管理员职责

对临床试验用药品进行接收、保管、分发、清点和回收或销毁等管理工作;对各专业组药房进行监督管理,重点监管临床试验启动后试验用药品的接收、回收过程,在试验用药品第一次接收时至现场与专业组药物管理员共同完成交接工作,并在中期及试验结束时对专业组药物管理进行监督检查。

三、临床试验机构管理体系

建立科学完善的临床试验机构管理体系,是保证临床试验机构规范运行的首要任务。临床试验机构必须管理规范、技术过硬,加强过程监督、强化各个环节的质量控制、按秩序高效运作,方能提高临床研究的质量,以保证临床评价的规范性与科学性,从而达到规范、科学管理临床试验,保障受试者的权益、确保临床数据的真实性和科学性。一般而言,临床试验机构管理建设主要包括:临床试验项目的立项管理、人员培训管理、合同管理、财务管理、质量管理、档案管理和试验用药品管理。

1. 临床试验项目的立项管理 在立项阶段,应制定立项相关的管理制度和 SOP,严格根据 SOP 进行项目立项。审查人员应根据 SOP 对项目的可行性、规范性及资料的完整性进行评估,立项审查不仅局限于形式审查,还需与专业组共同评估项目的科学性和可操作性。

2. 人员培训管理 机构办公室应根据机构组织构架的设置和功能,配置合适的管理人员,建立具有良好职业素养的临床试验管理团队。机构办公室制定培训计划,规定培训对象、培训方式与培训内容,持续培训相关法律法规,根据临床试验的问题,开展针对性培训,持续保证研究者对法律法规和专业知识的更新。

3. 合同管理 在临床试验开始前,申办者与研究者本着公正、平等的原则签订临床试验合同,所签合同应符合《中华人民共和国合同法》有关规定。机构和专业组应建立完善的合同管理制度,由主要研究者/临床试验机构与申办方洽谈并草拟临床试验项目的合同,合同中需列明项目相关的费用明细、受试者保护及研究结果解释与发表等条款。

4. 经费管理 结合医院的财务规定和经费管理办法,建立机构临床试验经费管理制度,对临床试验费用收支进行规范化的专项管理,与医院的财务部门进行沟通,建立独立账户,按照"分项管理、单独核算、专款专用、严格审批、公开透明"的原则使用。

5. 质量管理 机构办公室制定质量管理制度和 SOP,质量检查员根据 SOP 对各专业组承接的临床试验进行质量检查,主要检查临床试验的操作是否严格执行方案、是否按照要求及时处理安全性事件、临床试验数据是否可以溯源等,质量管理人员将发现的问题反馈给研究者,研究团队提出改进的措施,对于高风险项目、研究周期长的项目,质量管理人员可适当增加检查频率。项目的质量管理除了机构以外,还包括申办方的自查、稽查,监管部门的视察、检查等,各方各司其职,相辅相成,才能为临床试验质量保驾护航。

6. 档案管理 临床试验资料是确认临床试验真实性和临床数据完整性的依据,是各方检查的重要内容,机构办公室与研究者、申办方密切合作,与病案室、信息工程等部门协作分工,对临床试验文件进行管理。申办者、研究者应该按照监管部门的要求,妥善保存临床试验资料,建立完善的档案管理制度,由专人及时分类管理,便于查找、查阅和保存。

7. 试验用药品管理 试验用药品作为临床试验的重要研究对象,对临床试验的结果有着关键性的影响,如何规范管理就显得尤为重要。建立完善的药品管理制度和 SOP,以确保试验用药品能够安全、无误地用于临床试验受试者,试验用药品的供给、使用、储藏及剩余药品的处理过程符合 GCP 规定。

(詹惠中)

第二十五章　临床研究中质量管理体系

第一节　质量管理体系概述

cQMS 的英文全称是 clinical quality management system，也就是临床试验质量管理体系。cQMS 为临床试验提供了全面的质量管理，融合了从试验到项目和职能层面的质量活动。

临床试验质量管理的目标是保证药物临床试验过程规范，数据和结果的科学、真实、可靠，保护受试者的权益和安全。不管是研究者还是申办方，均建立适合自己特点的 cQMS。

第二节　质量管理体系的定义及组成

一、定义

质量管理（quality management，QM）是指确定质量方针、目标和职责，并通过质量体系中的质量策划、质量控制、质量保证和质量改进来使其实现的所有管理职能的全部活动。

质量管理体系（quality management system，QMS）是指确定质量方针、目标和职责，并通过质量体系中的质量策划、质量保证、质量控制和质量改进来使其实现所有管理职能的全部活动，这 4 个要素形成一个闭环。临床试验的质量管理体系为临床研究提供了全面的质量管理，融合了从试验到项目和职能层面的质量活动。质量管理涉及临床试验管理与实施中的各个部门和各个环节。

临床试验的质量管理是通过质量控制（QC）和质量保证（QA）来实现的，QC 是在临床试验过程中采取的措施，以保证遵循试验方案和临床试验标准操作规程（SOP），结果可复制。QA 是确认质量控制体系运转正常有效的一种系统性的检查。QC 是 QA 的基础。临床试验质量保证和质量控制的方法应当与临床试验内在的风险和所采集信息的重要性相符。

二、质量管理体系的组成

（一）院内质量管理体系

根据临床试验质量管理规范（GCP）及相关法规，临床试验机构应建有临床试验质量控制和质量保证体系（即质量管理体系，QMS）。

医院内部质量管理体系通常由研究者、开展试验的专业组、机构办公室及伦理委员会共同构成。

（二）院外质量管理体系

1. 申办者　GCP 规定申办者应当建立临床试验的质量管理体系，申办者对于临床试验质量管理主要通过监查实现。为了评估临床试验的实施和对法律法规的依从性，申办者可以在常规监查之外开展稽查。虽然大部分申办者将其临床试验的部分或者全部工作和任务委托给合同研究组织，但申办者仍然是临床试验数据质量和可靠性的最终责任人。

2. 药品监督管理部门　药品监督管理部门对临床试验机构等遵守药物临床试验质量管理规范等情况进行检查，监督其持续符合法定要求。

第三节 院内质量管理体系

一、人员保证

（1）临床试验机构管理人员一般设机构主任、副主任、机构办公室主任及质量管理人员、药品和资料管理员等。人员均需有相应专业技能，并接受 GCP 等培训。

（2）主要研究者（PI）应有一定的学术或行政地位，了解相关法律法规，具有足够的专业知识和培训经历，能够保证受试者的来源、组织调配研究人员、协调专业组与机构之间的事项，能够承担试验相关的医学决策责任，保障受试者的安全和权益。

PI 及其团队需保证所有参加人员具有在临床试验机构的执业资格；具备临床试验所需的专业知识、培训经历和能力；熟悉并遵守相关法律法规；能够根据申办者、伦理委员会和药品监督管理部门的要求提供最新的工作履历和相关资质文件。

二、制度保证

制度是指研究者共同遵守的办事规程或行动准则，SOP 是为了有效实施和完成临床试验具体操作而制定的标准和详细的书面规程,制度与 SOP 的核心是将细节进行量化,减少临床试验中每项工作不必要的差错,从而保证临床试验的质量。SOP 应当覆盖临床试验所有操作环节。临床试验质量有赖于各个层面和各个环节的严格管理。在研究过程中,试验方案规定了研究者应当做什么,而制度和 SOP 详细规定了具体如何做。制定 SOP 最根本的目的就是保证临床试验按照 GCP 规范地实施,有助于严格控制在临床试验中存在或出现的各种影响试验结果的主观因素,确保临床试验结果真实可靠,提高临床试验结果的质量。所有相关人员都应当存在并遵循各自的 SOP。

三、院内质量管理体系构成

临床试验机构多在院内采用三级质量管理体系。

1. 第一级　项目组 QC 由项目组中授权人员完成。负责核对试验中试验方案的执行情况。包括原始记录和病例报告表的核对与溯源,关键数据的核对。

2. 第二级　专业组 QA 由专业组质量管理员进行,把握临床试验的总体进展,检查和监督各临床研究者执行临床试验方案、流程的情况,及时纠正任何偏离研究方案的情况,及时处理与掌握严重不良事件发生的全部情况,管理专业组 SOP。

3. 第三级　机构 QA 由机构质量管理员进行,负责检查项目进展情况,抽查试验原始病历、检查项目、病例报告表、知情同意书等记录并溯源;检查临床试验用药品的发放和使用是否按 GCP 和方案执行;检查检验科、相关科室仪器设备的使用、保养、维修是否按已制定的 SOP 执行;研究档案及时归档;管理机构 SOP。

四、院内质量管理体系的运行

作为质量管理体系,其所有管理职能的全部活动,应形成一个闭环。通常由计划-实施-报告/反馈-改进跟踪等一系列活动形成闭环。具体到某个项目的质量检查,通常需要经过检查-反馈-确认的流程。做好每个流程的记录(表 25 - 1～25 - 3)。

表 25 - 1　某医院临床试验质量检查表(部分)

项目名称:				
申办者:		医院编号:		
所属专业:		主要研究者:		
首例入组日期:		目前入组数/ 计划入组数:		
基本要求	QA 检查内容	是	否	备注
研究人员	研究人员职责分工与授权表相符			
	人员资质是否符合试验要求			

（续表）

基本要求	QA 检查内容	是	否	备注
知情同意	知情同意日期是否在参加临床试验治疗开始之前			
	受试者签字是否在实施知情同意的研究者之前			
	知情同意书是否由本人签名及签署日期			
	若受试者本人不能签字,知情同意书上有无监护人或独立见证人签名,并注明原因与受试者关系			
	病史上有无签署知情同意书的相关记录,日期是否与知情同意书上一致			
	知情同意书中是否有研究者和受试者的联系方式			
	知情同意书版本是否和伦理批准版本一致			
方案执行	入选、排除标准是否符合方案要求			
	受试者是否按方案要求进行相关访视、检查(实验室、影像学、体格检查等)			
	受试者用药是否符合方案要求			
	是否有对应临床试验方案的 SOP			
	是否有方案偏离/违背,并有相关记录和报告			
	交通补贴等是否及时发放			
原始记录	原始记录真实完整			
	病例报告表是否在一周内完成填写(特殊要求除外)			

表 25-2　某医院临床试验项目质量检查反馈表

专业组(医院编号)	试验项目名称	存在问题	整改措施	整改日期及签名

检查发现的问题需 1 个月内整改,并反馈机构办公室

药物临床试验机构办公室
检查者:
检查日期:

表 25‑3　某医院临床试验项目结题质控确认表

项目编号		主要研究者		申办方	
项目名称					
首例入组日期		最后一例 出组日期		入组例数	
结题质控 类型	本院			第三方稽查	
	结题质控日期			稽查日期	
整改完成时间					

注:需提供未整改问题说明/第三方稽查报告

质控人员签名:

日期:

同时,机构和研究者应接受申办者派遣的监查员或稽查员的监查或稽查及监管部门的检查,以确保临床试验的质量,并和伦理委员会保持沟通。

第四节 | 院外质量管理体系

一、申办者质量管理体系

(一) 根据 GCP 规定,申办者应当建立临床试验的质量管理体系

申办者的临床试验的质量管理体系应当涵盖临床试验的全过程,包括临床试验的设计、实施、记录、评估、结果报告和文件归档。质量管理包括有效的试验方案设计、收集数据的方法及流程、对于临床试验中做出决策所必需的信息采集。申办者应当把保护受试者的权益和安全及临床试验结果的真实、可靠作为临床试验的基本考虑。

申办者应当履行管理职责。根据临床试验需要,可建立临床试验的研究和管理团队,以指导、监督临床试验实施。研究和管理团队内部的工作应当及时沟通。在药品监督管理部门检查时,研究和管理团队均应派员参加。

(二) 申办者的质量保证和质量控制应当符合以下要求

(1) 申办者负责制定、实施和及时更新有关临床试验质量保证和质量控制系统的标准操作规程,确保临床试验的实施、数据的产生、记录和报告均遵守试验方案、相关法律和法规的要求。

(2) 临床试验质量保证和质量控制的方法应当与临床试验内在的风险和所采集信息的重要性相符。申办者应当保证临床试验各个环节的可操作性,试验流程和数据采集应避免过于复杂。试验方案、病例报告表及其他相关文件应当清晰、简洁和前后一致。临

床试验期间,质量管理应当有记录,并及时与相关各方沟通,促使风险评估和质量持续改进。

(3) 临床试验和实验室检测的全过程均需严格按照 SOP 进行。数据处理的每个阶段均有质量控制,以保证所有数据是可靠的,数据处理过程是正确的。

(4) 申办者应当与研究者和临床试验机构等参加临床试验的相关单位签订合同,明确各方职责。

(5) 申办者与各相关单位签订的合同中应当注明申办者的监查和稽查、药品监督管理部门的检查可直接去到试验现场,查阅源数据、源文件和报告。

(三) 申办者质量管理体系的实施

1. 监查　是指监督临床试验的进展,并保证临床试验按照试验方案、标准操作规程和相关法律法规要求实施、记录和报告的行动。申办者应当建立系统的、有优先顺序的、基于风险评估的方法,对临床试验实施监查。

申办者应当制定监查 SOP,监查员在监查工作中应当执行 SOP。

(1) 监查计划:是指描述监查策略、方法、职责和要求的文件。申办者制定的监查计划应当特别强调保护受试者的权益,保证数据的真实性,保证应对临床试验中的各类风险,并应当遵守相关法律法规。

(2) 监查报告:是指监查员根据申办者的 SOP 规定,在每次进行现场访视或者其他临床试验相关的沟通后,向申办者提交的书面报告。

2. 稽查　是指对临床试验相关活动和文件进行系统的、独立的检查,以评估确定临床试验相关活动的实施、试验数据的记录、分析和报告是否符合试验方案、SOP 和相关法律法规的要求。申办者为评估临床试验的实施和对法律法规的依从性,可以在常规监查之外开展稽查。申办者选定独立于临床试验的人员担任稽查员,不能是监查人员兼任。稽查员应当经过相应的培训和具有稽查经验,能够有效履行稽查职责。

申办者应当制定临床试验和试验质量管理体系的稽查规程,确保临床试验中稽查规程的实施。该规程应当拟定稽查目的、稽查方法、稽查次数和稽查报告的格式内容。稽查员在稽查过程中观察和发现的问题均应当有书面记录。

申办者制定稽查计划和规程,应当依据向药品监督管理部门提交的资料内容、临床试验中受试者的例数、临床试验的类型和复杂程度、影响受试者的风险水平和其他已知的相关问题。

稽查报告:是指由申办者委派的稽查员撰写的,关于稽查结果的书面评估报告。

二、药品监督管理部门

(一) 检查

药品监督管理部门对临床试验的有关文件、设施、记录和其他方面进行审核检查的行为,检查可以在试验现场、申办者或者合同研究组织所在地,以及药品监督管理部门认为必要的其他场所进行。

（二）检查程序

1. 制定现场核查计划　药品审评中心根据审评进度和评价需要，向核查中心提供需要核查的品种情况。核查中心按审评顺序、自查报告填报情况及举报信息等情况拟定现场核查计划。

2. 开展现场核查　检查组根据《药物临床试验数据现场核查要点》进行核查，确保各组间尺度一致。

3. 集中会审　国家药品监督管理局食品药品审核查验中心建立了由临床医学、药学、生物分析、医学检验、医学统计、医学伦理等各专业专家组成的委员会，采用盲审的方式对核查结果进行集中会审，确保会审结果客观公正。

4. 反馈沟通核查情况　集中会审后，国家药品监督管理局食品药品审核查验中心向药品注册申请人和主要研究者反馈和沟通核查情况。如有异议可进一步提交资料，申请二次会审。通过一系列程序保证质量管理体系闭环系统的构成。

第五节 | 常见问题举例

一、申办者在临床试验质量管理中常见问题

（1）组织架构不完善。

（2）文件体系存在缺陷。

（3）质量保证未有效运行。

二、临床试验机构在临床试验质量管理体系建立中的问题

（1）未建立 QMS。

（2）未进行质量检查或未对发现问题进行跟踪。

三、临床试验常见质量问题

1. 主要研究者承接项目前要充分评估自身的研究能力及精力　一旦承担临床试验，就要主动承担临床试验质量直接责任人的职责。

2. 资质和条件方面的问题

（1）研究者资质欠缺。

（2）研究者不能保证试验条件。

3. 知情同意方面(informed consent form, ICF)的问题

(1) 知情过程不充分,如知情时间过短。

(2) ICF 签署方面的问题。部分受试者筛选后签署 ICF;筛选失败的受试者未签署 ICF;家属无特殊理由代签 ICF;研究者代受试者签知情同意时间;部分受试者未签署更新版本的 ICF;部分 ICF 受试者或研究者未签署日期、时间;未经授权的人员代研究者签署 ICF 等。

4. 方案偏离的问题　此类问题在数据核查中较常见,在多数药物临床试验中均存在,其区别仅程度不同。

(1) 违背入选排除标准。

(2) 违背给药方案。

(3) 违背方案给予合并用药或合并治疗。

(4) 未依从方案判断疗效和安全性。

(5) 未依从方案对受试者进行治疗、临床检查化验。

(6) 访视超窗。

5. 试验记录方面的问题　这类问题在数据核查中尤为常见。

(1) 记录与原始数据不一致。研究病历中的重要记录、数据与住院病历等医疗记录不一致。

(2) 关键原始数据记录缺失。原始记录中部分涉及疗效和安全性的关键记录和数据(如问诊情况、血压、心率、症状等)缺失且不可溯源,但病例报告表中有记录。

(3) 记录修改不当。

6. 保护受试者安全方面的问题

(1) 研究者获知受试者发生 AE/SAE 的时间过迟,不能及时予以诊疗措施。

(2) 对临床检查化验报告异常的受试者未随访至正常或稳定。

7. 试验用药品使用和管理方面的问题

(1) 对需特殊保存(如避光、冷链)的试验用药品未按方案要求保存。

(2) 试验用药品的使用、发放、回收记录有出入,数量不吻合等。

8. 保存临床试验资料方面的问题

(1) 在研临床试验原始资料缺失。

(2) 已完成临床试验原始资料缺失。

（李慧）

第二十六章 临床研究中研究护士的职责

药物临床研究作为一种验证药物在人群中应用的有效性与安全性的研究方法,是药物研发全生命周期中的关键。药物临床研究人员组成包括研究医生、研究护士(research nurse,RN)等。研究医生主要负责协助主要研究者进行医学观察和不良事件的监测与处置。研究护士需负责整个临床试验的执行、协调、管理,以及对受试者的护理和不良事件监测。研究护士工作贯穿药物临床试验的各个环节,对试验的顺利完成发挥着重要作用,因此研究护士团队的建设和发展也日趋重要。本章将重点介绍临床研究中的研究护士这一角色。

第一节 研究护士的发展

一、研究护士的定义

美国国立卫生研究院(National Institutes of Health,NIH)将研究护士定义为临床研究护理实践的注册护士,需提供和协调受试者的护理工作,以及保护受试者安全、维护知情同意、确保方案完整实施、数据准确收集和记录、随访等。

英国临床研究协会(UK Clinical Research Collaboration,UKCRC)对于研究护士定义较为广泛,定义为在临床中主要从事研究工作的护士。Jeong 等韩国学者强调研究护士与主要研究者间的关系,认为研究护士是对临床研究负有巨大责任、需要根据主要研究者指示进行临床研究的专业护士。Gibbs 等英国学者对研究护士的工作经验提出了要求,认为研究护士是多学科研究团队的成员,且具有至少 1 年临床工作经验的注册护士。

尽管不同国家对研究护士的定义不同,但总体而言,行业公认的研究护士定义中包含具有一定工作经验、经过专业培训的注册护士,作为多学科研究团队的成员参与临床研究的实施和管理、负责临床研究护理实践这 3 大要素。

二、研究护士国内外发展简介

(一) 国外发展简介

19世纪80年代,美国首先出现了协调临床研究的职位,即临床研究协调员(research nurse coordinators,RNCs);20世纪70年代,临床研究护士(clinical research nurse,CRN)首先在美国建立,日本、韩国紧随其后;90年代中期,CRN行业开始出现,对临床试验的质量、效率起到巨大的推动作用;20世纪末期,CRN被引入国内多学科研究团队;2007年,美国国立卫生研究临床中心(the National Institution Health Clinical Center,NI-HCC)首次对研究护士的实践领域进行定义——致力于药物临床试验并负责受试者护理与协调工作的专科护士范畴。2009年,美国成立了第一个CRN专业组织——国际临床研究护士协会(International Association of Clinical Research Nurses,IACRN),率先把临床研究护理作为一种专业护理实践。

(二) 国内发展简介

我国临床研究的发展较为缓慢,临床研究机构成立也较晚,到目前为止,临床研究护士在国内提出并建立时间为10年左右,目前一些大型三甲医院的研究机构配备了临床研究护士,多数由护士长、临床护士或者是临床相关人员临时兼职,专职研究护士数量极少。但随着我国药品审评审批制度的深入改革,以及药物临床试验数据自查核查的持续开展,临床研究护士在临床试验中扮演的角色将会更加重要,对于专职研究护士的需求也越来越突出。

第二节 研究护士的角色与职责

一、研究护士的角色

研究护士在临床研究中承担多重角色,包括照顾者(提供各种护理照顾);计划者(为患者制定系统、全面、整体的护理计划);管理者(对日常护理工作进行协调与控制);教育者(健康知识的教育和指导);协调者(维持一个有效的沟通网);研究者(积极开展护理研究工作)等。而不同的角色之间并不相互独立,都以其特定的工作职责共同推动着临床研究的发展。

二、研究护士的资质

2011年12月8日颁布的《药物Ⅰ期临床试验管理指导原则(试行)》中首次提出了Ⅰ

期临床试验中研究护士的概念，并规定了研究护士的职责：负责Ⅰ期试验中的护理工作，进行不良事件的监测。研究护士应具备执业护士资格，具有相关的临床试验能力和经验。试验病房至少有一名具有重症护理或急救护理经历的专职护士。

（一）教育背景

学历一般要求达到护理相关专业大学水平，在一些研究中心，拥有硕士、博士学位的科研护士并不少见。鉴于研究生经过科研素质和技能的培训，更容易掌握GCP和方案的要领，研究机构一般会选择高学历护士作为临床研究护士。

MacArthur等在2014年的调查中得出，英国临床研究护士中拥有博士学位者占10.9%，而理学硕士和哲学硕士分别占29.1%、1.8%，其他硕士占16.4%，已获得硕士毕业证书者占25.5%，除此之外均为本科学历。

（二）工作经验

国外申请研究护士要求需有1年以上参与临床研究项目的工作经验。在欧美国家，临床研究护士通常由4～5年护理经验的注册护士转职而来。英国学者Gibbs、Hill等对临床研究护士的工作经验提出了明确要求：临床研究护士是需要拥有至少1年临床工作经验的注册护士，在其临床专业知识领域技术娴熟，并对研究过程具有全面的了解，而具有护士长工作经历的人员担任临床研究护士，其丰富的临床实践经验，专业性、灵活性和艺术性的工作特质使其处理应急事件的能力尤为突出，对确保研究项目的成功进行起着重要的作用。

国内《药物Ⅰ期临床试验管理指导原则（试行）》中也提出：研究护士应具备执业护士资格，并具有相关的临床试验能力和经验。

二、研究护士的职责

研究护士职责不可超出护士执业资格范围，承担的工作任务必须经主要研究者（PI）授权并记录。

（一）试验前的准备

（1）参与试验方案的审核与制定。根据护理专业知识对试验流程的可操作性及规范性提供意见。

（2）参与药品手册制定、确认药品储存条件、储存位置、试验用药品包括试验药和/或安慰剂配制流程（尤其当试验项目中有盲态或开盲护士参与）。

（3）实验室手册的制定。包括确认样本采集及处理流程。

（4）确认试验所需的仪器设备。

（5）参加临床研究项目启动会，熟悉临床试验方案，药品及给药过程、生物样本采集及样本处理操作。

（6）担任药品管理员的研究护士需进行试验用药品及试验物资的接收与清点。

（7）当研究护士作为临床试验项目的主要管理者，除以上工作外还应包括对项目的管理、资料的递交及各方的协调。

（二）试验过程

（1）执行研究方案。

（2）参与受试者知情、筛选，执行相关检查操作。

（3）根据方案要求对受试者进行管理。

（4）评估受试者状态。

（5）核对并执行试验医嘱。

（6）制定药物配制计划、优化给药流程。

（7）在给药过程中对受试者进行密切观察。

（8）试验用药品的领取、保存、使用、回收与退还。

（9）协助研究医生进行安全性评估，包括不良事件的观察与处理，以及严重不良事件的报告。

（10）协调安排受试者访视。

（11）保持与受试者的沟通。研究护士与受试者的沟通贯穿整个试验过程，是质量控制中的重要一环。

（12）完整、及时、准确、规范记录各项原始数据。

（13）Ⅰ期临床研究护士除以上工作外还需根据授权进行生物样本的处理与储存。

（三）试验结束

（1）进行试验用药的回收、销毁，剩余的试验药品根据相关规定退回申办方或按药物手册要求进行相应处理。

（2）进行相关文件的回收、销毁、保存、归档，完成病例报告表，保证原始文件和相关试验数据的完整性和准确性。

（3）配合临床试验的监查、稽查或质控。

（4）Ⅰ期临床研究护士除以上工作外还可参与项目数据审核会议、项目稽查会议、项目核查会议等，总结试验过程中需注意或优化的环节，积累临床试验经验。

第三节 | 实例分析

给药是临床试验中的关键环节，试验药物的给药途径必须与其临床使用方式匹配，常用的给药途径有口服给药、舌下给药、直肠给药、注射给药、皮肤黏膜给药等，其中注射给药包括静脉输注、静脉注射等，皮肤黏膜给药包括皮肤外用药等。此外还有经口吸入制剂等呼吸道给药方式。

研究护士作为临床试验中重要的执行者，在给药的整个环节中起到至关重要的作用。给药前，研究护士需针对试验流程、给药方式、给药频率和注意事项等对受试者进行宣教；检查试验相关仪器及抢救设备是否处于备用状态；对试验药品进行检查、根据药品手册准确进行试验药物的准备工作。在盲法试验中应由非盲护士进行药品的准备，同时采取相应的保盲措施。给药时，研究护士需以研究医生处方为准给药，认真执行三查七对，严格按每位受试者随机号和药物编号进行给药。给药后，研究护士需观察受试者用药反应，准确、及时地做好相关记录；正确采集各类样本，保证样本数据的可分析性，为试验药物的分析、评价提供客观准确的依据。

受试者在参与临床试验的过程中可能会出现焦虑的心理，过度持久的焦虑情绪易造成心理障碍，不利于临床试验的开展。因此在整个试验过程中，研究护士需充分关注受试者的心理状态，与受试者进行有效的沟通，了解受试者焦虑的原因并针对性地开展心理护理工作，让受试者感到研究团队不是仅关心药物试验的结果，而是更加注重受试者的身心健康。

针对不同给药方式，研究护士还需注意以下关键步骤。

一、口服给药临床试验

口服给药是临床试验中最常见也是最容易的给药方式。以下介绍在口服给药临床试验中护理操作要点。

（1）根据方案要求做好饮食、饮水管理，服药时为每位受试者准备统一体积的温水。

（2）根据药物的达峰时间制定受试者给药后保持上半身直立位的时长，制定限制受试者如厕的时间，避免受试者发生主观原因呕吐，影响药物吸收。

（3）根据药物的血峰浓度（C_{max}）制定受试者用餐时间和具体餐饮，如正常餐饮或高脂餐，降低对药代动力学参数的影响。

（4）如出现胃肠道反应，应协助研究医生完成受试者安抚及处理，并做好相关记录。

二、静脉给药临床试验

静脉输注类药物直接入血，因此在开展静脉给药类临床试验时，除加强风险管控外，还应保证药物的正确配制、正确给药，以及保证样本在规定时间窗内的采集。研究护士作为临床试验中重要的执行者，在上述环节中均起着重要作用。以下介绍在静脉给药临床试验中护理操作要点。

1. 评估受试者静脉血管情况　静脉条件不好者、不能耐受静脉穿刺者根据研究方案入排标准，排除受试者。

2. 物品准备

（1）留置针：静脉给药前需提前埋置留置针，通常一侧用于静脉给药，另一侧用于药动学、药效学的检测和安全性检测血液样本的采集。

（2）输液泵、注射泵：静脉给药通常需要使用输液泵或注射泵，使用前需专人进行检查和校准，测试仪器误差是否在可控范围内，避免给药时间超窗。

3. 避光皮条、避光袋　对光敏感强的药物或因与对照药品有色差需要进行保盲措施的药物,需使用避光输液皮条及避光输液袋。

4. 其他药物剂量的精确计算及配制　这是静脉给药临床试验成功的前提,尤其是对于需根据受试者体重进行给药剂量计算的临床研究而言,研究护士应选择受试者入住病区统一更换病号服后测得的体重作为计算给药量的基值。应合理选择注射器,充分利用注射器的最小量程以满足配制过程中的精确性要求,同时配制所使用的溶媒应尽量保证在一定的误差范围内。

5. 对于给药结束即刻有采血点时　需安排多人按照药物手册配合完成给药结束和采血等操作,确保抓取到药物的血峰浓度。

6. 给药过程中　研究护士需观察输液速度、有无渗液漏液,注射部位有无红肿、疼痛、渗出。

三、皮肤外用药临床试验

皮肤外用药是指在皮肤表面给药,使药物接近恒定的速度通过皮肤各层,进入机体发挥全身或局部治疗作用的制剂或系统。皮肤外用药的种类多,主要有硬膏剂、软膏剂、擦剂、溶液剂、酊剂、贴剂、气雾剂、膜剂等剂型。经皮肤给药的制剂,药物可透过毛细血管进入全身血液循环达到有效的血药浓度治疗疾病,同样也是为涂抹型仿制药经皮吸收提供安全性依据,用法用量需从规格浓度及用药面积方面进行考虑,以确保试验结果。

1. 研究护士需针对皮肤给药的特殊性予以宣教　如提醒受试者保持皮肤清洁、避免外伤及防蚊虫叮咬、避免接受拔罐操作等。

2. 给药剂量的计算　研究护士需根据方案要求计算给药剂量,准确称重药物,同时可根据给药部位对药物进行划分,以便于给药。例如,对于 20% 体表面积而言,可将药物分成 3 份,背部使用约 1/2 的药物,两侧手臂外侧分别使用约 1/4 的药物。

3. 给药过程

(1) 给药前需根据方案要求对给药区域进行划线标记,以保持给药部位的一致性。

(2) 指导受试者按照药物手册规定摆放给药体位。如流动性较强的药物,需受试者俯卧,以减少药物流动。

(3) 研究护士使用方案规定的给药工具,将称量好的药物均匀涂抹于给药部位,以保证给药操作的一致性。

(4) 应保证尽量将药物涂抹完全,减少药物损耗量。

4. 其他　根据试验方案要求,提醒受试者在规定时间内避免衣物、被褥等接触给药部位,不可使用洗发露、沐浴露、肥皂等。

四、吸入制剂临床试验

吸入给药是防治哮喘、慢性阻塞性肺疾病等呼吸道疾病的首选给药方式,但由于吸入剂的剂型、装置及作用方式较普通制剂具有特别之处，吸入剂仿制产品的生物等效性（bioequivalency，BE）研究一般难度较大。美国 FDA、欧洲药品局均对全身暴露量有一定要求，而给药时的吸气模式、屏气时间、给药角度等因素都与药物的全身暴露密切相关。因此，如何规范操作至关重要。以下介绍吸入制剂人体 BE 研究中研究护士在项目中承担的工作。

（1）为保证受试者吸入操作的一致性和稳定性，降低受试者吸入操作带来的误差，给药前需对受试者进行培训，确保相对一致的吸气流速和吸气时长。

（2）培训方式可采用亲身示范指导、流程图教育、视频教育等方式。

（3）给药过程中，研究护士需提醒受试者每个给药步骤，随时纠正受试者姿势，保证每位受试者的给药步骤相同。

（4）提醒受试者应在吸入药物后进行漱口，不要吞咽，以减少药物在口咽部的沉积及后续的吞咽量。

（5）研究护士需对给药后血样采集流程进行合理安排及优化，因吸入制剂有吸收快、代谢快的特点，常在吸入后几分钟内就需完成首个药代动力学（PK）采血。

（6）给药后，安排受试者按照预计路线离开给药室，避免与未给药受试者接触，导致其提前吸入药物。

（7）如方案要求服用活性炭阻断口腔吸收，研究护士还需示范服用活性炭后的含漱动作及含漱时间，并收集活性炭含漱液。

（曹艳佩、刘薇）

第 二 十 七 章　临床研究中研究者、临床监查员和临床研究协调员等角色的职责

在药物研发的全生命周期中,药物临床试验处于确认药物疗效和安全性的关键阶段,需要申办者、研究者、伦理委员会及药物临床试验机构(以下简称机构)等各方的参与和配合,对受试者权益保护及试验质量保证的要求较高。在药物临床试验的各参与方中,本章重点介绍研究者、临床监查员(CRA)和临床研究协调员(CRC)这三类角色。

第一节 | 临床研究过程中的各种角色定义

一、研究者的定义

ICH GCP 指导原则指出,如果在一个试验中心是由一组人来实施试验,那么研究者指这个组的负责人,也称为主要研究者(PI)。中国 GCP 规定,研究者是指实施临床试验并对临床试验质量及受试者权益和安全负责的试验现场的负责人,也即 PI。在 PI 指定和监督下的临床试验团队中,除了 PI 之外的人员统称为研究人员,其中完成与试验有关的重要程序和/或做出有关试验的重大决定的成员称为次要研究者(Sub-I)。此外,对于多中心临床试验,负责协调各中心研究者工作的研究者也称为协调研究者(coordinating investigator)。

二、CRA 的定义

CRA 是由申办者任命并对申办者负责的具备相关知识的人员,其任务是监督临床试验的进展,并保证临床试验按照试验方案、标准操作规程(SOP)和相关法律法规要求实施、记录和报告。如果申办者通过签订合同授权,将其在临床试验中的监查职责委托给合同研究组织(CRO)执行,那么 CRO 也可委派 CRA。

三、CRC 的定义

CRC 作为研究团队一员，指经 PI 授权，并接受相关培训后，在临床试验中协助研究者从事非医学判断相关工作的人员，是临床试验的执行者、协调者和管理者。按聘用形式通常分为院内 CRC 与院外 CRC。院内 CRC 与机构形成劳务合同关系；院外 CRC 与研究中心管理组织（SMO）形成劳动合同关系，是由 SMO 派驻机构承担相应职责的人员。按专业通常分为常见 CRC 和临床研究护士（RN），CRC 是对无论何种专业背景，在项目事务中承担着协调管理者角色的专职人员的泛称。RN 特指具备 CRC 角色功能的护理人员，在项目中，不仅承担着项目协调管理工作，同时提供临床试验受试者所需的护理服务，包括常规临床护理及研究特定护理工作。本章介绍常见 CRC 的资质和职责。

第二节 | 各种角色在临床研究中的职责

一、研究者的职责

研究者在药物临床试验中发挥着至关重要的作用，其职责贯穿于 GCP 的大部分章节，并单独在第四章中有明确规定。本节根据现行 GCP 总结研究者应履行如下职责。

（一）研究者的资质要求

（1）具有在机构的执业资格；具备临床试验所需的专业知识、培训经历和能力；能够根据申办者、伦理委员会和药品监督管理部门的要求提供最新的工作履历和相关资格文件。

（2）熟悉申办者提供的试验方案、研究者手册、试验药物相关资料信息。

（3）熟悉并遵守 GCP 和临床试验相关的法律法规。

（二）具有完成临床试验所需的必要条件

（1）在临床试验约定的期限内有按照试验方案入组足够数量受试者的能力，有足够的时间实施和完成临床试验。

（2）在临床试验期间有权支配参与临床试验的人员，具有使用临床试验所需医疗设施的权限，正确、安全地实施临床试验。

（3）监管所有研究人员执行试验方案，并采取措施实施临床试验的质量管理。

（三）应当给予受试者适合的医疗处理

（1）研究者为临床医生或者授权临床医生需要承担所有与临床试验有关的医学决策责任。

（2）在临床试验和随访期间，对于受试者出现与试验相关的不良事件，包括有临床意义的实验室异常时，研究者和机构应当保证受试者得到妥善的医疗处理，并将相关情况如实告知受试者。

（3）在受试者同意的情况下，可以将受试者参加试验的情况告知相关的临床医生。

（4）在尊重受试者个人权利的同时，应当尽量了解受试者退出临床试验理由。

（四）与伦理委员会沟通

（1）临床试验实施前，研究者应当获得伦理委员会的书面同意；未获得伦理委员会书面同意前，不能筛选受试者。

（2）临床试验实施前和临床试验过程中，研究者应当向伦理委员会提供伦理审查需要的所有文件。

（五）应当遵守试验方案

（1）应当按照伦理委员会同意的试验方案实施临床试验。

（2）未经申办者和伦理委员会的同意，不得修改或者偏离试验方案，但不包括为了及时消除对受试者的紧急危害或者更换监查员、电话号码等仅涉及临床试验管理方面的改动。

（3）应当对偏离试验方案予以记录和解释。

（4）为了消除对受试者的紧急危害，在未获得伦理委员会同意的情况下，研究者修改或者偏离试验方案，应当及时向伦理委员会、申办者报告，并说明理由，必要时报告药品监督管理部门。

（5）应当采取措施，避免使用试验方案禁用的合并用药。

（六）对申办者提供的试验用药品有管理责任

（1）应当指派有资格的药师或者其他人员管理试验用药品。

（2）试验用药品在机构的接收、贮存、分发、回收、退还及未使用的处置等管理应当遵守相应的规定并保存记录。

（3）应当确保试验用药品按照试验方案使用，向受试者说明试验用药品的正确使用方法，并保存每位受试者使用试验用药品数量和剂量的记录。

（七）随机化程序　应当遵守临床试验的随机化程序。

（八）实施知情同意　并且应当遵守《赫尔辛基宣言》的伦理原则。

（九）负责试验的记录和报告

（1）应当监督试验现场的数据采集、各研究人员履行其工作职责的情况。

（2）应当确保所有临床试验数据是从临床试验的源文件和试验记录中获得的，是准确、完整、可读和及时的。

（3）应当按照申办者提供的指导说明填写和修改病例报告表（CRF），确保各类 CRF 及其他报告中的数据准确、完整、清晰和及时。

（4）应当按"临床试验必备文件"和药品监督管理部门的相关要求，妥善保存试验文档。

（5）在临床试验和受试者信息处理过程中，应当注意避免信息的非法或者未授权的查阅、公开、散播、修改、损毁、丢失，确保记录和受试者信息的保密性。

（十）负责安全性报告

（1）除试验方案或者其他文件中规定不需立即报告的 SAE 外，研究者应当立即向申办者书面报告所有 SAE，随后应当及时提供详尽、书面的随访报告。试验方案中规定的、对安全性评价重要的不良事件和实验室异常值，应当按照试验方案的要求和时限向申办者报告。

（2）涉及死亡事件的报告，应当向申办者和伦理委员会提供其他所需要的资料，如尸检报告和最终医学报告。

（3）收到申办者提供的临床试验的相关安全性信息后应当及时签收阅读，并考虑受试者的治疗，是否进行相应调整，必要时尽早与受试者沟通，并应当向伦理委员会报告由申办方提供的 SUSAR。

（十一）提前终止或者暂停临床试验 需要及时通知受试者，并给予受试者适当的治疗和随访，并应当立即向机构、申办者和伦理委员会报告，并提供详细的书面说明。

（十二）应当提供试验进展报告

（1）应当向伦理委员会提交临床试验的年度报告，或者应当按照伦理委员会的要求提供进展报告。

（2）出现可能显著影响临床试验的实施或者增加受试者风险的情况，应当尽快向申办者、伦理委员会和机构书面报告。

（3）临床试验完成后，应当向机构报告，并向伦理委员会提供临床试验结果的摘要，向申办者提供药品监督管理部门所需要的临床试验相关报告。

二、CRA 的职责

GCP 第五章第 56 条对 CRA 的职责做了明确规定，本节根据现行 GCP 总结 CRA 应履行如下职责。

（一）CRA 的资质要求

（1）应当受过相应的培训，具备医学、药学等临床试验监查所需的知识，能够有效履行监查职责。

（2）应当熟悉试验用药品的相关知识，熟悉试验方案、知情同意书及其他提供给受试者的书面资料的内容，熟悉临床试验 SOP 和 GCP 等相关法规。

（3）应当按照申办者的要求认真履行监查职责，确保临床试验按照试验方案正确地实施和记录。

（二）CRA 的职责

1. 试验前确认研究者具备足够的资质和资源来完成试验　机构具备完成试验的适当条件，包括人员配备与培训情况，实验室设备齐全、运转良好，具备各种与试验有关的检查条件。

2. 试验过程

（1）核实试验用药品在有效期内、保存条件可接受、供应充足；按照试验方案规定的剂量只提供给合适的受试者；机构接收、使用和返还试验用药品有适当的管控和记录；机构对未使用的试验用药品的处置符合相关法律法规和申办者的要求。

（2）核实研究者在临床试验实施中对试验方案的执行情况。

（3）确认入选的受试者合格并汇报入组率及临床试验的进展情况；确认数据的记录与报告正确完整，试验记录和文件实时更新、保存完好；核实研究者提供的所有医学报告、记录和文件都是可溯源的、清晰的、同步记录的、原始的、准确的和完整的、注明日期和试验编号的。

（4）核对 CRF 录入的准确性和完整性，并与源文件对比。

（5）对 CRF 的填写错误、遗漏或者字迹不清楚应当通知研究者；应当确保所做的更正、添加或者删除是由研究者或者被授权人操作，并且有修改人签名、注明日期，必要时说明修改理由。

（6）确认不良事件按照相关法律法规、试验方案、伦理委员会、申办者的要求，在规定的期限内做了报告。

（7）对偏离试验方案、SOP、相关法律法规要求的情况，应当及时与研究者沟通，并采取适当措施防止再次发生。

3. 试验结束审核确认研究者及机构、申办者的必备文件　这些文件应当被妥善地保存在各自的临床试验档案卷宗内。

三、CRC 的职责

由于 CRC 是新兴职业，并处于蓬勃发展中，目前国内尚无统一的法规规章对其职责进行规定，本节参考相关行业共识和行业指南总结 CRC 协助完成但不限于以下已被 PI 授权的工作。

（一）CRC 的资质要求

（1）应以医学、药学、护理等相关专业为主，具备必要的医学知识。

（2）大专及以上学历。

（3）接受过 GCP 等法规及临床试验专业技术培训，并获得证书。

（4）其他基本技能：足够的沟通协调及团队协作能力；满足工作需要的中英文读写能力；必要的办公设备和办公软件使用能力。

（二）CRC 的主要职责

CRC 作为研究者的一员，在 PI 的授权下开展非医学判断相关事务工作，不得从事未经授权的工作，应遵守所在研究机构的管理制度，并对参与试验项目、受试者及研究机构有关信息进行保密。

1. 试验前

（1）协助准备研究者的资质文件，如个人简历、培训证书等。

（2）协助研究者完成立项/伦理委员会/合同审核申请的事务性工作。

（3）联系协调相关科室与人员参加临床研究项目启动会，收集和存档启动会相关文件。

（4）协助人类遗传资源审核材料的递交。

（5）在授权的范围内协助试验用药品及试验物资的接收及清点。

2. 试验过程

（1）协助研究者进行受试者招募、筛选和入组。

（2）根据方案要求协助研究者进行受试者的管理。

（3）协调安排受试者访视。

（4）协助研究者管理试验相关文件、仪器设备、生物样本及物资。

（5）协助药品管理员管理试验用药品。

（6）根据原始记录及时、准确填写 CRF，以及不涉及医学判断的数据疑问解答。

（7）管理受试者医学检验检查信息，但不得进行抽血、注射和其他未经授权的医学操作。

（8）协助研究者进行 SAE/SUSAR 的报告，但不得进行医学判断和医学处置。

（9）协助研究者与申办方监查、稽查人员的沟通。

3. 试验结束

（1）整理研究记录，协助研究者进行文件保存与归档。

（2）协助完成试验用药品的归还，完成相关文件的收集归档。

第三节 | 各角色之间的沟通协调

一、研究者与 CRC 的沟通协调

（1）CRC 在研究中心开展工作之前，需要 PI 对其有明确的分工授权，明确其工作范围和职责；并将医院和科室的相关管理规定、项目方案、操作流程等对 CRC 进行详细的培训和指导。

（2）在试验开展过程中，CRC 需要将试验中出现的问题及时反馈给研究者。

二、研究者/CRC 与 CRA 的沟通协调

（1）在试验开展前，研究者/CRC 需要接受 CRA 的关于试验方案、试验用药品管理、

安全性报告要求等方面的培训。

（2）CRA 按照监查计划,定期或不定期到试验现场或采用远程监查等手段对研究者/CRC 实施试验情况、试验记录和数据等进行监查,研究者/CRC 需要提供场地和相关文件并配合 CRA 的监查;CRA 需要将每次监查情况和发现的问题及时反馈给研究者/CRC,各方协商讨论并采取适当措施防止再次发生。

（曹钰然）

R参考文献
eferences

［1］曹玉,元唯安.药物临床试验实践[M].北京:中国医药科学技术出版社,2021:359.

［2］杜丹,李丰杉,余勤.注射剂Ⅰ期临床试验关键环节探讨[J].中国新药杂志,2022,31 (07):675-678.

［3］国家市场监督管理总局.药品注册管理办法[EB/OL].(2020-01-22)[2022-5-20]. https://www.nmpa.gov.cn/xxgk/fgwj/bmgzh/20200330180501220.html.

［4］国家药监局,国家卫生健康委.国家药监局 国家卫生健康委关于发布《医疗器械临床 试验质量管理规范》的公告(2022年第28号)[EB/OL].(2022-03-31)[2022-5-21]. https://www.nmpa.gov.cn/directory/web/nmpa/xxgk/ggtg/qtggtg/20220331144903101. html.

［5］国家药品监督管理局,国家卫生健康委员会.国家药监局 国家卫生健康委关于发布药 物临床试验机构管理规定的公告(2019年第101号)[EB/OL].(2019-11-29)[2022-05-19].https://www.nmpa.gov.cn/xxgk/ggtg/qtggtg/20191129174401214.html.

［6］国家药品监督管理局,国家卫生健康委员会.国家药监局 国家卫生健康委关于发布药 物临床试验质量管理规范的公告(2020年第57号)[EB/OL].(2020-04-23)[2022-5-15].https://www.nmpa.gov.cn/zhuanti/ypzhcglbf/ypzhcglbfzhcwj/20200426162401243. html.

［7］国家药品监督管理局药品审评中心.单纯性尿路感染抗菌药物临床试验技术指导原则 [EB/OL].(2020-12-31)[2022-5-21].https://www.cde.org.cn/zdyz/ domesticinfopage? zdyzIdCODE=9b17219f37231efa7aaaa992d42bc4a9.

［8］国家药品监督管理局药品审评中心.儿科用药临床药理学研究技术指导原则[EB/OL]. (2020-12-31)[2022-5-21].https://www.cde.org.cn/zdyz/domesticinfopage? zdyzIdCODE=a7877f685d3bba36e942144b9d618d0b.

［9］国家药品监督管理局药品审评中心.复杂性腹腔感染抗菌药物临床试验技术指导原则 [EB/OL].(2021-02-09)[2022-5-21].https://www.cde.org.cn/zdyz/ domesticinfopage? zdyzIdCODE=d986363516f8b768be45ecdec34d80b8.

［10］国家药品监督管理局药品审评中心.复杂性尿路感染抗菌药物临床试验技术指导原则 [EB/OL].(2020-12-31)[2022-5-21].https://www.cde.org.cn/zdyz/ domesticinfopage? zdyzIdCODE=ab8cb7d250a2df342350cf34807009e1.

［11］国家药品监督管理局药品审评中心.关于公开征求《药物相互作用研究技术指导原则 (征求意见稿)》意见的通知[EB/OL].(2020-09-11)[2022-5-21].https://www.

cde. org. cn/main/news/viewInfoCommon/97372c503b10b905f36c256bcb471edb.

［12］国家药品监督管理局药品审评中心. 关于公开征求《真实世界证据支持药物研发的基本
考虑》意见的通知［EB/OL］.（2019－05－29）［2022－5－21］. https://www. cde. org. cn/
main/news/viewInfoCommon/7e6fb9fc3f066a966a02130f24dbff1c.

［13］国家药品监督管理局药品审评中心. 国家药监局药审中心关于发布《用于产生真实世界
证据的真实世界数据指导原则（试行）》的通告（2021 年第 27 号）［EB/OL］.（2021－04－
13）［2022－5－19］. https://www. cde. org. cn/main/news/viewInfoCommon/2a1c437ed
54e7b838a7e86f4ac21c539.

［14］国家药品监督管理局药品审评中心. 化学药创新药临床单次和多次给药剂量递增药代
动力学研究技术指导原则［EB/OL］.（2021－12－29）［2022－5－21］. https://www. cde.
org. cn/zdyz/domesticinfopage? zdyzIdCODE＝d000327c18d6788b14f3ec14dde81e28.

［15］国家药品监督管理局药品审评中心. 急性细菌性皮肤及皮肤结构感染抗菌药物临床试
验技术指导原则［EB/OL］.（2020－10－14）［2022－5－21］. https://www. cde. org. cn/
zdyz/domesticinfopage? zdyzIdCODE＝b7a17d8f80548d1f1297a4b232521bdf.

［16］国家药品监督管理局药品审评中心. 抗肿瘤药首次人体试验扩展队列研究技术指导原
则（试行）［EB/OL］.（2021－12－29）［2022－5－21］. https://www. cde. org. cn/zdyz/
domesticinfopage? zdyzIdCODE＝58ab8928509888848318982e3801fb30.

［17］国家药品监督管理局药品审评中心. 抗肿瘤药物临床试验统计学设计指导原则（试行）
［EB/OL］.（2020－12－31）［2022－5－21］. https://www. cde. org. cn/zdyz/
domesticinfopage? zdyzIdCODE＝71a38c732becc256b4de3480da37ad32.

［18］国家药品监督管理局药品审评中心. 社区获得性细菌性肺炎抗菌药物临床试验技术指
导原则［EB/OL］.（2020－10－14）［2022－5－21］. https://www. cde. org. cn/zdyz/
domesticinfopage? zdyzIdCODE＝138c3d7d0a572acb7e1d6df08c88b63c.

［19］国家药品监督管理局药品审评中心. 肾功能不全患者药代动力学研究技术指导原则（试
行）［EB/OL］.（2022－01－06）［2022－5－21］. https://www. cde. org. cn/zdyz/
domesticinfopage? zdyzIdCODE＝1674a56d565959af1bf78378610f61a8.

［20］国家药品监督管理局药品审评中心. 药物临床试验适应性设计指导原则（试行）［EB/
OL］.（2021－01－29）［2022－5－21］. https://www. cde. org. cn/zdyz/domesticinfopage?
zdyzIdCODE＝4409e51a403a911757af6caf3ecef129.

［21］国家药品监督管理局药品审评中心. 药物临床试验数据管理与统计分析计划指导原则
［EB/OL］.（2022－01－04）［2022－5－21］. https://www. cde. org. cn/zdyz/
domesticinfopage? zdyzIdCODE＝5f10af0fd360978d86b22519666e9183.

［22］国家药品监督管理局药品审评中心. 药物免疫原性研究技术指导原则［EB/OL］.
（2021－03－29）［2022－5－21］. https://www. cde. org. cn/zdyz/domesticinfopage ?
zdyzIdCODE＝7e37810560d2acae0277334400aa3320.

［23］国家药品监督管理局药品审评中心. 医院获得性细菌性肺炎呼吸机相关细菌性肺炎抗
菌药物临床试验技术指导原则［EB/OL］.（2020－12－31）［2022－5－21］. https://www.

cde. org. cn/zdyz/domesticinfopage? zdyzIdCODE=343321c41e079f06ba4b30146f9279f0.

[24] 国家药品监督管理局药品审评中心. 用于产生真实世界证据的真实世界数据指导原则（试行）[EB/OL]. (2021-04-15)[2022-5-21]. https://www. cde. org. cn/zdyz/domesticinfopage? zdyzIdCODE=7d2e46cea0e459358257760383526e9d.

[25] 国家药品监督管理局药品审评中心. 真实世界研究支持儿童药物研发与审评的技术指导原则（试行）[EB/OL]. (2020-08-27)[2022-5-21]. https://www. cde. org. cn/zdyz/domesticinfopage? zdyzIdCODE=ba982425987c0a65afe6012399964385.

[26] 国家药品监督管理局药品审评中心. 真实世界证据支持药物研发与审评的指导原则（试行）[EB/OL]. (2020-01-07)[2022-5-19]. https://www. cde. org. cn/zdyz/domesticinfopage? zdyzIdCODE=db4376287cb678882a3f6c8906069582.

[27] 国家药品监督管理局药品审评中心. 中国新药注册临床试验现状年度报告（2020年）[R/OL]. (2021-11-10)[2022-05-19]. https://www. cde. org. cn/main/news/viewInfoCommon/d670723dd2f646722097b03cf005e052.

[28] 国务院. 中华人民共和国人类遗传资源管理条例[EB/OL]. (2019-06-10)[2022-05-19]. http://www. gov. cn/zhengce/content/2019-06/10/content_5398829. htm.

[29] 黄凯,张继胜,阚琳玲,等. 吸入制剂肺部沉积的机制和影响因素研究进展[J]. 中国医院药学杂志,2022,42(02):211-214.

[30] 李小芬,吴莹,李刚. 新版 GCP 实施后药物临床试验现场核查的关注点及常见问题浅析[J]. 中国新药与临床杂志,2021,40(9):638-642.

[31] 伍蓉,王国豫. 医学伦理学[M]. 上海:复旦大学出版社,2021:241.

[32] 袁红,王星海,张菁. 噁唑烷酮类抗耐药菌新药——康替唑胺[J]. 中国感染与化疗杂志,2021,21(6):765-772.

[33] 张菁. 药动学药效学:理论与应用[M]. 北京:科学出版社,2021:566.

[34] 张如梦,蔡名敏,杨玥,等. 药物临床试验专职研究护士模式的实施与探讨[J]. 中国新药与临床杂志,2022,41(01):24-27.

[35] EMA. Guideline on strategies to identify and mitigate risks for first-in-human and early clinical trials with investigational medicinal products [EB/OL]. (2017-07-20)[2022-5-21]. https://www. ema. europa. eu/en/documents/scientific-guideline/guideline-strategies-identify-mitigate-risks-first-human-early-clinical-trials-investigational_en. pdf.

[36] EMA. Guideline on the evaluation of medicinal products indicated for treatment of bacterial infections, Rev. 3[EB/OL]. (2018-12-19)[2022-5-21]. https://www. ema. europa. eu/en/documents/scientific-guideline/draft-guideline-evaluation-medicinal-products-indicated-treatment-bacterial-infections-revision-3_en. pdf.

[37] FDA. Considerations for the Use of Real-World Data and Real-World Evidence To Support Regulatory Decision-Making for Drug and Biological Products Draft Guidance for Industry [EB/OL]. (2021-12-08)[2022-5-21]. https://www. fda. gov/regulatory-information/search-fda-guidance-documents/considerations-use-real-world-data-and-real-

world-evidence-support-regulatory-decision-making-drug.

［38］FDA. Data Standards for Drug and Biological Product Submissions Containing Real-World Data Draft Guidance for Industry［EB/OL］.（2021 - 10 - 21）［2022 - 5 - 21］. https：//www. fda. gov/regulatory-information/search-fda-guidance-documents/data-standards-drug-and-biological-product-submissions-containing-real-world-data.

［39］FDA. Guidance for Industry：Community-Acquired Bacterial Pneumonia：Developing Drugs for Treatment［EB/OL］.（2020 - 06 - 24）［2022 - 5 - 21］. https：//www. fda. gov/regulatory-information/search-fda-guidance-documents/community-acquired-bacterial-pneumonia-developing-drugs-treatment.

［40］FDA. Real-World Data：Assessing Registries to Support Regulatory Decision-Making for Drug and Biological Products Guidance for Industry Draft Guidance for Industry［EB/OL］.（2021 - 11 - 29）［2022 - 5 - 21］. https：//www. fda. gov/regulatory-information/search-fda-guidance-documents/real-world-data-assessing-registries-support-regulatory-decision-making-drug-and-biological-products.

［41］ICH. General Considerations for Clinical Studies E8（R1）［EB/OL］.（2022 - 02 - 04）［2022 - 5 - 21］. https：//database. ich. org/sites/default/files/E8-R1_Guideline_Step4_2022_0204％20％281％29. pdf.

［42］KARPPA M，YARDLEY J，PINNER K，et al. Long-term efficacy and tolerability of lemborexant compared with placebo in adults with insomnia disorder：results from the phase 3 randomized clinical trial SUNRISE 2［J］. Sleep，2020,43(9).

［43］LI G，LIU Y，HU H，et al. Evolution of innovative drug R&D in China［J］. Nat Rev Drug Discov，2022,21(8):553 - 554.

［44］MELCHIOR M，DINGEMANSE J，ALATRACH A，et al. Effect of renal function impairment on the pharmacokinetics，safety，and tolerability of the iminosugar sinbaglustat［J］. J Clin Pharmacol，2021,61(7):932 - 938.

［45］MULLARD A. 2020 FDA drug approvals［J］. Nat Rev Drug Discov，2021,20(2):85 - 90.

［46］PhRMA. 2021 PhRMA Annual Membership Survey［EB/OL］.（2021 - 07 - 22）［2022 - 05 - 21］. https：//phrma. org/-/media/Project/PhRMA/PhRMA-Org/PhRMA-Org/PDF/M-O/PhRMA_membership-survey_2021. pdf.

［47］SU X，WANG H，ZHAO N，et al. Trends in innovative drug development in China［J］. Nat Rev Drug Discov，2022.

［48］WHO. Ethics and governance of artificial intelligence for health［EB/OL］.（2021 - 06 - 28）［2022 - 5 - 21］. https：//www. who. int/publications/i/item/9789240029200.

［49］WU X，MENG J，YUAN H，et al. Pharmacokinetics and disposition of contezolid in humans：resolution of a disproportionate human metabolite for clinical development［J］. Antimicrob Agents Chemother，2021,65(11):e40921.

［50］ YUAN H，WU H，ZHANG Y，et al. Clinical Pharmacology and Utility of Contezolid in Chinese Patients with Complicated Skin and Soft-Tissue Infections ［J］. Antimicrob Agents Chemother，2022：e243021.

图书在版编目(CIP)数据

药物临床研究:理论与实践/张菁,毛颖主编. —上海:复旦大学出版社, 2022.10(2024.7 重印)
ISBN 978-7-309-16329-2

Ⅰ.①药…　Ⅱ.①张…　②毛…　Ⅲ.①临床药学-研究　Ⅳ.①R97

中国版本图书馆 CIP 数据核字(2022)第 133929 号

药物临床研究:理论与实践
张　菁　毛　颖　主编
责任编辑/江黎涵

复旦大学出版社有限公司出版发行
上海市国权路 579 号　邮编:200433
网址:fupnet@ fudanpress. com　http://www.fudanpress. com
门市零售:86-21-65102580　团体订购:86-21-65104505
出版部电话:86-21-65642845
上海丽佳制版印刷有限公司

开本 787 毫米×1092 毫米　1/16　印张 20　字数 426 千字
2022 年 10 月第 1 版
2024 年 7 月第 1 版第 2 次印刷

ISBN 978-7-309-16329-2/R · 1960
定价:98.00 元